基于机器学习的
癌症基因组学数据分析方法研究

刘　健　程玉虎　王雪松／著

Jiyu Jiqi Xuexi de
Aizheng Jiyinzuxue Shuju Fenxi Fangfa Yanjiu

中国矿业大学出版社
·徐州·

内容简介

本书针对癌症基因组学数据分析面临的困难，以机器学习为理论基础，通过对癌症特征基因选择、癌症样本分类、癌症聚类和癌症亚型预测等问题展开研究与探索，提出了一系列基于机器学习的癌症基因组学数据分析方法。全书共11章，包含5个部分的内容：机器学习与癌症基因组学数据的基础知识、基于重要性排序的癌症特征基因选择、基于样本扩充及深度学习的癌症样本分类、基于图论及子空间学习的癌症聚类和基于多组学数据融合的癌症亚型预测。

本书提出的机器学习方法，不仅丰富了机器学习理论，也获得了与癌症发生、发展密切相关的成果，具有一定的理论价值和实用价值。

图书在版编目(CIP)数据

基于机器学习的癌症基因组学数据分析方法研究 / 刘健，程玉虎，王雪松著. —徐州 ：中国矿业大学出版社，2021.10

ISBN 978-7-5646-5175-6

Ⅰ. ①基… Ⅱ. ①刘… ②程… ③王… Ⅲ. ①机器学习—应用—癌—基因组—数据处理—研究 Ⅳ. ①R73

中国版本图书馆 CIP 数据核字(2021)第210078号

书　　名　基于机器学习的癌症基因组学数据分析方法研究
著　　者　刘　健　程玉虎　王雪松
责任编辑　耿东锋
出版发行　中国矿业大学出版社有限责任公司
（江苏省徐州市解放南路　邮编 221008）
营销热线　(0516)83884103　83885105
出版服务　(0516)83995789　83884920
网　　址　http://www.cumtp.com　**E-mail**:cumtpvip@cumtp.com
印　　刷　苏州市古得堡数码印刷有限公司
开　　本　787 mm×1092 mm　1/16　**印张** 9.25　**字数** 237 千字
版次印次　2021年10月第1版　2021年10月第1次印刷
定　　价　58.00元
（图书出现印装质量问题，本社负责调换）

前 言

生物信息学是在生命科学的研究中以计算机为工具对生物信息进行储存、检索和分析的科学。它是当今生命科学和自然科学的重大前沿领域之一，也是21世纪自然科学的核心领域之一。随着各种测序技术的飞速发展，大量的基因组学数据的获取越来越容易，数据也越来越准确。测序技术的发展对癌症的研究产生了巨大影响，使研究人员能够协同分析数千个基因的表达水平，并将基因表达模式与临床表型联系起来，产生了多种癌症基因组学数据。对基因组学数据的分析可以为区分癌症与正常组织、预测癌症结果、检测癌症复发和监测癌症治疗反应提供帮助。因此，如何有效地对基因组学数据进行分析成为关键研究问题。但面对日益庞大、复杂的多种基因组学数据，已有的相关数据分析和数据挖掘方法与技术已经不能满足实际需求。

近年来，机器学习方法已被引入基因组学数据挖掘中，可以从多个方面对癌症基因组学数据进行分析，以发现数据中隐含的重要信息。在癌症基因组学数据中，由于对某一类癌症产生调控的基因仅占人体基因总数的极小部分，如何挖掘这些基因成为关键。机器学习可以采用特征选择的方式从数据中选择出包含重要信息的特征，因此，采用机器学习方法可以对癌症基因组学数据中的特征基因进行有效识别。当选择出关键特征基因后，对癌症样本和正常样本进行区分、发现新的癌症亚型成为新的挑战。机器学习中的分类和聚类方法可以有效解决这个问题。当癌症数据中包含大量有标签的样本时，可以采用有监督学习对癌症进行分类；当癌症数据中没有足够的有标签样本时，可以采用无监督学习对癌症进行聚类。此外，基于多视图聚类方法对癌症多组学数据进行分析能够降低实验和生物噪声对数据的影响，从而发现涉及不同细胞机制的结构，全面挖掘多组学数据中包含的遗传信息，探索更有意义的新的癌症亚型及其相应的肿瘤分子标志物，对癌症研究和治疗具有重要的现实意义。因此，基于机器学习的癌症基因组学数据分析逐渐成为生物信息处理领域的研究热点，它允许计算机不依赖人类的指导，仅通过癌症基因组学数据来学习重要的信息，避免了采用传统生物学方法研究中过分依赖研究人员主观经验的问题，成为当今癌症基因组学数据分析的主要技术手段。

在国家自然科学基金项目(61906198,61976215,61772532)和江苏省自然科学基金项目(BK20190622)的资助下，本书针对癌症基因组学数据的特点，以机器学习为出发点，以矩阵分解、深度学习、强化学习、子空间聚类、超图、多视图学习等理论和技术为基本手段，通过对特征基因选择、癌症分类、癌症聚类和癌症亚型预测等问题的研究与探索，提出了多种基于机器学习的癌症基因组学数据分析算法。

全书共5部分11章内容。第1部分内容包括第1～2章，主要为癌症基因组学数据分析和机器学习的概述，综述内容包括：癌症基因组学数据分析的研究现状、癌症基因组学数据理论基础以及机器学习相关研究基础。第2部分内容包括第3～5章，旨在挖掘癌症基因组学数据中调控癌症发生、发展的关键基因,包括:基于样本学习及深度稀疏滤波的癌症特征基因选择、基于最优均值的分块鲁棒特征基因选择和基于多智能体强化学习的乳腺癌致病基因预测。第3部分内容为第6章,针对癌症基因组学数据分类问题展开,研究基于样本扩充及深度学习的癌症样本分类。第4部分内容包括第7～9章,围绕癌症基因组学数据聚类展开,涉及离散约束、子空间分割、超图等方法,研究基于离散约束及超图正则化的低秩子空间聚类、基于离散约束及封顶范数的鲁棒低秩子空间聚类和基于双超图正则化主成分分析的双聚类。第5部分包括第10～11章,旨在利用多组学数据进行癌症亚型预测,研究基于随机游走及相对熵相似网络融合的癌症亚型预测和基于多平滑表示融合多视图谱聚类的癌症亚型预测。

本书的撰写参考了国内外学者的有关研究成果,他们的丰硕成果和贡献是本书学术思想的重要源泉,在此对相关作者表示衷心的感谢。特别感谢崔小洛女士对全书的整理、校对。

生物信息学是一门快速发展的交叉学科,在基于癌症基因组学数据的基因挖掘、分类、聚类和癌症亚型预测方面存在大量的问题尚待进一步深入研究,本书只是起到抛砖引玉的作用。由于水平有限,书中不妥之处在所难免,敬请广大专家和读者批评指正。

著　者

2021年7月

目　录

第1章 绪 论

1.1 研究背景及意义

DNA(deoxyribonucleic acid,脱氧核糖核酸)[1]在结构上组成染色体,在功能上组成基因,基因在本质上是包含遗传信息的DNA片段。如图1-1所示,DNA分子由两条相互缠绕成对的双螺旋链构成,在这种情况下,DNA包含了构建和维护有机体所需的所有信息。DNA分子双螺旋结构的每条链由4种不同的含氮碱基组成:A(腺嘌呤)、T(胸腺嘧啶)、G(鸟嘌呤)、C(胞嘧啶)[1]。天然存在的含氮碱基十分特殊:A总是与T配对,C总是与G配对。这些碱基的排列方式决定了个体的遗传密码,而序列决定了维持个体功能的每一种蛋白质。

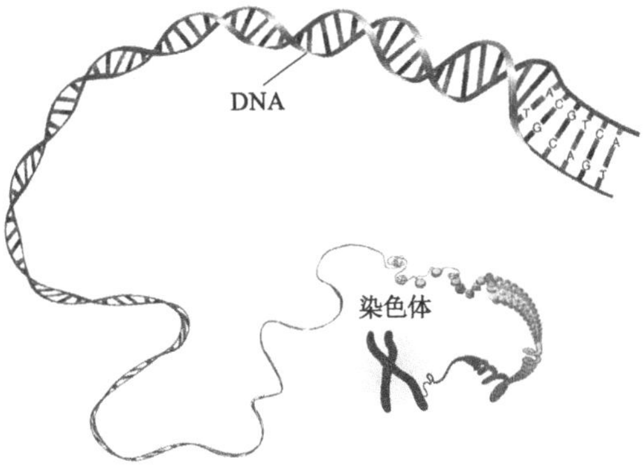

图1-1 DNA双螺旋结构

就人类而言,基因携带遗传信息来表达头发、眼睛的颜色以及许多其他特征。基因还包含身体细胞何时生长、分裂甚至何时死亡的信息。尽管个体体内的每一个细胞都储存着完整的基因,但一个基因的活性却因细胞而异。一个细胞只会开启细胞功能所必需的基因,当一个基因被启用时,称为基因表达。基因表达通过创建mRNA(信使核糖核酸)来使用基因中的编码指导蛋白质合成,这个过程是分子生物学中心法则的一部分。如图1-2所示,DNA利用转录和翻译产生蛋白质。

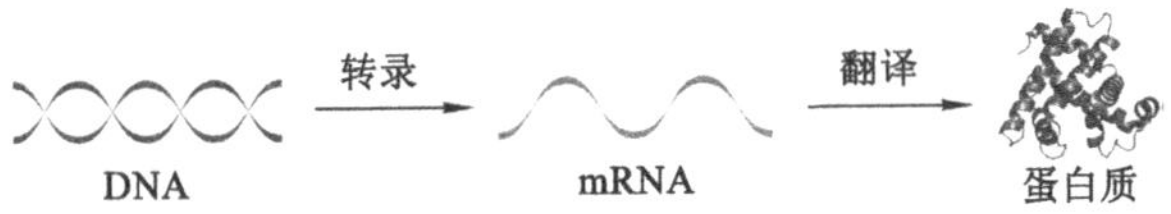

图1-2 分子生物学的中心法则

DNA的另一个重要特性是可以自我复制。每个细胞中的DNA实际上长约2 m,并且非常紧密地缠绕在细胞中。因此,复制的第一个步骤是解开 DNA 分子的双螺旋结构,得到的每个 DNA 单链都可以充当一个新的互补链的模板。通过涉及许多不同酶作用的复杂过程,两个 DNA 单链将同时复制,此复制过程通常需要数小时才能完成。相关研究人员已经开发出可以在实验室中模拟 DNA 分子复制过程的方法,能够研究包括人类在内的许多不同生物的基因组。基因组分析是一个十分耗费人力的过程[2],直到 20 世纪 90 年代中期,微阵列技术开始成为基因组研究的主流才有所改观。在 2003 年之前,研究者认为人类基因组由 4 万至 10 万个独特的基因组成[3]。截至 2014 年 10 月,ENCODE(encyclopedia of DNA elements,DNA 元件百科全书)记录了 19 814 个不同的蛋白质编码基因[4],而在这些基因中,只有 0.1%或者少于 20 个基因在任意两个个体之间存在差异。

DNA 通过一种验证读取的步骤来防止出现自我复制错误,并能够尝试自我修复不匹配的碱基对。但是,如果一个错误的基因片段幸存下来成为基因组的一部分,并进行了下一轮的 DNA 复制过程,这就是所谓的基因突变。基因突变不一定会对生物体产生影响,当突变导致有利的影响时,它将赋予生物体竞争优势,并通过自然选择来进化,给生物体带来积极的影响。突变也会带来负面影响,导致疾病、癌症甚至死亡[5]。

人体正常细胞中的基因突变与环境刺激、年龄、吸烟、饮食等外部因素密切相关,这些外部因素可致使正常细胞不受控制地繁殖,最终导致肿瘤[6]。肿瘤是一组相关疾病的统称,几乎可以在人体的任何部位出现。在所有类型的肿瘤中,身体某个部位的组织细胞都能不间断地分裂并扩散到周围细胞。人体组织通常在人体需要时进行生长分裂形成新的组织,当细胞老化或受损时,它们便会死亡,并被新的细胞取代。然而,当肿瘤产生时,原来正常且有序的组织细胞分裂过程就会中断,一些衰老或被破坏的细胞在它们应该死亡的时候却存活下来,新的细胞在人体不需要的时候却形成[7],这些多余的细胞可以不间断地进行分裂。肿瘤有良性和恶性之分,通常情况下,良性肿瘤可以切除,不会复发或扩散到身体的其他部位。癌症是恶性肿瘤的统称,它们可以扩散或入侵到相邻的细胞,并且新的癌症细胞可以通过血液或淋巴系统扩散到远离原发性癌症生长的部位。血液中的肿瘤通常不会形成实体肿瘤,比如白血病。2018 年 2 月,中国国家肿瘤中心发布了全国癌症登记处 2014 年的登记资料[8],报告发现,2014 年我国癌症发病人数约为 380.4 万,男性约为 211.4 万,女性约为 169 万。按照发病人数排位,肺癌的每年患病人数约为 78.1 万,居全国首位。在 0~30 岁年龄段,癌症的患病率普遍较低,30 岁到 80 岁的人群患病率开始迅速升高,并在 80 岁达到最高,之后开始有所下降。

人体内有上万个基因[9-10],虽然人体的每个细胞都含有这些基因,但某些基因只在特定的细胞中表达,可以通过测量基因的表达水平来获取细胞的功能信息以及细胞对周围环境的影响[9-11]。由于癌症与细胞中的多种遗传和调节异常有关,因此这些异常会反映在基因表达中,监测基因表达是遗传学中最基本的研究方法之一,对不同生物条件下(正常、癌症和癌症的不同阶段)基因的表达水平进行监测有助于理解癌症的产生过程,促进对癌症的各方面的分析和解释,例如,基因功能富集分析、癌症生物标志物检测和精准医学中的药物靶向鉴定等,并对癌症生物标记物的开发具有积极作用,以此来及时做好癌症的治疗规划,可以极大地减少癌症造成的死亡[12-14]。

在传统的生物学方法中,一次实验只能监测一个或者几个基因的表达水平,并且需要耗费大量的人力和物力。测序技术的发展对癌症的研究产生了巨大影响,使研究人员能够协同分析数千个基因的表达水平，并将基因表达模式与临床表型联系起来，产生了多种癌症基因组学数据。通过对基因组学数据的分析可以为区分癌症与正常组织、预测癌症结果、检测癌症复发和监测癌症治疗反应提供帮助。因此，如何有效地对基因组学数据进行分析成为关键研究问题。

目前，机器学习方法已被引入基因组学数据分析，以发现数据中隐含的重要信息。20世纪90年代早期，计算机科学与统计学的发展为机器学习领域带来了新的机遇[15]。这两个学科的协同融合恰逢数据呈指数级增长年代，这使得机器学习可以基于合理的统计和计算机原理来开发能够从特定数据中挖掘到包含重要信息的算法。机器学习方法可以从多个方面对癌症基因组学数据进行分析。在癌症数据中，由于对某一类癌症产生调控的基因仅占人体基因总数的极小部分，如何挖掘这些基因成为关键。机器学习可以利用特征选择的方式从数据中选择出包含重要信息的特征，因此，采用机器学习方法可以对癌症数据中的特征基因进行有效识别。当选择出这些关键特征基因后，对癌症样本和正常样本进行区分、发现癌症亚型成为新的挑战。机器学习中的分类方法可以有效解决这个问题。分类方法可以分为有监督分类和无监督分类（也称为聚类），当癌症数据中包含大量有标签的样本时，可以采用有监督分类对癌症进行分类；当癌症数据中没有足够的有标签样本时，可以采用聚类方法对癌症进行分类。近年来，基于机器学习的癌症数据分析逐渐成为生物信息处理领域的研究热点，它允许计算机不依赖人类的指导，仅通过癌症数据来学习到重要的信息，避免了传统生物学方法研究中过分依赖研究人员主观经验的问题，成为当今癌症数据分析的主要技术手段。

1.2　癌症基因组学数据研究现状

基于机器学习可以对基因组学数据进行多方面的研究，本书主要从癌症特征基因选择、癌症样本分类、癌症聚类和癌症亚型预测等方面进行分析。

1.2.1　癌症特征基因选择

特征选择是一种降维方法[16]，通常用于机器学习、模式识别、数理统计和数据挖掘等领域，旨在根据一些标准从原始特征集中选择相关特征的子集。特征选择适用于包含大量特征但具有相对较少的样本数量的数据集。在癌症基因组数据中，选择特征基因有助于早期的癌症检测和癌症发现，从而有利于进行更可靠的癌症诊断和更好的临床治疗[17-18]。

基因组学数据样本可以是有标签的、无标签的或部分有标签的，这促进了监督、无监督和半监督特征基因选择方法的发展，可借此发现生物分子模式和进行癌症类别预测[19]。监督特征基因选择是基于有标签数据来训练特征基因选择模型来衡量特征基因的重要性和相关性来选择特征基因子集的过程；无监督特征基因选择通过利用数据的固有结构来评估特征基因的相关性；半监督特征基因选择将少量标记数据作为附加信息集成到未标记数据中，以改善无监督特征基因选择的性能。因此，此处将特征基因选择方法分为三类进行讨论。

(1) 无监督特征基因选择

无监督特征基因选择方法主要分为过滤器方法、封装器方法和嵌入式方法。

过滤器是最早的特征选择方法，其根据数据的内在特性来研究特征。大多数过滤器方法都是单变量的，有高效、计算速度快等优点，并且独立于任何学习算法，可以为各种分类器提供通解。但是，过滤器方法忽略了特征之间可能的交互，而组合的特征可能产生的效果不一定产生在单个特征中。当选择的特征应用于不同的学习算法时，预测性能也会有所不同。Xu 等[20]基于滤波器提出了无监督特征基因选择算法，利用扩散图解决多维度问题，并使用马尔科夫矩阵来获得基因表达谱数据几何描述的有效说明。Loscalzo 等[21]通过研究样本大小对特征基因选择稳定性的影响，提出对训练样本进行子采样来识别相似特征基因组。Chuang 等[22]提出改进的二元粒子群优化(particle swarm optimization，PSO)使传统 PSO 避免陷入局部最优，并可以通过选择的特征基因搜索到最优的分类结果。Shen 等[23]对 PSO 进行改进，通过去除冗余基因来识别特征基因。文献[24]依据互信息最值过滤原则获得特征基因候选子集，来提高特征基因被覆盖的概率，并对 PSO 进行改进，提出一种基于互信息最值过滤原则的惯性权重 PSO 算法进行特征基因选择。

封装器方法围绕学习算法进行特征选择，以分类错误率或性能精度作为特征评价标准，它通过最小化特定分类器的预测误差来选择最具鉴别性的特征子集。由于该方法考虑了特征依赖关系，并在学习算法中直接引入了偏移量，因此与滤波器方法相比，该方法的性能往往更好。但是，封装器方法不如过滤器方法的通用性强，如果使用另一种学习算法，它必须重新开始执行，因此，对于其他的学习算法，封装器方法并不能保证最优解。此外，封装器方法比过滤器方法更容易过度拟合，因为分类器被反复调用来计算每个特征子集。大多数封装器方法都是多变量的，因此它们需要大量的计算时间来实现收敛，这对于大型数据集来说可能难以处理。Filippone 等[25]提出使用模拟退火作为搜索方法、模糊 C 均值算法作为学习算法来进行特征基因选择的算法。Maugis 等[26]使用高斯混合模型中的反向逐步选择和由贝叶斯信息准则近似的综合似然准则来选择相关特征基因。

嵌入式方法是一种内置的特征选择方法，它将特征选择嵌入学习算法，并使用其特性来指导特征评估。嵌入式方法比包装器方法更有效，更易于计算，同时能够保持相似的性能，这是因为嵌入式方法避免了重复执行分类器和检查每个特征子集。此外，与封装器方法相比，该方法具有较低的过拟合风险。与封装器方法一样，嵌入式方法考虑了特征之间的依赖关系，但这仅针对给定的学习算法。然而，计算复杂性依然是主要问题，尤其是在高维数据中。Witten 等[27]将稀疏 k 均值聚类和稀疏层次聚类方法引入基因表达谱数据分析，并使用最小绝对收敛和选择算子(least absolute shrinkage and selection operator，LASSO)约束来选择特征基因。Luss 等[28]提出稀疏主成分分析(sparse principal components analysis，SPCA)方法来识别特征基因。Kim 等[29]应用最小二乘估计(least squares estimate，LSE)在主成分上进行样本映射，搜索具有原始物理意义的特征基因子集。文献[30]根据稀疏表示和局部保持投影方法，通过限制特征权重的非负性和稀疏性选择特征。

(2) 半监督特征基因选择

半监督特征基因选择方法通过约束无标记数据的局部属性，为样本分组提供指导。半监督特征基因选择方面的研究较少。Hindawi 等[31]提出了一种基于约束 k-means 聚类(k 均值聚类)的局部加权度量模型，使用过滤器方法进行全局半监督特征基因选择。Helleputte 等[32]在正则化线性模型的基础上提出了嵌入式零范数最小化方法进行特征基因选择，并使用部分有标签数据作为先验知识来提高特征基因选择的效果，扩展了以往的嵌入式特征基因选择的研究。此外，Liu 等[33]提出了一种可以在先验类别信息不足的情况下找到数量更小、信息量更大的特征基因子集的半监督特征基因选择方法。

(3) 监督特征基因选择

监督特征基因选择方法也主要分为过滤器方法、封装器方法和嵌入式方法。

过滤器评估框架是特征基因选择方法中最常用的监督特征基因选择方法。例如，Sun 等[34]提出一种基于局部学习的特征选择(local learning-based feature selection，LLBFS)方法来处理具有复杂分布和高维的数据，并依赖核密度估计和边际最大化概念进行特征基因选择；Lan 等[35]提出了一种基于多任务学习的过滤方法，旨在利用辅助数据来进行特征基因选择。

封装器需要比过滤器更高的计算成本，因此在封装器框架上进行的研究较少，其中之一是 Sharma 等[36]提出的连续特征选择(successive feature selection，SFS)方法，它试图克服传统特征基因选择算法的缺点，缺点包括最终选择的特征基因子集中包含很少的弱排序基因，而这些弱排序基因可能有益于提高分类精度。

许多基于嵌入式的特征选择算法通过将回归作为现有学习模型的约束来实现稀疏解，从而有利于特征基因的选择。例如，Nie 等[37]和 Xiang 等[38]利用 $L_{2,1}$ 范数实现鲁棒特征基因选择；Du 等[39]利用扩充数据技术和 L_2 范数约束进行特征基因选择；Liang 等[40]利用 $L_{1/2}$ 约束建立了正则化稀疏多元回归模型来实现特征基因选择。这些方法使用高、低权重之间的稀疏差异来度量特征，如果稀疏差异较大，则可用权重来选择相关特征基因。该类方法大幅减少了存储向量所需要的空间，通常用于处理庞大的数据。

大多数特征基因选择方法是结合了过滤器和封装器方法的混合模型，其中，最大冗余、最小相关度(minimal redundancy and maximum relevancy，MRMR)是混合模型中最常见的特征基因选择原则。例如，Hu 等[41]采用 MRMR 的搜索策略构建邻域互信息(neighbourhood mutual information，NMI)模型，以提高特征基因选择的效率；El Akadi 等[42]通过将 MRMR 作为过滤器、遗传算法作为封装器进行结合提出一种两阶段的特征基因选择方法；Mundra 等[43]在支持向量机(support vector machines，SVM)递归特征消除(support vector machines-recursive feature elimination，SVM-RFE)中加入基于互信息的 MRMR 过滤器以实现最小化基因冗余；Shreem 等[44]以 MRMR 作为过滤器来最小化基因冗余，并将遗传算法与分类器结合以选择最具有判别性的特征基因；文献[45]将支持向量机嵌入特征选择方法来进行基因识别。

1.2.2 癌症样本分类

基因组学数据与疾病状态、细胞分子生物过程密切相关，这在生物学和临床应用中有着重要作用[46]。基因组学数据可以从多个组织样本中获得，可以通过对比正常组织与癌症组织中基因的表达水平，进一步地了解癌症病理学[46]。目前，许多机器学习分类算法将基因组学数据的组织样本分类为癌症样本、癌症的不同阶段的样本和正常样本。

基因组学数据有特征空间高维度和小样本特性(仅有几十或几百个样本)，机器学习分类算法需要许多特定的考虑来处理这些数据，其中之一是在确保特征空间仍然包含足够的信息来实现准确分类的同时减少特征空间的维度。近年来，已经提出了许多癌症分类问题的解决方案，大多数是通过监督方式选择和构建新的特征空间来实现特征空间的降维，从而提高分类精度。Aliferis 等[47]使用递归特征消除和单变量关联过滤方法来选择基因表达谱数据的一小部分作为简化的特征空间，以提高分类精度。Ramaswamy 等[48]使用 SVM 进行递归特征消除，选择少量基因的表达作为癌症样本分类的特征空间。Wang 等[49]将基于相关的特征选择器与不同的分类方法相结合，选择具有高可信度的相关基因，与其他方法相比可以获得良好的分类精度。Sharma 等[36]提出将基因分成多个小的基因子集，然后选择这些小的基因子集中包含重要信息的基因，最后进行癌症样本分类。Nanni 等[50]结合了不同的维数约简方法对特征空间降维，从而有效进行分类。文献[51]克服单个极限学习机用于数据分类时性能欠稳定的缺点，提出一种基于输出不一致测度的集成极限学习机分类算法。

上述方法中的大多数使用特征选择来减少维度并选择包含重要信息的基因，它们的潜在问题是所选择的特征空间的可扩展性和通用性，即所选择的特征空间是否可以扩展并应用于新的分类任务和数据集。此外，数据的小样本特性仅能够为分类模型提供非常少量训练样本，这使得分类问题更加难以解决并增加了过拟合的风险。为了解决上述问题，Fakoor 等[52]提出利用栈式自动编码器（stacked autoencoder，SAE）[53-54]对基因表达谱数据进行特征学习，从无标签数据中学习得到一个简洁的特征表示，然后将学习到的特征与特定癌症类型的有标签数据一起用于分类器的学习，实现对该癌症类型的数据样本分类。这里的无标签数据是相同的平台下得到的不同癌症细胞的数据。例如，在进行前列腺癌数据特征的学习时，可以使用相同平台下的乳腺癌、肺癌、结肠癌等癌症基因表达谱数据作为无标签数据进行特征学习。该方法不仅可以提高癌症分类问题的准确率，也可以在非常有限的数据集的情况下进行有效的特征学习，为不同癌症类型的数据处理提供了一种更通用和可扩展的方法。

1.2.3 癌症聚类

基因组学数据包含了有机体生物过程的重要信息，破译隐藏在基因组学数据中的表达模式为加强对功能基因组学的理解提供了有力帮助。聚类是一种无监督学习方法，已广泛应用于各个研究领域，使用聚类方法对基因组学数据进行数据挖掘并揭示数据的固有结构和发现潜在的分子模式至关重要。近年来，许多研究已经证明了基因组学数据聚类在理解基因功能、挖掘噪声数据中的有用信息、发现基因调控方式等方面具有重要意义。

传统的癌症聚类算法是基于距离的聚类方法[55]，其中广泛使用的有层次聚类（hierarchical clustering，HC）[56]，*k*-means 聚类[57]和自组织映射（self-organizing maps，SOM）[58]。2000 年，Alizadeh 等[59]使用层次聚类方法对癌症数据进行了聚类，发现了 3 种不同的弥漫大 B 细胞淋巴瘤的亚型。Sirinukunwattana 等[60]提出了高斯-贝叶斯分层聚类（Gaussian Bayesian hierarchical clustering，GBHC）算法对癌症数据进行研究，在 11 种癌症和 3 种仿真数据集上进行测试，与其他算法相比，GBHC 有更准确的聚类精度。Bunnik 等[61]对 mRNA 样本重复使用 *k*-means 聚类，通过反复增加和减少聚类簇的数量进行实验，最终确定 mRNA 的最佳聚类簇数。Dharmarajan 等[62]利用 *k*-means 算法来分析肺癌数据，以找出适合分析肺癌数据集的数据集类型，证明了利用属性关系进行肺癌数据集聚类是有效的。Pirim 等[63]利用 SOM 将高维的高通量基因表达谱数据映射到 2 维或者 3 维空间进行聚类。张乐平[64]利用 SOM 揭示了干细胞基因表达谱的表达模式。

为了提高基因组学数据的聚类精度，不同于传统聚类方法，研究者提出了多种类型的聚类方法。基于矩阵分解的聚类方法[65]是矩阵分解方法在聚类中的推广，基于矩阵分解的聚类方法的主要优势是它具有识别局部结构的能力。Brunet 等[66]利用非负矩阵分解(non-negative matrix farctorization，NMF)对癌症数据进行聚类分析，挖掘癌症的分子模式。Zheng 等[67]利用惩罚矩阵分解(penalized matrix decomposition，PMD)对癌症基因表达谱数据进行软聚类，实验结果表明每个癌症样本可能属于一种或几种癌症亚型。集成聚类方法是一种两阶段聚类方法，首先，对相同的数据集利用各种聚类方法生成聚类结果来消除了聚类结果的不一致，然后，对每个聚类结果构造距离矩阵，将其组合成一个主距离矩阵，并从中构造一个加权图，最后应用基于图的划分算法得到最终的聚类结果，进一步揭示数据的局部结构或固有的视觉特征。Hu 等[68]提出采用集成聚类思想来实现癌症聚类。近年来，子空间分割算法成为基因表达谱数据聚类的研究热点。文献[69]提出了新的子空间分割算法用于癌症数据聚类，通过利用样本的近邻线性表示来刻画数据集的非线性特点，并对近邻表示添加光滑约束，使样本与近邻的关系嵌入该样本的重构表示[69]。陈晓云等[70]提出采用低秩投影最小二乘回归子空间分割方法将数据投影至潜在的子空间中，得到较干净的数据字典，最后采用最小二乘回归方法获得数据低维表示实现聚类。

上述聚类方法仅对基因或样本进行聚类，双聚类方法是一种发现与样本子集高度相关的基因的新方法，它可以同时对癌症基因组学数据的基因和样本进行聚类。Zhang 等[65]提出了一种二元矩阵分解(binary matrix factorization，BMF)模型来分析癌症数据。BMF 是 NMF 的一个变体，可以很好地解决基因表达谱数据的双聚类问题，并能够找到全局最优解。Getz 等[71]基于行和列的迭代聚类提出了一种耦合双聚类方法(coupled two-way clustering，CTWC)，该方法能够在没有数据先验知识的情况下识别稳定的聚类簇，在结肠癌和白血病数据集上的实验结果表明，CTWC 能够发现在分析完整数据集时被忽略或隐藏的信息。殷路[72]提出基于谱聚类的集成双聚类分析算法，该算法使用不同的双聚类质量评价指标获得多个基本双聚类，然后将它们进行集成获得一致性双聚类。

1.2.4 癌症亚型预测

人类基因组计划完成后，新一代测序技术等高通量实验测试方法迅速发展，使得多组学数据随之呈爆炸性增长，涵盖基因组[73]、表观基因组[74]及转录组[75]等各个层面。基因组中的 DNA 单核苷酸多态性和拷贝数变异通过基因的扩增或者肿瘤的抑制缺失来影响基因的不稳定性和癌症基因的激活[76]；表观遗传变异中的 DNA 甲基化在癌症基因组中也普遍存在，全基因组范围的低甲基化会导致基因组的不稳定性，CpG 岛的低甲基化也与肿瘤抑制基因的失活有关[77]；基因组数据在 DNA 上的改变影响着表观基因组非编码 miRNA(微 RNA)和转录组 mRNA 表达程度的变化和调控机制[78]，最终导致细胞和生物功能的异常。整合癌症多组学数据进行分析，极大地提高了癌症研究效率，直接革新了人们对癌症的认识，也为癌症后续的诊断、预防及个性化治疗提供了更为强大有效的手段。

癌症亚型的发现和分析是癌症个性化治疗的基础，可为癌症病人精准治疗方案的设计提供非常重要的参考[79-80]。癌症多组学数据聚类能够减少实验和生物噪声对数据的影响，从而发现涉及不同细胞机制的结构，也可以挖掘多组学数据中包含的遗传信息，探索出更有意义的新的癌症亚型及其相应的肿瘤分子标志物，对癌症研究和治疗具有重要的现实意义。

目前，基于统计的方法在癌症多组学数据聚类中的应用比较广泛，其需要对数据的概率分布进行建模,这可以通过利用贝叶斯先验或选择概率函数来实现。例如,Shen 等[81]提出了基于高斯隐变量模型的整合概率模型——iCluster 对拷贝数变异数据和基因表达数据进行整合聚类,发现了新的乳腺癌和肺癌的癌症亚型。之后,研究人员设计了 iClusterPlus 模型[82]和 iClusterBayes 模型[83],对 iCluster 模型进行了改进,可以对连续、计数、二进制、多分类数据等多种类型的癌症多组学数据进行联合建模。基于统计的方法需要在确定分布函数时将生物学先验知识作为模型的一部分,但是,测序得到的组学数据往往不能提供足够的生物学先验知识,这导致基于统计的聚类方法不能有效应用于癌症多组学数据分析。

多视图学习是一种可用于实现多元数据分析的机器学习方法,近年来,已经成为机器学习领域的一个研究热点[84]。多视图学习中的多视图聚类方法[85]在不需要生物学先验知识的情况下,可以同时分析多个视图数据样本的特性。多视图聚类方法假设不同视图中同一个数据样本属于相同的簇,在一致性和互补性原则的辅助下融合多个视图的信息。癌症多组学数据的每一个组学数据可以看作多视图学习中的一个视图,并且多组学数据之间同样存在一致性和互补性。例如,一个属于非小细胞肺癌的患病样本应该在所有组学数据上有相同的聚类结果,但是它在不同组学数据中有不同的特征描述,且每种特征描述包含的信息不尽相同。因此,多视图聚类方法可以有效应用于癌症多组学数据聚类。Speicher 等[85]提出了基于正则化多核学习的降维算法(rMKL-DR)对 TCGA(癌症基因组图谱)的癌症多组学数据进行聚类。rMKL-DR 算法首先对多组学数据进行降维,使得每个样本与其近邻之间的相似度(由多个核函数计算得到)保持在低维空间,然后利用 k-means 进行聚类。rMKL-DR 允许使用不同的核函数对癌症多组学数据进行处理,并在优化问题中加入正则项以避免过拟合。关于 TCGA 的 5 种癌症多组学数据的研究结果表明,对每个组学数据使用多核学习可以提高聚类的效果,而正则化可以提高算法的鲁棒性。Wang 等[86]提出了相似性网络融合方法(SNF)用于癌症多组学数据聚类。SNF 首先对每个癌症组学数据分别构建一个相似网络,在每个网络中,每一个节点是一个样本,并且利用边缘权值衡量样本间的相似性。然后,使用基于信息传递的迭代过程将网络融合在一起,样本间的相似性在每个节点与其 k 个近邻之间传播。关于 5 种癌症的 3 种组学数据:mRNA 表达、DNA 甲基化和 miRNA 表达的研究结果表明,SNF 在识别癌症亚型方面明显优于单组学数据聚类方法和之前的整合聚类方法,且在预测生存率方面也非常有效。Wu 等[87]基于低秩逼近提出了 LRAcluster(低秩近似聚类)算法对癌症多组学数据进行聚类。LRAcluster 算法基于的是低秩逼近的综合概率模型,可以快速寻找癌症多种组学数据的共享主子空间,从而达到降维和根据数据分布进行建模的目的,并且该概率模型的低秩正则似然函数的凸性保证了模型拟合的有效性和稳定性。对于测试数据集,LRAcluster 方法运行速度更快,聚类效果更好。

1.3 本书主要研究方法

本书针对癌症基因组学数据的特点,以机器学习为出发点,以矩阵分解、深度学习、强化学习、子空间聚类、超图、多视图学习等理论为基本手段,通过对特征基因选择、癌症样本分类、癌症聚类和癌症亚型预测等问题的研究与探索,提出了多种癌症基因组学数据分析算法。主要内容如下:

(1) 深度学习算法通过特征学习来解决分类问题,但在进行特征学习时会破坏数据原有的特征序列,这使得深度学习模型无法很好地进行基因选择,针对此问题,提出一种基于样本学习及深度稀疏滤波的癌症特征基因选择算法(SLDSF)。通常情况下,深度学习算法主要利用特征学习进行任务分类,利用深度学习模型对癌症基因表达谱数据的样本空间进行学习可以为特征基因选择提供一种新思路,进而提出样本学习的概念。利用学习后的样本空间表示特征空间,以保证癌症基因表达谱数据中的特征序列不被改变,并通过分析稀疏滤波算法在处理癌症基因表达谱数据时的合理性,设计一种深度稀疏滤波模型来实现样本学习。

(2) TCGA 数据库主要收录各种人类癌症的临床数据,其中的融合数据包含多种基因组类型的数据。由于不同类型的基因组数据具有各自的特性,且数据分布大不相同,传统特征选择算法仅采用一种超参数来约束整个融合数据矩阵,无法做到根据数据分布处理不同类型的数据,因此,对融合数据中不同类型的数据进行分块约束十分有必要,由此提出一种基于最优均值的分块鲁棒特征基因选择方法(OMBRFE)。多数鲁棒算法都忽略了均值计算问题,OMBRFE 利用最优均值算法和分块理论对融合数据中不同类型的癌症数据进行去均值和分块约束处理,使得每个类型的数据均值都为 0 且拥有各自的约束参数,并使用 $L_{2,1}$ 范数对目标函数进行优化来增加算法的鲁棒性,从而提高特征基因选择的效果。

(3) 乳腺癌是威胁人类健康的重要疾病,有效挖掘乳腺癌致病基因可为乳腺癌的临床诊治提供指导。在生物信息学领域,癌症致病基因的预测主要通过基因排序方法实现。但这些方法仅关注患者的患病状态,忽视了癌症的发展过程。通过分析基因突变,发现其过程满足马尔可夫过程,且基因突变与癌症之间的关联性可以通过强化学习中累计回报函数构建的方式进行计算。因此,基于乳腺癌突变数据,以突变基因作为智能体,设计一套强化学习环境与算法对患者从正常基因突变状态到死亡基因突变状态的过程进行评估、决策,旨在为癌症致病基因预测提供新思路,并挖掘出导致乳腺癌死亡状态的致病基因。首先,以基因为智能体,基于乳腺癌突变数据设计多智能体强化学习环境;其次,为了保证智能体探索到与专家策略相同的策略和实现更多智能体快速进行强化学习,分别提出两种多智能体 DQN (强化学习)算法:基于行为克隆的多智能体 DQN 算法(BCDQN)和基于预训练记忆的多智能体 DQN 算法(PMDQN);最后,根据得到的网络训练参数进行基因排序,实现致病基因预测。实验结果表明,提出的多智能体强化学习方法能够挖掘出与乳腺癌发生、发展过程密切相关的致病基因。

(4) 针对深度学习模型进行癌症基因表达谱数据分类时训练样本严重不足的问题,提出基于样本扩充及深度学习的癌症样本分类算法(SEDL)。基于降噪自动编码器思想,提出一种基于降噪自动编码器的样本扩充方法,对原始癌症基因表达谱数据中的训练样本进行随机破损处理,并将每次破损处理的样本保存得到大量的辅助样本,进而解决癌症基因表达谱数据训练样本不足的问题。破损的样本具有较强的鲁棒性,并在一定程度上减小了训练数据与测试数据的差异。最终将样本扩充方法分别与栈式自动编码器和一维卷积神经网络相结合,设计了两种基于样本扩充的深度学习模型进行癌症样本分类。

(5) 针对传统子空间分割方法依赖谱聚类进行癌症基因表达数据聚类,并且没有考虑数据内部的流形结构的问题,提出基于离散约束及超图正则化的低秩子空间聚类算法(DHLRS)。首先,对初始化的每个癌症基因表达谱数据的低秩子空间进行离散约束,直接学习每个子空间的样本标签,避免了谱聚类的复杂计算;其次,考虑每个子空间的流形结构,对每个低秩子空间建立一个特征超图,更好地表示每一个低秩子空间的复杂特征关系和固有几何结构；最后，利用 Schatten p 范数和超图正则化对每个低秩子空间进行优化，使优化后的低秩子空间同时包含更好的低秩逼近和流形结构。

(6) 为了使癌症聚类过程更加简单，并消除癌症数据中极端离群值的影响，提出基于离散约束和封顶范数的鲁棒低秩子空间聚类算法(DCLRS)进行癌症样本聚类。首先，将癌症基因表达谱数据表示为低秩表示矩阵和噪声矩阵相加的形式，对低秩矩阵施加离散约束，直接学习每个子空间的样本标签，并对每个子空间利用 Schatten p 范数进行低秩约束；然后，使用封顶范数对噪声矩阵进行约束，传统鲁棒算法采用 $L_{2,1}$ 范数来削弱极端离群值的影响，但离群值的影响仍然存在，封顶范数是比 $L_{2,1}$ 范数更鲁棒的一种优化策略，它可以通过设置阈值有效地消除噪声矩阵中的极端离群值；最后，对 DCLRS 的目标函数进行优化求解，并给出了严格的局部收敛性证明。

(7) 传统基于图模型的聚类方法只关注基因表达谱数据样本空间的流形结构，没有考虑特征空间的流形结构，针对此问题，本书提出基于双超图正则化主成分分析的双聚类算法(DHPCA)对癌症基因表达谱数据进行双聚类。首先，假设样本空间和基因空间分别位于非线性流形结构上，即位于样本流形结构和基因流形结构上，为了更好地整合变量之间的复杂关系，构建样本超图和基因超图，来估计基因表达谱数据中样本空间和基因空间的内在几何结构；然后，将样本超图和基因超图作为主成分分析方法的两个超图正则项，以最大化固有样本流形和基因流形的平滑性；最后，对 DHPCA 的目标函数进行优化，证明了 DHPCA 算法具有封闭解。

(8) 基于多组学数据，设计一种集成机器学习模型来识别癌症亚型和理解癌症的异质性至关重要。相似网络融合(SNF)可以整合多种类型的基因组数据来识别癌症亚型，提高了对癌症发生的理解。SNF 使用稠密相似矩阵来获取数据的全局信息，不同类别样本之间的互连会引起噪声干扰，因此，如何构建更鲁棒的稠密相似矩阵是提高癌症亚型识别性能的重要研究内容。针对此问题，本书提出了一种基于随机游走及相对熵的相似网络融合方法(R^2SNF)用于癌症亚型预测。首先，利用随机游走算法捕获各基因组数据中样本之间的复杂关系，得到了网络中样本的转移概率分布。如果两个样本属于同一类，则两个样本之间的转移概率很大。相反，如果两个样本不属于同一类，则两个样本之间的转移概率很小。这样可以很好地获得样本之间的相关性，从而减少不同类别样本之间相互关联所带来的噪声干扰。其次，利用相对熵计算样本间转移概率分布的差值，构造包含样本间结构相似信息的更好的稠密相似矩阵。再次，将得到的稠密相似矩阵与 KNN 相似矩阵(K 最近邻相似矩阵)迭代融合，构造基因组数据的融合相似矩阵。最后，利用谱聚类方法将融合后的相似性矩阵划分为多个聚类，确定癌症亚型。对 5 个癌症组学数据集的实验表明，R^2SNF 算法在癌症亚型识别方面表现良好。

(9) 近年来，一些多视图聚类算法被提出并应用于癌症亚型的预测。其中，基于图学习的多视图聚类方法受到广泛关注。这些多视图方法通常有以下一个或多个问题。许多多视图算法使用原始组学数据矩阵来构造相似度矩阵，忽略了相似度矩阵的学习。它们将数据聚类过程从图学习过程中分离出来，导致对预定义图的聚类性能高度依赖。在图融合过程中，这些方法只是简单地取多视图亲和图的平均值来表示融合图的结果，并没有充分利用丰富的异构信息。针对上述问题，本书提出了一种基于多平滑表示融合的多视图谱聚类方法(MRF-MSC)。首先，MRF-MSC 为每个数据类型构建一个平滑的表示，可以将其视为一个样本(患者)相似度矩阵。平滑表示可以显式地增强分组效果。其次,MRF-MSC将多个组学数据的平滑表示通过图融合形成包含所有生物数据信息的相似矩阵,此外,MRF-MSC采用自加权方法自适应地对组学数据的平滑正则化表示给出权重因子。再次,MRF-MSC对融合相似度矩阵施加拉普拉斯秩约束,得到更好的聚类结构。最后,将上述问题转化为谱聚类进行求解,得到聚类结果。MRF-MSC将上述图构造、图融合和谱聚类过程统一在一个框架下,可以学习到更好的数据表示和得到高质量的图,从而达到更好的聚类效果。实验中,MRF-MSC在TCGA癌症数据集上获得了良好的结果。

1.4 本章小结

本章从整体上给出了基因组学数据的生物学背景及其国内外研究现状,包括癌症基因组学数据的特征基因选择、癌症样本分类、癌症聚类和癌症亚型预测的研究现状,并针对当前基因组学数据分析时存在的问题,以机器学习方法中的矩阵分解、深度学习、强化学习、子空间聚类、超图、多视图学习等理论为基础介绍了本书采用的主要研究方法与研究内容。

参考文献

[1] WATSON J D,CRICK F H C. Molecular structure of nucleic acids: a structure for deoxyribose nucleic acid[J]. Nature,1953,171(4356):737-738.

[2] SANGER F,COULSON A R,HONG G F,et al. Nucleotide sequence of bacteriophage lambda DNA[J]. Journal of molecular biology,1982,162(4):729-773.

[3] CONSORTIUM I H G S. Initial sequencing of the human genome[J]. Nature,2001,409:860-921.

[4] HARROW J,FRANKISH A,GONZALEZ J M,et al. GENCODE:the reference human genome annotation for The ENCODE Project[J]. Genome research,2012,22(9):1760-1774.

[5] CALIN G A,CROCE C M. MicroRNA signatures in human cancers[J]. Nature reviews cancer,2006,6(11):857-866.

[6] HANAHAN D,WEINBERG R A. The hallmark of cancer[J]. Cell,2000,100(1):57-70.

[7] DALERBA P,CHO R W,CLARKE M F. Cancerstem cells:models and concepts[J]. Annual review of medicine,2007,58(1):267-284.

[8] CHEN W,SUN K,ZHENG R,et al. Cancer incidence and mortality in China,2014[J]. Chinese journal of cancer research,2018,30(1):1-12.

[9] CLARK D P,RUSSELL L D. Molecular biology:made simple and fun[M]. Boston:Cache River Press,1997.

[10] MARIEB E N,HOEHN K N. Human anatomy and physiology[M]. Boston:Pearson Education,2010.

[11] ASHKENAS J. Molecular biology made simple and fun[J]. American journal of

human genetics,1997,60(6):1568.

[12] ESCHRICH S,YANG I,BLOON G,et al. Molecularstaging for survival prediction of colorectal cancer patients[J]. Journal of clinical oncology: official journal of the American society of clinical oncology,2005,23(15):3526-3535.

[13] VAN DE VIJVER M J,HE Y D,VEER L J,et al. A gene-expression signature as a predictor of survival in breast cancer[J]. The New England journal of medicine,2002,347(25):1999-2009.

[14] BRAMBILLA C,FIEVET F,JEANMART M,et al. Early detection of lung cancer: role of biomarkers[J]. The European respiratory journal supplement,2003,39(39 suppl):36s-44s.

[15] 闫友彪,陈元琰. 机器学习的主要策略综述[J]. 计算机应用研究,2004,21(7):4-10.

[16] LIU X W,WANG L,ZHANG J,et al. Global and local structure preservation for feature selection[J]. IEEE transactions on neural networks and learning systems,2014,25(6):1083-1095.

[17] SHI T W. KAH W S,MOHAMAD M S,et al. Areview of gene selection tools in classifying cancer microarray data[J]. Current bioinformatics,2017,12(3):202-212.

[18] 陈科. 基于基因表达谱数据分析来挖掘接受放疗和放化疗的子宫颈癌样本中的关键基因[D]. 杭州:浙江大学,2017.

[19] ANG J C, MIRZAL A, HARON H, et al. Supervised, unsupervised, and semi-supervised feature selection:a review on gene selection[J]. IEEE/ACM transactions on computational biology and bioinformatics,2016,13(5):971-989.

[20] XU R, DAMELIN S, NADLER B, et al. Clustering of high-dimensional gene expression data with feature filtering methods and diffusion maps[J]. Artificial intelligence in medicine,2010,48(2-3):91-98.

[21] LOSCALZO S, YU L, DING C. Consensus group stable feature selection[C]// Proceedings of the 15th ACM SIGKDD International Conference on Knowledge Discovery and Data Mining,New York,2009.

[22] CHUANG L-Y, CHANG H-W, TU C-J, et al. Improved binary PSO for feature selection using gene expression data[J]. Computational biology and chemistry,2008,32(1):29-38.

[23] SHEN Q, MEI Z, YE B-X. Simultaneous genes and training samples selection by modified particleswarm optimization for gene expression data classification[J]. Computers in biology and medicine,2009,39(7):646-649.

[24] 喻德旷,杨谊. 肿瘤特征基因选择的互信息最值过滤原则与粒子群优化算法[J]. 计算机应用,2018,38(2):421-426,432.

[25] FILIPPONE M, MASULLI F, ROVETTA S. Unsupervised gene selection and clustering using simulated annealing[C]//Fuzzy Logic and Applications,2006.

[26] MAUGIS C, CELEUX G, MARTIN-MAGNIETTE M-L. Variable selection for clustering with Gaussian mixture models[J]. Biometrics,2009,65(3):701-709.

[27] WITTEN D M,TIBSHIRANI R. A framework for feature selection in clustering[J]. Journal of the American statistical association,2010,105(490):713-726.
[28] LUSS R,D'ASPREMONT A. Clustering and feature selection using sparse principal component analysis[J]. Optimization and engineering,2010,11(1):145-157.
[29] KIM Y B, GAO J. Unsupervisedgene selection for high dimensional data[C]//Proceedings of the Sixth IEEE Symposium on BioInformatics and BioEngineering, Artington,2006.
[30] 简彩仁,陈晓云.基于局部保持投影和稀疏表示的无监督特征选择方法[J].模式识别与人工智能,2015,28(3):247-252.
[31] HINDAWI M,BENABDESLEM K. Local-to-global semi-supervised feature selection [C]//Proceedings of the 22nd ACM International Conference on Information and Knowledge Management,2013.
[32] HELLEPUTTE T, DUPONT P. Partially supervised feature selection with regularized linear models[C]//Proceedings of the 26th Annual International Conference on Machine Learning,ICML 2009,Quebec,Canada,2009.
[33] LIU B,WAN C,WANG L. An efficient semi-unsupervised gene selection method via spectral biclustering[J]. IEEE transactions on nanobioscience,2006,5(2):110-114.
[34] SUN Y, TODOROVIC S, GOODISON S. Local-learning-based feature selection for high-dimensional data analysis[J]. IEEE transactions on pattern analysis and machine intelligence,2010,32(9):1610-1626.
[35] LAN L, VUCETIC S. Improving accuracy of microarray classification by a simple multi-task feature selection filter[J]. International journal of data mining and bioinformatics,2011,5(2):189-208.
[36] SHARMA A, IMOTO S, MIYANO S. A top-rfeature selection algorithm for microarray gene expression data[J]. IEEE/ACM transactions on computational biology and bioinformatics,2012,9(3):754-764.
[37] NIE F,HUANG H,CAI X,et al. Efficient and robust feature selection via joint $L_{2,1}$-norms minimization [C]//Proceedings of International Conference on Neural Information Processing Systems,2010.
[38] XIANG S, NIE F, MENG G, et al. Discriminative least squares regression for multiclass classification and feature selection[J]. IEEE transactions on neural networks and learning systems,2012,23(11):1738-1754.
[39] DU D,LI K,DENG J. An efficient two-stage gene selection method for microarray data[C]//Intelligent Computing for Sustainable Energy and Environment,2013.
[40] LIANG Y,LIU C,LUAN X-Z,et al. Sparse logistic regression with a $L_{1/2}$ penalty for gene selection in cancer classification[J]. BMC bioinformatics,2013,14(1):1-12.
[41] HU Q, PAN W, AN S, et al. An efficient gene selection technique for cancer recognition based on neighborhood mutual information[J]. International journal of machine learning and cybernetics,2010,1(1-4):63-74.

[42] EL AKADI A, AMINE A, EL OUARDIGHI A, et al. A two-stage gene selection scheme utilizing MRMR filter and GA wrapper[J]. Knowledge and information systems, 2011, 26(3): 487-500.

[43] MUNDRA P A, RAJAPAKSE J C. SVM-RFE with MRMR filter for geneselection [J]. IEEE transactions on nanobioscience, 2010, 9(1): 31-37.

[44] SHREEM S S, ABDULLAH S, NNZRI M Z A, et al. Hybridizing relief, mRMR filters and GA wrapper approaches for gene selection[J]. Journal of theoretical and applied information technology, 2013, 46(2): 1258-1263.

[45] 张世芝,张明锦. 基于 SVM 的嵌入式特征基因选择方法研究[J]. 计算机与应用化学, 2016, 33(1): 85-88.

[46] TAN A C, GILBERT D. Ensemble machine learning on gene expression data for cancerclassification[J]. Applied bioinformatics, 2003, 2(3 Suppl): S75-S83.

[47] ALIFERIS C F, TSAMARDINOS I, MASSION P P, et al. Machinelearning models for classification of lung cancer and selection of genomic markers using array gene expression data[C]//Proceedings of the International Florida Artificial Intelligence Research Society Conference, 2003.

[48] RAMASWAMY S, TAMAYO P, RIFKIN R, et al. Multiclass cancer diagnosis using tumor gene expressionsignatures[J]. Proceedings of the national academy of sciences of the United States of America, 2001, 98(26): 15149-15154.

[49] WANG Y, TETKO I V, HALL M A, et al. Gene selection from microarray data for cancer classification: a machine learning approach[J]. Computational biology and chemistry, 2005, 29(1): 37-46.

[50] NANNI L, BRAHNAM S, LUMINI A. Combining multiple approaches for gene microarray classification[J]. Bioinformatics, 2012, 28(8): 1151-1157.

[51] 陆慧娟,安春霖,马小平,等. 基于输出不一致测度的极限学习机集成的基因表达数据分类[J]. 计算机学报, 2013, 36(2): 341-348.

[52] FAKOOR R, LADHAK F, NAZI A, et al. Using deep learning to enhance cancer diagnosis and classification[C]//Proceedings of the International Conference on Machine Learning, 2013.

[53] COATES A, LEE H, NG A. An analysis of single-layer networks in unsupervised feature learning[C]//Proceedings of the Fourteenth International Conference on Artificial Intelligence and Statistics, 2011.

[54] BENGIO Y, LAMBLIN P, POPOVICI D, et al. Greedy layer-wise training of deep networks [C]//Proceedings of Advances in Neural Information Processing Systems, 2007.

[55] KOHONEN T. Self-organized formation of topologically correct feature maps[J]. Biological cybernetics, 1982, 43(1): 59-69.

[56] EISEN M B, SPELLMAN P T, BROWN P O, et al. Cluster analysis and display of genome-wide expression patterns[J]. Proceedings of the national academy of sciences

of the United States of America,1998,95(25):14863-14868.
[57] MACQUEEN J. Some methods for classification and analysis of multivariate observations[C]//Proceedings of Berkeley Symposium on Mathematical Statistics and Probabilit,1967.
[58] VESANTO J, ALHONIEMI E. Clustering of the self-organizing map[J]. IEEE transactions on neural networks,2000,11(3):586-600.
[59] ALIZADEH A A,EISEN M B,DAVIS R E,et al. Distinct types of diffuse large B-cell lymphoma identified by gene expression profiling[J]. Nature,2000,403(6769):503-511.
[60] SIRINUKUNWATTANA K,SAVAGE R S,BARI M F,et al. Bayesian hierarchical clustering for studying cancer gene expression data with unknown statistics[J]. PLoS One,2013,8(10):e75748.
[61] BUNNIK E M,CHUNG D-W D,HAMILTON M,et al. Polysome profiling reveals translational control of gene expression in the human malaria parasite Plasmodium falciparum[J]. Genome biology,2013,14(11):R128.
[62] DHARMARAJAN A,VELMURUGAN T. Lung cancer data analysis by k-means and farthest first clustering algorithms[J]. Indian journal of science and technology,2015,8(15):1-8.
[63] PIRIM H,EKŞIOĞLU B,PERKINS A D,et al. Clustering of high throughput gene expression data[J]. Computers and operations research,2012,39(12):3046-3061.
[64] 张乐平. 干细胞表达谱的生物信息学与系统生物学分析[D]. 上海:复旦大学,2011.
[65] ZHANG Z Y,LI T,DING C,et al. Binary matrix factorization for analyzing gene expression data[J]. Data mining and knowledge discovery,2009,20(1):28-52.
[66] BRUNET J-P,TAMAYO P,GOLUB T R,et al. Metagenes and molecular pattern discovery using matrix factorization[J]. Proceedings of the national academy of sciences of the United States of America,2004,101(12):4164-4169.
[67] ZHENG C H,ZHANG L,NG V T-Y,et al. Molecular pattern discovery based on penalized matrix decomposition[J]. IEEE/ACM transactions on computational biology and bioinformatics,2011,8(6):1592-1603.
[68] HU X H,YOO I. Cluster ensemble and its applications in gene expression analysis[J]. Proceedings of the second conference on Asia-Pacific bioinformatics,2004,29:297-302.
[69] 陈晓云,林莉媛,叶先宝. 基于光滑近邻表示的基因表达数据子空间聚类[J]. 控制与决策,2017,32(7):1235-1240.
[70] 陈晓云,肖秉森,林莉媛. 基因表达数据的低秩投影最小二乘回归子空间分割[J]. 模式识别与人工智能,2017,30(2):106-116.
[71] GETZ G,LEVINE E,DOMANY E. Coupled two-way clustering analysis of gene microarray data[J]. Proceedings of the national academy of sciences of the United States of America,2000,97(22):12079-12084.

[72] 殷路. 基因表达数据的双聚类分析与研究[D]. 成都：电子科技大学，2017.
[73] TOMCZAK K, CZERWINSKA P, WIZNEROWICZ M. The cancer genome atlas (TCGA): an immeasurable source of knowledge[J]. Contemporary oncology, 2015, 19 (1A): 68-77.
[74] VENTER J C, SMITH H O, ADAMS M D. The sequence of the human genome[J]. Clinical chemistry, 2015, 61(9): 1207-1208.
[75] JONES P A, ISSA J-P, BAYLIN S. Targeting the cancer epigenome for therapy[J]. Nature reviews genetics, 2016, 17(10): 630-641.
[76] CHEN Z, ABO R P, BAILEY S T, et al. RNA sequencing and genetic disease[J]. Current genetic medicine reports, 2016, 4(3): 49-56.
[77] CHEN A Q, FU G H, XU Z J, et al. Detection of urothelial bladder carciuoma via microfluidic immunoassay and single-cell DNA copy-number alteration analysis of captured urinary-exfoliated tumor cells[J]. Cancer research, 2018, 78(14): 4073-4085.
[78] CAPPER D, JONES D T W, SILL M, et al. DNA methylation-based classification of central nervous system tumours[J]. Nature, 2018, 555(7697): 469-474.
[79] XIAO B, ZHANG W Y, CHEN L D, et al. Analysis of the miRNA-mRNA-IncRNA network in human estrogen receptor-positive and estrogen receptor-negative breast cancer based on TCGA data[J]. Gene, 2018, 658: 28-35.
[80] TORRES C, GRIPPO P J. Pancreatic cancer subtypes: a roadmap for precision medicine[J]. Annals of Medicine, 2018, 50(3/4): 277-287.
[81] SHEN R L, OLSHEN A B, LADANYI M. Integrative clustering of multiple genomic data types using a joint latent variable model with application to breast and lung cancer subtype analysis[J]. Bioinformatics, 2009, 25(22): 2906-2912.
[82] MO Q, WANG S, SESHAN V E, et al. Pattern discovery and cancer gene identification in integrated cancer genomic data[J]. Proceedings of the national academy of sciences of the United States of America, 2013, 110(11): 4245-4250.
[83] MO Q, SHEN R, GUO C, et al. A fully Bayesian latent variable model for integrative clusteringanalysis of multi-type omics data[J]. Biostatistics, 2017, 19(1): 71-86.
[84] ZHAO J, XIE X, XU X, et al. Multi-view learning overview: recent progress and new challenges[J]. Information fusion, 2017, 38: 43-54.
[85] SPEICHER N K, PFEIFER N. Integrating different data types by regularized unsupervised multiple kernel learning with application to cancer subtype discovery [J]. Bioinformatics, 2015, 31(12): i268-i275.
[86] WANG B, MEZLINI A M, DEMIR F, et al. Similarity network fusion for aggregating data types on a genomic scale[J]. Nature methods, 2014, 11(3): 333-337.
[87] WU D M, WANG D F, ZHANG M Q, et al. Fast dimension reduction and integrative clustering of multi-omics data using low-rank approximation: application to cancer molecular classification[J]. BMC genomics, 2015, 16(1): 1022.

第 2 章　癌症基因组学数据及机器学习研究基础

本章主要介绍癌症基因组学数据的相关技术、特点及分析时面临的问题，并介绍与本书相关的机器学习方法。

2.1　癌症基因组学数据的获取

传统生物学方法一次只能观察一个或者几个基因，随着各种测序技术的发展，研究人员可以同时观察成千上万个基因。从本质上说，测序技术能够允许研究人员在一次实验中监测基因组范围内所有基因的表达水平，可以认为是打开一个细胞，并分离它的遗传内容，确定哪些基因在这个细胞中处于表达状态，然后对这些基因的表达生成用于分析的基因表达谱数据。目前常用的测序技术包括 DNA 微阵列技术、新一代测序技术和转录组测序技术(RNA-Seq)。

2.1.1　DNA 微阵列技术

现代 DNA 微阵列芯片，始于“Southern blotting”实验技术的发展，之后，Affymetrix 公司[1]生产的基因芯片(GeneChip)成为主流。“Southern blotting”将取样的单链 DNA 片段附着到某种类型的底物上，然后用探针 DNA 分子清洗底物，以确定样本中是否存在特定的序列。这种探针分子通过携带特定的标记物，比如荧光染料，来达到检测的目的。所有涉及基因探针的阵列都利用了杂交的生化过程，其中互补的 DNA 聚合物通过互补的核苷酸配对之间的氢键相互结合。

与此类似，微阵列技术将已知的探针分子附着到固体基质上，该基质通常被称为“芯片”。这种探针的化学性质可以涵盖多种可能性，包括寡核苷酸[1]、抗体[2]、蛋白质[3]和 4 种 miRNA[4]。寡核苷酸微阵列是基因表达中最常用的芯片之一，如前面提到的基因芯片。Affymetrix 基因芯片可以通过将长度为 25 个碱基的寡核苷酸连接到高密度玻璃石英检测芯片上进行制造[5]。上述过程使用光刻技术合成寡核苷酸[6]，这些寡核苷酸被分组到由特定的序列联系在一起的探针集中。对于给定的探针集，通常需要 11～20 对寡核苷酸，其中每对寡核苷酸由一个精确匹配探针和一个错误匹配探针组成：精确匹配探针直接由外显子 DNA 序列衍生而来；除了为量化非特异性结合而改变中间的核苷酸以外，错误匹配探针与精确匹配探针相同。一个给定的芯片可以包含数千个探针集，多个探针集可以表示一个基因。在一般情况下，专业术语“探针集”和“基因”在涉及微阵列分析中获得的基因表达量时可以互换使用。

微阵列的制备方案是一个多阶段过程，该过程可以产生互补 RNA(cRNA)的目标分子。细胞内所有 RNA 的总和，即总 RNA，由多个细胞的培养样本中提取得到，然后，通过靶向多 A 尾来分离 mRNA 转录产物，多 A 尾是所有 mRNA 转录产物的 3′末端带有的一段腺苷酸残基。互补 DNA(cDNA)通过 mRNA 的逆转录产生，并被转化为双链 cDNA。最后，cRNA 通过体外转录从 cDNA 中反向转录，产生最终的目标分子产物[5]。这个过程通常包含原始 mRNA 样本的 30～100 倍的线性扩增[7]。为了达到检测目标 cRNA 序列的目的，可以使用生物素共轭核苷酸标记目标 cRNA 序列[8]。

制备了目标样本后，将适当的芯片与目标溶液一起洗涤并使其孵育以促进杂交。随后利用荧光化学缀合物对芯片进行染色来实现杂交的可视化，然后可以通过组合使用芯片和荧光显微镜来检测杂交效果[9]。大量存在的目标转录产物将产生更多的探针杂交，这样在显微镜下具有更高的发光值。因此，该荧光信号可以作为一种模拟度量来量化样本中转录产物的相对丰度，并且该过程获得的整个图像可用于统计分析。

微阵列技术可以广泛应用于生物学各个研究领域，例如，对遗传性疾病的鉴定[10-11]、跟踪特定药物治疗的遗传反应[12]、基因表达发展阶段的研究[13]等。

2.1.2 新一代测序技术和 RNA-Seq

与 DNA 微阵列使用基于探针的方法相反，基于序列的基因表达分析方法，特别是 RNA-Seq[14]，直接测定样本中包含的 mRNA 的序列。RNA-Seq 通常涉及获取纯化 RNA 样本的过程，将转录产物剪切成特定长度的片段(范围为 20～400 个碱基)[14]，通过样本逆转录产生 cDNA 库，并使用一些高通量平台对片段进行测序[15]。常用的测序方法包括 Solexa 公司开发的 Solexa 测序技术(Solexa 公司在 2007 年被 Illumina 公司收购)[16]，Thermofisher 公司开发的应用生物系统(applied biosystems，ABI)测序技术[17]和罗氏 454 焦磷酸测序技术[18]等。创建测序片段的目录之后，RNA-Seq 的最终阶段是映射，该过程最终会使用表格计数来表示给定样本中对应于单个基因的测序片段量。

“新一代测序技术”(next-generation sequencing，NGS)可以利用大规模的并行方式对 DNA 进行快速测序。传统的 DNA 测序，通常称为 Sanger 测序，需要确定序列信息的染料终止方法[19]。虽然这种方法可以实现精确测序，但这是一个昂贵且耗时的过程。随着对基因组数据的研究日益增加，为了满足需求，更廉价、更快速的测序方法变得非常有必要，因此，大规模的并行方法被开发出来进行测序[20]。Sanger 测序每次实验可以非常可靠地识别 300～1 000 bp(bp 表示碱基对)，与其相比，大多数 NGS 应用是每次实验限制为 400～500 bp，但可以同时进行多次实验。例如，ABI 测序涉及数十亿同时并行实验，长度为 50～100 bp，每次完整运行可以产生大约 20 千兆位的可用数据。

当目标样本完全测序成功后，需要与参考基因组对齐，这是一个算法过程，可以使用多种映射算法[21]实现此配对过程，这些映射算法都能够解决大量测序片段配对时面临的各种问题。

通过 NGS 得到的表达数据几乎没有背景信号，表达量没有上限，并且表现出非常高的技术和生物学再现性。RNA-Seq 也被认为是比 DNA 微阵列更通用的测序技术，因为它们不依赖于微阵列芯片的预构建来测量表达值，这使得 RNA-Seq 特别适用于非模式生物的测序。对目标样本直接测序还可以发现独特的亚型和序列变异[例如，单核苷酸多态性(single nucleotide polymorphisms，SNPs)]，并提供转录基因组区域的单碱基分辨率。这并不是说 RNA-Seq 是完美的，这种方法的一个缺点是它依赖于将 mRNA(或合成的 cDNA)分离出来以便满足 NGS 的较短测序长度要求。这种片段化过程常常会导致转录产物某些特定部分产生偏差，而较短的测序片段更有可能将测序片段映射到参考基因组上的多个位置。

2.2 癌症基因组学数据分析面临的问题

数据噪声是癌症基因组学数据分析面临的主要挑战之一。研究表明，由于癌症基因组学数据中存在数据噪声，而导致分类和聚类模型性能不佳、特征基因选择方法稳定性差、分析时间长等问题。因此，在对癌症基因组学数据分析之前，有必要进行数据噪声处理。癌症基因组学数据分析的另外两个挑战是数据的高维性和类别的不平衡性。数据的高维性是指数据中存在大量的特征，由于并非所有特征对类都有相同的贡献，这导致分类器和聚类方法的准确性不理想，数据的高维性也为癌症基因组学数据的挖掘增加了更多困难，使数据处理过程变得十分耗时。类别的不平衡性是指样本在类别之间的不均等分布，它会严重影响分类和聚类性能，分类和聚类方法可能由于偏向具有多数样本的类而具有非常高的假阴性率。大多数癌症基因组学数据集同时具有上述三个特点：数据噪声、数据的高维性和类别的不平衡性，这使得癌症基因组学数据分析变得更具挑战性。

2.2.1 数据噪声

癌症基因组学数据中的噪声是测量变量时出现的随机误差或者因人为操作而出现的误差，可分为特征噪声和类别噪声。特征噪声出现在某个特征的值不正确时，例如，某个基因的表达水平没有被正确记录；类别噪声指的是由于特征的值不正确而导致的样本类别错误，例如，标记为正常样本的癌变样本。Zhu 等[22]研究了这两种类型的噪声并得出结论，特征噪声对特征选择方法的影响较大，类别噪声对分类和聚类性能的负面作用大于特征噪声。也有研究发现，类别噪声也会导致特征排序方法产生不稳定的输出[23]。癌症基因组学数据分析中的噪声问题很普遍，在这一研究领域中，试图量化噪声并了解其如何影响数据分析的研究非常有限。一些研究通过在数据中注入噪声或者其他数据变化方式（如采样）来测试数据噪声对特征选择方法稳定性的影响[24]。Pechenizkiy 等[25]利用医学领域的数据集分析了类别噪声对监督学习的影响。Jiang[26]发现，在噪声存在的情况下，boosting 方法（提升方法）会导致过拟合。Dietterich[27]利用来自不同领域的数据集探讨了噪声对集成技术分类性能的影响。

2.2.2 数据的高维性

除噪声外，许多癌症基因组学数据集的特点还包括数据的高维度，当数据集包含大量特征时会出现这种特性。在生物信息学中，高维度问题更具挑战性，大多数癌症基因组学数据集包含数千（或数万）的基因数量和几百（或几十）的样本数量[28]，然而，大量的基因使得传统数据挖掘技术的效率和效果不尽如人意，并且应用这些技术非常耗时。此外，数据集中的许多基因与需要处理的问题无关（与目标类别几乎没有或没有相关性）或与其他基因出现冗余现象（与其他基因包含相同的信息），而导致次优的实验结果，比如数据处理模型的性能和解释能力降低。研究表明，特征选择可以通过创建一个仅包含最重要特征的特征子集来帮助模型实现更好的性能。Guyon 等[29]对特征选择方法进行了广泛的调研，概述了用于特征选择的关键技术和方法，主要包括特征构造、特征排序、多元特征选择、高效搜索方法和特征有效性评估方法。特征选择主要有两种形式：基于排序的方法和特征子集选择方法。基于排序的方法使用不同的统计方法分别评估每个特征；特征子集选择方法仅使用统计方法，但是它们可以一次评估多个特征或特征子集而不是单个特征。癌症基因组学数据处理的大多数研究采用基于排序的方法，这是因为基于排序的方法与其他方法相比速度更快，只有少数研究基于的是特征子集选择的方法[30-31]。

2.2.3 类别的不平衡性

在癌症基因组学数据集中，不同类别的样本个数可能会相差很大，这时就会出现类别的不平衡性。特征选择、数据分类等数据挖掘技术都会受到此问题的影响。数据采样是处理类别不平衡数据最常用的方法，它通过添加或删除样本来减弱不平衡样本的影响。Kotsiantis 等[32]、Guo 等[33]和 Van Hulse 等[34]对不同的数据采样技术进行了全面研究，包括过采样(将样本添加到含少数样本的类)和欠采样技术(将样本从含多数样本的类中删除)，以及随机和定向采样形式。Al-Shahib 等[35]利用欠采样方法构建分类器，根据氨基酸序列特征来预测蛋白质功能。Blagus 等[36]利用两种数据采样技术即合成少数类过采样技术(synthetic minority oversampling technique，SMOTE)和随机欠采样在高维且类别不平衡的癌症基因组学数据集上构建分类器。

2.3 机器学习相关算法

机器学习解决了如何构建学习算法的问题，使其能够随着经验或信息的获取进行自动改进，并执行获取知识、做出预测、进行决策或基于给定输入数据构建模型的任务。数据可以看作包含相关变量之间关系的信息的集合。例如，机器学习算法可以专注于从观察到的数据集合(也称为训练数据)自动识别复杂的模式，并对新的数据集合进行预测。问题在于，所有可能的模式的完整集合可能太大而无法被训练数据中的信息所涵盖。因此，机器学习的难点在于如何由观察到的数据集合进行推广，以便能够为新的数据产生有用的模型。许多机器学习算法已经成功地应用于广泛的科学和工程问题，如构建搜索引擎、识别手写数字、设计移动机器人、预测股票价格波动和数据分类等任务。在典型的场景中，机器学习算法的输出结果可以是定量的结果，如股票的价格，也可以是分类的结果，如癌症或非癌症。

机器学习主要分为监督学习、无监督学习和强化学习。

在监督学习中，变量被分成两组：解释变量和因变量。监督学习的目标是确定解释变量(输入)和因变量(输出)之间的关系，并生成一个将输入映射到输出的函数。例如，一些监督算法可以用于分类和预测任务，在这些情况下，将成对的标记训练样本表示为 $\{(x_i,y_i),i=1,2,\cdots,n\}$，其中，$x_i$ 是输入，y_i 是输出。输出 y_i 对于回归问题是定量的，对于分类问题是类别标签。监督学习需要学习一个从 x_i 映射到 y_i 的预测函数 f，并将 $f(x_i)$ 与 y_i 进行比较来计算预测函数的错误率。在无监督学习中，所有的样本都只有 x_i，并需要进行响应变量的预测，其目的是降维或找到 x_i 中的模式，它的一个典型例子是聚类。

强化学习是生物学习行为和优化控制思想的结合，其核心是求解马尔可夫过程，这要求待处理的问题环境具有马尔可夫性质，即当前状态仅受到上一状态影响，与其余所有状态无关。与传统的监督学习相类似的是，强化学习希望智能体在指定的状态下能够得到回报最大化的动作，但这个动作可能并不唯一。监督学习的目标更加明确，其希望根据指定的输入获得相应的输出。同无监督学习一样，强化学习使用的是未标记的训练数据，智能体通过环境的反馈来学习参数，从而改变特定状态选择某个动作的趋势。强化学习的优点在于，这是一种拥有自主决策能力的算法，智能体在环境中以奖励值不断试错，通过训练最终得到一个能获取较大折扣累计奖励的策略。因此，强化学习是与人类学习最为接近的一种机器学习范式。

下面只介绍与本书相关且应用比较广泛的几种机器学习方法，主要包括矩阵分解算法、子空间分割算法、拉普拉斯特征映射算法、深度学习算法和强化学习算法。

2.3.1　矩阵分解算法

矩阵分解已成功应用于多个领域[37]，并且有多种分解方式，下面只介绍与本书相关的奇异值分解（singular value decomposition，SVD）方法。

对于任意矩阵 $\boldsymbol{A}\in\mathbb{R}^{m\times n}$，存在 m 阶的 $\boldsymbol{U}$ 和 n 阶 $\boldsymbol{V}$ 满足：

$$\boldsymbol{A}=\boldsymbol{UDV}^{\mathrm{T}} \tag{2-1}$$

其中，$\boldsymbol{D}=\operatorname{diag}(\sigma_1,\sigma_2,\cdots,\sigma_r)$，$\sigma_i>0(i=1,2,\cdots,r)$，是矩阵 $\boldsymbol{A}$ 的奇异值，$r=\operatorname{rank}(\boldsymbol{A})$是矩阵 $\boldsymbol{A}$ 的秩。

在统计分析领域，奇异值分解主要应用于主成分分析算法（PCA）[38]的实现。PCA 算法的主要作用是把高维数据映射到低维空间中，并对数据的特征值按照重要性排列，降维的过程就是选择重要特征向量的过程。

对于数据矩阵 $\boldsymbol{A}\in\mathbb{R}^{m\times n}$，包含 n 个样本和 m 个特征，则样本的总协方差矩阵为：

$$\boldsymbol{S}=\frac{1}{n}\sum_{i=1}^{n}(\boldsymbol{x}_i-\bar{\boldsymbol{x}})(\boldsymbol{x}_i-\bar{\boldsymbol{x}})^{\mathrm{T}} \tag{2-2}$$

其中，$\boldsymbol{x}_i$ 是 $\boldsymbol{A}$ 的第 i 个样本，$\bar{\boldsymbol{x}}$ 是所有样本的均值向量。采用 PCA 的目的是使投影后的协方差最大化，其目标函数可以表示为：

$$\begin{cases}\max\limits_{W}\boldsymbol{W}^{\mathrm{T}}\boldsymbol{SW}\\ \text{s. t. }\ \boldsymbol{W}^{\mathrm{T}}\boldsymbol{W}=\boldsymbol{I}\end{cases} \tag{2-3}$$

其中，使用约束条件 $\boldsymbol{W}^{\mathrm{T}}\boldsymbol{W}=\boldsymbol{I}$ 来防止协方差无限增大。假设 $\boldsymbol{S}$ 的秩为 r，则有：

$$\boldsymbol{S}=r\boldsymbol{W} \tag{2-4}$$

给定 $\lambda_1,\lambda_2,\cdots,\lambda_d$ 为式(2-4)的前 d 个最大的特征值，其特征向量为 $\boldsymbol{w}_1,\boldsymbol{w}_2,\cdots,\boldsymbol{w}_d$。因此，对于任意数据 $\boldsymbol{x}$ 的低维空间特征 $\boldsymbol{z}$ 可表示为：

$$\boldsymbol{z}=(\boldsymbol{w}_1,\boldsymbol{w}_2,\cdots,\boldsymbol{w}_d)^{\mathrm{T}}\boldsymbol{x}=\boldsymbol{W}^{\mathrm{T}}\boldsymbol{x} \tag{2-5}$$

2.3.2　子空间分割算法

现实数据可以被视为近似从多个混合的低维子空间中抽取的样本。迄今为止，已经提出了多种子空间分割算法用于数据聚类、矩阵恢复等各个领域。由于本书利用低秩子空间分割方法进行肿瘤聚类，下面只介绍与本书相关的鲁棒主成分分析算法（Robust PCA，RPCA）[39]和基于低秩表示的子空间聚类方法（subspace clustering via low-rank representation，LRR）[40]。

给定数据矩阵 $\boldsymbol{X}\in\mathbb{R}^{m\times n}$，包含 m 个特征和 n 个样本。RPCA 将数据矩阵 $\boldsymbol{X}$ 表示为 $\boldsymbol{X}=\boldsymbol{A}+\boldsymbol{E}\in\mathbb{R}^{m\times n}$，其目标函数可以表示为：

$$\begin{cases}\min\limits_{A,E} \operatorname{rank}(A)+\lambda \| E \|_0 \\ \text{s. t. } X=A+E\end{cases} \tag{2-6}$$

其中,$\lambda>0$ 是一个可调节的参数。上式可以通过使用核范数或 L_1 范数进行优化,即:

$$\begin{cases}\min\limits_{A,E} \| A \|_* +\lambda \| E \|_1 \\ \text{s. t. } X = A + E\end{cases} \tag{2-7}$$

其中,$\| A \|_* = \sum_i \sigma_i(A)$ 是矩阵 A 的核范数,$\| E \|_1 = \sum_{ij} |E_{ij}|$ 是矩阵 E 的 L_1 范数。式(2-7)可以通过增广拉格朗日乘子法(augmented Lagrange method,ALM)进行求解。

假设数据是无噪声的,LRR 可以通过字典学习将数据矩阵 X 表示为字典 D 与低秩表示矩阵 A 相乘的形式,则 LRR 的目标函数可以表示为:

$$\begin{cases}\min\limits_{A} \operatorname{rank}(A) \\ \text{s. t. } X=DA\end{cases} \tag{2-8}$$

其中,$\operatorname{rank}(A)$是 A 的秩。式(2-8)可以利用核范数对 A 进行约束,得到:

$$\begin{cases}\min\limits_{A} \| A \|_* \\ \text{s. t. } X=DA\end{cases} \tag{2-9}$$

现实数据集存在大量的噪声,LRR 可以将数据矩阵 X 表示为 $X=DA+E$,其中,E 是噪声矩阵,则 LRR 可以扩展为一种鲁棒形式:

$$\begin{cases}\min\limits_{A,E} \| A \|_* +\lambda \| E \|_{2,1} \\ \text{s. t. } X = DA + E\end{cases} \tag{2-10}$$

其中,$\lambda > 0$ 是一个平衡参数,$\| E \|_{2,1} = \sum_{j=1}^{n}\sqrt{\sum_{i=1}^{m} E_{ij}^2}$ 是 E 的 $L_{2,1}$ 范数。

基于 LRR 的聚类过程可以简单描述为:首先,低秩问题可以利用式(2-10)进行求解;然后,式(2-10)的最优解 A^* 可能不是块对角线结构,因此通过计算$(|A^*|+|(A^*)^{\mathrm{T}}|)/2$ 来形成块对角结构;最后,使用 Ncut 算法(normalized cuts)进行聚类[41]。

2.3.3 拉普拉斯特征映射算法

拉普拉斯特征映射算法(Laplacian eigenmaps,LE)[42]基于局部邻域思想,通过对高维数据求解其特征值得到低维坐标。给定数据矩阵 $X=(x_1,x_2,\cdots,x_N)$,$x_i \in \mathbb{R}^D (i=1,2,\cdots,N)$,其中有 N 个样本,令 n_i 表示数据中第 i 类的样本数量,则 LE 算法具体流程如下:

(1) 构造邻接矩阵。如果两个样本 x_i 和 x_j 的距离是相近的,则将它们用一条边连接起来。将数据中所有的样本以此方式进行连接来构造邻接矩阵。邻接矩阵的构造有两种方式,一种是对于每个样本,选择与其距离最近的 k 个样本作为近邻样本;另一种是以每个样本为圆心、半径为 r 画圆,圆内所有的样本都是该点的近邻样本。

(2) 构造权值矩阵 W。权值矩阵的构造也有两种方式,一种方法是,如果两个样本 x_i 和 x_j 的距离是相近的,则固定权值 $W_{ij}=1$,否则为 0;另一种方法是通过热核方程进行计算,如果两个样本 x_i 和 x_j 的距离是相近的,其权值为:

$$W_{ij}=\mathrm{e}^{\frac{\| x_i-x_j \|^2}{t}} \tag{2-11}$$

其中，t 是一个参数。

(3) 特征映射。假设需要构造的图为 $\boldsymbol{G}=(\boldsymbol{V},\boldsymbol{E})$，在理想情况下，原始数据利用 LE 映射到低维空间后，使得原数据中的近邻样本在低维空间中也应该是邻近的，定义低维空间中的映射后的样本为 $\boldsymbol{y}_1,\boldsymbol{y}_2,\cdots,\boldsymbol{y}_N$，则有：

$$\frac{1}{2}\sum_{i,j}(y_i - y_j)\boldsymbol{W}_{ij} = \boldsymbol{Y}^{\mathrm{T}}\boldsymbol{L}\boldsymbol{Y} \tag{2-12}$$

其中，$\boldsymbol{L} = \boldsymbol{D} - \boldsymbol{W}$ 为拉普拉斯矩阵，$\boldsymbol{D}$ 是对角矩阵，且有 $\boldsymbol{D}_{ii} = \sum_j \boldsymbol{W}_{ij}$。

2.3.4 深度学习算法

深度学习最早由 Hinton 等[43]于 2006 年提出，他们采用预训练和微调的方式来训练深度置信网络(deep belief network，DBN)模型。随后，研究人员提出了多种深度学习模型。下面简要介绍与本书相关的两种深度学习模型：栈式自动编码器(SAE)[44]和卷积神经网络(convolutional neural network，CNN)[45]。

自动编码器(autoencoder，AE)的算法流程如下：首先，将 $\boldsymbol{x}$ 作为输入；其次，通过编码器将 $\boldsymbol{x}$ 映射到 $\boldsymbol{y}$；再次，对 $\boldsymbol{y}$ 进行解码来重构 $\boldsymbol{x}$，并生成重构向量 $\boldsymbol{z}$；最后，计算 $\boldsymbol{x}$ 和 $\boldsymbol{z}$ 之间的重构误差。SAE 可以通过将 AE 的输入和隐层堆叠在一起来构建。SAE 可以由一个输入层、多个隐层和一个输出层组成。SAE 将输入层中的输入数据映射到第一个隐层，SAE 中训练完第一个隐层之后，SAE 第二个隐层的输入是前一层的输出，并尝试通过第二个隐层的计算重构第一个隐层的输出，之后的多层结构都利用此方式进行学习，最后，使用神经网络分类器代替 AE 中的解码器来对最后一个隐层的输出进行分类。在 SAE 中，采用微调策略来调整参数，并且使用反向传播方法进行训练分类器。

CNN 是一种经典的深度学习模型，其通过在相邻层的神经元之间实施局部连接模式来利用空间局部的相关性。CNN 由卷积层、最大池化层和全连接层的多种组合构成。在 CNN 中，卷积层的输出被作为最大池化层的输入，最大池化层将输入分成多个非重叠窗口，并输出每个窗口的最大值。最大池化可以降低上个卷积层的计算复杂度，并提供来自该位置特征的平移不变性。在分类任务中，使用全连接层来实现最后一个池化层的所有特征映射。同一卷积层的神经元通过权值共享与下一个层神经元相连，权值共享可以大幅度减少训练参数的数量。CNN 的训练过程包含两个关键步骤：前向传播和反向传播。前向传播使用当前参数计算实际的分类结果，而反向传播通过更新可训练参数以缩小实际分类结果与所需分类结果之间的差距。

2.3.5 强化学习算法

强化学习[46]与环境交互的主体被称为智能体；训练时，可以称之为算法或模型，大部分情况可以通用。强化学习过程可以抽象成为马尔可夫过程(Markov decision process，MDP)。MDP 是指智能体在任意状态除仅受到其上一状态的影响外，不受其余任何状态的影响。

MDP 可将参数空间用元组(S,A,P,r,γ)表示，S 为有限的状态集；A 为有限的动作集；状态转移概率 $P=P(s_{t+1}\mid s_t,a_t)$表示在环境处于状态 s_t 处采取动作 a_t 获得状态 s_{t+1} 的概率，描述环境内部动力学特征，$P(s_{t+1}\mid s_t,a_t)=P(s_{t+1}\mid s_1,a_1,\cdots,s_t,a_t)$即马尔可夫性质的数

学表述，$s_1,a_1,\cdots,s_T,a_T$ 为状态-动作空间内的任意轨迹；奖励函数 $r:S\times A\to\mathbb{R}$；γ 为折扣累计因子，用来计算累计回报。一个随机策略记为 $\pi_\theta(a_t|s_t)$，表示在 s_t 处采取动作 a_t 的概率分布，$\theta\in\mathbb{R}^n$ 是一个表示参数化策略的 n 维向量。智能体在当前策略的指导下，与 MDP 交互获得一个轨迹的数据 $\tau_{1,T}=s_1,a_1,r_1,\cdots,s_T,a_T,r_T$，这个过程被称为一个情节。从 t 时刻开始的任意时刻的折扣累计回报 $R_t=\sum_{k=t}^{\infty}\gamma^{k-t}r_k,0<\gamma<1$。

策略的优劣可以通过状态值函数 $V^\pi(s)=E[R_t|s_1;\pi]$来衡量，其表示从初始状态执行策略 π 得到的折扣累计回报的期望。使用动态规划的思想以递归的形式表示上述两个值函数，可以得到贝尔曼公式，如式(2-13)所示：

$$V^\pi(s)=\sum_{a_t}\pi(a_t\mid s_t)\sum_{s_{t+1}}p(s_{t+1}\mid s_t,a_t)[r_{t+1}+V^\pi(s_{t+1})] \tag{2-13}$$

即当前状态值函数仅与上一时刻状态的值函数和当前动作有关，是所有可能的下一时刻状态的值函数的期望。相对应的动作值函数 $Q^\pi(s)=E[R_t|s_1,a_1;\pi]$，表示在策略 π 指导下，当前状态 s_t 采取动作 a_t 后，所能获得的预期回报，其贝尔曼方程的形式如下：

$$Q^\pi(s_t,a_t)=\sum_{s_{t+1}}p(s_{t+1}\mid s_t,a_t)\sum_{a_{t+1}}\pi(a_{t+1}\mid s_{t+1})[r_{t+1}+Q^\pi(s_{t+1},a_{t+1})] \tag{2-14}$$

强化学习的目标是获得一个能够使得折扣累计回报最大的最优策略 π^*，$J(\pi_\theta)=E[R_t;\pi_\theta]$函数用来描述强化学习的目标，如果用值函数来重新定义这个目标，则需求解最优策略 $\pi^*=\arg\max\limits_{\pi,\forall s}V^\pi(s)$；对于每一个状态对应的动作，也希望其能使值函数最大化，即 $a^*=\arg\max\limits_{a}Q^{\pi^*}(s,a)$。

2.4 本章小结

本章重点介绍癌症基因组学数据和机器学习的相关知识。首先，简要介绍了癌症基因组学数据的获取过程及相关技术；其次，概述基因表达谱数据的特点以及分析时面临的问题；最后，简要介绍了与本书相关的多种机器学习方法。通过本章节的知识介绍，为下面几个章节中基于机器学习方法的癌症基因组学数据分析提供了知识储备。

参考文献

[1] LOCKHART D J, DONG H, BYRNE M C, et al. Expression monitoring by hybridization to high-density oligonucleotide arrays[J]. Nature biotechnology,1996,14(13):1675-1680.

[2] RIVAS L A,GARCIA-VILLADANGOS M,MORENC-PAZ M,et al. A 200-antibody microarray biochip for environmental monitoring: searching for universal microbial biomarkers through immunoprofiling [J]. Analytical chemistry, 2008, 80 (21): 7970-7979.

[3] MACBEATH G, SCHREIBER S L. Printingproteins as microarrays for high-throughput function determination[J]. Science,2000,289(5485):1760-1763.

[4] SHINGARA J, KEIGER K, SHELTON J, et al. An optimized isolation and labeling platform for accurate microRNA expression profiling [J]. RNA, 2005, 11 (9): 1461-1470.

[5] LIPSHUTZ R J, FODOR S P, GINGERAS T R, et al. High density synthetic oligonucleotide arrays[J]. Nature genetics, 1999, 21(1): 20-24.

[6] PEASE A C, SOLAS D, SULLIVAN E J, et al. Light-generated oligonucleotide arrays for rapid DNA sequence analysis[J]. Proceedings of the national academy of sciences of the United States of America, 1994, 91(11): 5022-5026.

[7] WODICKA L, DONG H L, MITTMANN M, et al. Genome-wide expression monitoring in Saccharomyces cerevisiae [J]. Nature biotechnology, 1997, 15 (13): 1359-1367.

[8] CHEE M, YANG R, HUBBELL E, et al. Accessing geneticinformation with high-density DNA arrays[J]. Science, 1996, 274(5287): 610-614.

[9] MÜLLER U R, NICOLAU D V. Microarray technology and its applications [M]. Berlin, Heidelberg: Springer Berlin, Heidelberg, 2005.

[10] TUNG W S, LEE J K, THOMPSON R W. Simultaneous analysis of 1 176 gene products in normal human aorta and abdominal aortic aneurysms using a membrane-based complementary DNA expression array[J]. Journal of vascular surgery, 2001, 34 (1): 143-150.

[11] GOLUB T R, SLONIM D K, TAMAYO P, et al. Molecular classification of cancer: class discovery and class prediction by gene expression monitoring[J]. Science, 1999, 286(5439): 531-537.

[12] DE BACKER M D, ILYINA T, MA X J, et al. Genomicprofiling of the response of candida albicans to itraconazole treatment using a DNA microarray[J]. Antimicrobial agents and chemotherapy, 2001, 45(6): 1660-1670.

[13] WHITE K P, RIFKIN S A, HURBAN P, et al. Microarray analysis of Drosophila development during metamorphosis[J]. Science, 1999, 286(5447): 2179-2184.

[14] WANG Z, GERSTEIN M, SNYDER M. RNA-seq: a revolutionary tool for transcriptomics[J]. Nature reviews genetics, 2009, 10(1): 57-63.

[15] OSHLACK A, ROBINSON M D, YOUNG M D. From RNA-seq reads to differential expression results[J]. Genome biology, 2010, 11(12): 220.

[16] MORIN R, BAINBRIDGE M, FEJES A, et al. Profiling the HeLa S3 transcriptome using randomly primed cDNA and massively parallel short-read sequencing [J]. BioTechniques, 2008, 45(1): 81-94.

[17] CLOONAN N, FORREST A R R, KOLLE G, et al. Stem cell transcriptome profiling via massive-scale mRNA sequencing[J]. Nature methods, 2008, 5(7): 613-619.

[18] EMRICH S J, BARBAZUK W B, LI L, et al. Gene discovery and annotation using LCM-454 transcriptome sequencing[J]. Genome research, 2007, 17(1): 69-73.

[19] SANGER F, NICKLEN S, COULSON A R. DNA sequencing with chain-terminating

inhibitors[J]. Proceedings of the national academy of sciences of the United States of America,1977,74(12):5463-5467.

[20] BRENNER S, JOHNSON M, BRIDGHAM J, et al. Gene expression analysis by massively parallel signature sequencing (MPSS) on microbead arrays [J]. Nature biotechnology,2000,18(6):630-634.

[21] SMITH A D, XUAN Z Y, ZHANG M Q. Using quality scores and longer reads improves accuracy of Solexa read mapping[J]. BMC bioinformatics,2008,9(1):1-8.

[22] ZHU X Q, WU X D. Class noise vs. attribute noise: a quantitative study[J]. Artificial intelligence review,2004,22(3):177-210.

[23] SHANAB A A, KHOSHGOFTAAR T, WALD R, et al. Impact of noise and data sampling on stability of feature ranking techniques for biological datasets[C]//2012 IEEE 13th International Conference on Information Reuse and Integration, Las Veges,2012.

[24] SHANAB A A, KHOSHGOFTAAR T, WALD R. Robustness of threshold-based feature rankers with data sampling on noisy and imbalanced data[C]//The Twenty-Fifth International Florida Artificial Intelligence Research Society Conference, Floridn,2012.

[25] PECHENIZKIY M, TSYMBAL A, PUURONEN S, et al. Class noise and supervised learning in medical domains: the effect of feature extraction [C]//19th IEEE Symposium on Computer-Based Medical Systems, Salt Lake City,2006.

[26] JIANG W. Some theoreticalaspects of boosting in the presence of noisy data[C]// Eighteenth International Conference on Machine Learning,2001.

[27] DIETTERICH T G. Anexperimental comparison of three methods for constructing ensembles of decision trees: bagging, boosting, and randomization [J]. Machine learning,2000,40(2):139-157.

[28] SOMORIAI R L, DOLENKO B, BAUMGARTNER R. Class prediction and discovery using gene microarray and proteomics mass spectroscopy data: curses, caveats, cautions[J]. Bioinformatics,2003,19(12):1484-1491.

[29] GUYON I, ELISSEEFF A. An introduction to variable and feature selection[J]. Journal of machine learning research,2003,3:1157-1182.

[30] INZA I, LARRAÑAGA P, BLANCO R, et al. Filter versus wrapper gene selection approaches in DNA microarray domains[J]. Artificial intelligence in medicine,2004, 31(2):91-103.

[31] STIGLIC G, KOKOL P. Stability of ranked gene lists in large microarray analysis studies[J]. Journal of biomedicine and biotechnology,2010,30(1):616358.

[32] KOTSIANTIS S, KANELLOPOULOS D, PINTELAS P. Handling imbalanced datasets: a review [J]. GESTS international transactions on computer science and engineering,2006,30(1):25-36.

[33] GUO X J, YIN Y L, DONG C L, et al. On the class imbalance problem[C]//2008

Fourth International Conference on Natural Computation,2008.
[34] VAN HULSE J, KHOSHGOFTAAR T M, NAPOLITANO A. Experimental perspectives on learning from imbalanced data[C]//Twenty-Fourth International Conference on Machine Learning,2007.
[35] AL-SHAHIB A, BREITLING R, GILBERT D. Feature selection and the class imbalance problem in predicting protein function from sequence[J]. Applied bioinformatics,2005,4(3):195-203.
[36] BLAGUS R,LUSA L. Evaluation of SMOTE forhigh-dimensional class-imbalanced microarray data[C]//The 2012 11th International Conference on Machine Learning and Applications,2013.
[37] 杨明,刘先忠. 矩阵论[M]. 2 版. 武汉:华中科技大学出版社,2010.
[38] JOLLIFFE I. Principal component analysis[M]. Berlin, Heidelbery: Springer, Berlin, Heidelberg,2011.
[39] CANDÈS E J,LI X,MA Y,et al. Robust principal component analysis? [J]. Journal of the ACM (JACM),2011,58(3):1-37.
[40] LIU G C,LIN Z C,YAN S C,et al. Robust recovery of subspace structures by low-rank representation[J]. IEEE transactions on pattern analysis and machine intelligence,2013,35(1):171-184.
[41] SHI J B,MALIK J. Normalizedcuts and image segmentation[J]. IEEE transactions on pattern analysis and machine intelligence,2000,22(8):888-905.
[42] BELKIN M,NIYOGI P. Laplacian eigenmaps for dimensionality reduction and data representation[M]. Cambridge:MIT Press,2003.
[43] HINTON G E,SALAKHUTDINOV R R. Reducing the dimensionality of data with neural networks[J]. Science,2006,313(5786):504-507.
[44] BENGIO Y,LAMBLIN P,POPOVICI D,et al. Greedy layer-wise training of deep networks[C]//Proceedings of Advances in Neural Information Processing Systems,2007.
[45] SHIN H C,ROTH H R,GAO M C,et al. Deep convolutional neural networks for computer-aided detection: CNN architectures, dataset characteristics and transfer learning[J]. IEEE transactions on medical imaging,2016,35(5):1285-1298.
[46] SUTTON R S, BARTO A G. Reinforcement learning[M]. Cambridge: MIT Press,1998.

第3章 基于样本学习及深度稀疏滤波的癌症特征基因选择

Hinton等[1]提出的深度学习受到越来越多的关注。最常用的模型包括深度信念网络[1]、栈式自动编码器[2]和卷积神经网络[3]。这些模型已成功应用于许多领域，如图像处理、自然语言处理和医学数据分析等，并获得了良好的结果。深度学习方法也被用来分析癌症数据。例如，Fakoor等[4]成功地将SAE应用于癌症诊断和分类。然而，训练DBN、SAE和CNN模型是费时费力的过程，因为需要调整大量的超参数来保证模型的有效性。稀疏滤波算法(sparse filtering，SF)[5]是一种无监督的特征学习算法，其工作原理是优化特征分布的稀疏性，因此它在本质上是无超参数的。由于SF的关键思想是避免数据分布的显式建模，因此可以产生一个简单的方式来进行有效的特征学习。此外，SF还可以扩展至多层网络，称为深度稀疏滤波(deep sparse filtering，DSF)。通过使用贪婪分层堆叠方式，DSF模型可以在多层网络结构中学习到更有意义的特征。因此，本书采用DSF来选择特征基因。

一些深度学习方法已经被用来选择癌症基因。Danaee等[6]使用栈式降噪自编码器(stacked denoising autoencoders，SDAE)来检测乳腺癌并识别与乳腺癌相关的基因。首先，SDAE用于从数据中提取功能性特征；然后，通过监督分类模型对特征表示进行性能评价；最后，通过对SDAE连接矩阵的分析，选择特征基因。Ibrahim等[7]采用DBN和主动学习的方法选择多级调控基因和miRNA，以提高癌症分类的准确率。该方法的主要步骤如下：① 利用DBN提取癌症数据中的高表达水平的基因；② 应用特征选择方法对基因进行排序；③ 通过主动学习获得最终选择的基因。SDAE和DBN作为监督方法都能利用特征学习方式识别基因表达谱数据的高表达水平的基因。特征学习将原始数据的高维特征空间映射到低维特征空间，会使原有的特征空间变化，导致无法在新的特征空间中找出特定的基因。因此，传统的特征学习并不适用于特征基因的选择。此外，深度学习模型在训练时需要大量的训练样本，而癌症数据集通常具有高维特征和小样本问题，因此，SDAE和DBN在应用于癌症数据时存在严重的过拟合问题，并且当数据中有大量的无标签样本、少量的有标签样本时，SDAE和DBN没有足够的标签信息对模型进行有效的训练，导致其性能较差。

为了解决上述问题，不同于以往的特征学习方法，本书提出了无监督的样本学习思想使得深度学习模型可以更为合理、有效地进行特征基因选择。样本学习通过学习数据的样本空间，来保证其中的特征序列不被破坏，并且使特征能够更好地被转换后的样本空间表示。将样本学习与深度稀疏滤波方法相融合，提出一种基于样本学习及深度稀疏滤波的癌症特征基因选择算法(SLDSF)。

3.1 稀疏滤波算法

稀疏滤波算法是一种仅用一个超参数就可以实现无监督特征学习的方法，其主要思想是通过一种简单的方式来优化数据特征分布的稀疏性，避免数据分布的显式建模，从而进行有效的特征学习。

假设数据矩阵 $\boldsymbol{A}\in\mathbb{R}^{m\times n}$，包含 m 个特征和 n 个样本。令 $\boldsymbol{F}\in\mathbb{R}^{d\times n}$ 为数据 $\boldsymbol{A}$ 的特征分布矩阵，$\boldsymbol{F}$ 中的元素 $\boldsymbol{F}_{ij}$ 表示第 i 个特征在第 j 个样本上的活跃度。通过对 $\boldsymbol{F}$ 施加稀疏约束，可以得到满足 $\boldsymbol{F}=\boldsymbol{W}^{\mathrm{T}}\boldsymbol{A}$ 的矩阵 $\boldsymbol{W}\in\mathbb{R}^{m\times d}$。$\boldsymbol{W}$ 的每一列都可以看作一个稀疏滤波器。SF 包括三个步骤：首先对 $\boldsymbol{F}$ 进行行标准化，然后对 $\boldsymbol{F}$ 进行列标准化，最后将所有元素的绝对值相加。令 $\boldsymbol{F}_{in}\in\mathbb{R}^{1\times n}(i=1,2,3,\cdots,d)$ 为 $\boldsymbol{F}$ 的第 i 行，$\boldsymbol{F}_{dj}\in\mathbb{R}^{d\times 1}(j=1,2,3,\cdots,n)$ 为 $\boldsymbol{F}$ 的第 j 列。具体来说，$\boldsymbol{F}$ 中的每个特征都除以所有样本的 L_2 范数，即 $\widetilde{\boldsymbol{F}}_{in}=\boldsymbol{F}_{in}/\|\boldsymbol{F}_{in}\|_2$，这样使每个特征都具有同等的活跃度；然后，将每个样本除以所有特征的 L_2 范数，即：$\hat{\boldsymbol{F}}_{dj}=\widetilde{\boldsymbol{F}}_{dj}/\|\widetilde{\boldsymbol{F}}_{dj}\|_2$，使所有样本位于单位 L_2 球面上；最后，利用 L_1 范数对所有归一化的元素进行稀疏优化。因此，稀疏滤波算法的目标函数可以表示为：

$$\min\sum_{j=1}^{n}\|\hat{\boldsymbol{F}}_{dj}\|_1 \tag{3-1}$$

稀疏滤波算法采用一种有效的拟牛顿法——L-BFGS 方法来实现其迭代过程[8]。

使用稀疏滤波算法的最终目的是得到一个好的特征分布。好的特征分布呈现三种特性[9-10]：种群稀疏（population sparsity）、高分散性（high dispersal）、存在稀疏（lifetime sparsity）。

(1) 种群稀疏：是指每个样本中都应该有一些活动的或非零的特征。式(3-1)中的 $\|\hat{\boldsymbol{F}}_{dj}\|_1$ 反映了第 j 个样本上的特征的特性。由于 $\hat{\boldsymbol{F}}_{dj}$ 的约束被限制在单位 L_2 球面上，因此在特征稀疏时目标函数可以有最小化的结果。

(2) 高分散性：对数据矩阵的每一行，取该行所有元素值的平方后的均值作为其统计特性的描述。所有特征的统计特性大致相同意味着所有特征对数据的贡献大致相同。这可以防止特征的退化，即防止从数据中提取到相同的特征。

(3) 存在稀疏：是指每个特征仅在少数样本中是活跃的，这保证了特征具有足够的鉴别能力来区分样本。具体来说，特征分布矩阵的每一行都应该包含少量活跃的或非零的元素。

3.2　基于样本学习的特征基因选择

特征学习是利用低维特征空间表示样本的过程，这种低维特征空间是通过一些映射或缩放方法得到的，这时，原有的特征空间会发生变化，导致无法在新的特征空间中识别出特定的某个特征。为了更为直观地解释这个问题，常见的特征学习模型如图 3-1(a)所示。

以肺癌数据集为例，其包含 203 个样本和 12 600 个基因，每一行代表一个基因，图 3-1(a)中提供了一些基因的名称。利用特征学习模型处理后，肺癌数据集的特征空间发生了变化，无法在变换后的特征空间中找到特定的基因。特征基因选择的目的是找到与癌症特殊生物学过程相关的特征基因子集，来更好地理解遗传学并有助于预后评估。如果不能在学习后的特征空间中挖掘出确切的基因，特征基因选择的目标就无法实现。因此，对于特征基因的选择，直接进行特征学习并不合理。

与特征学习相比，样本学习通过改变样本空间来表示特征。图 3-1(b)所示为肺癌数据

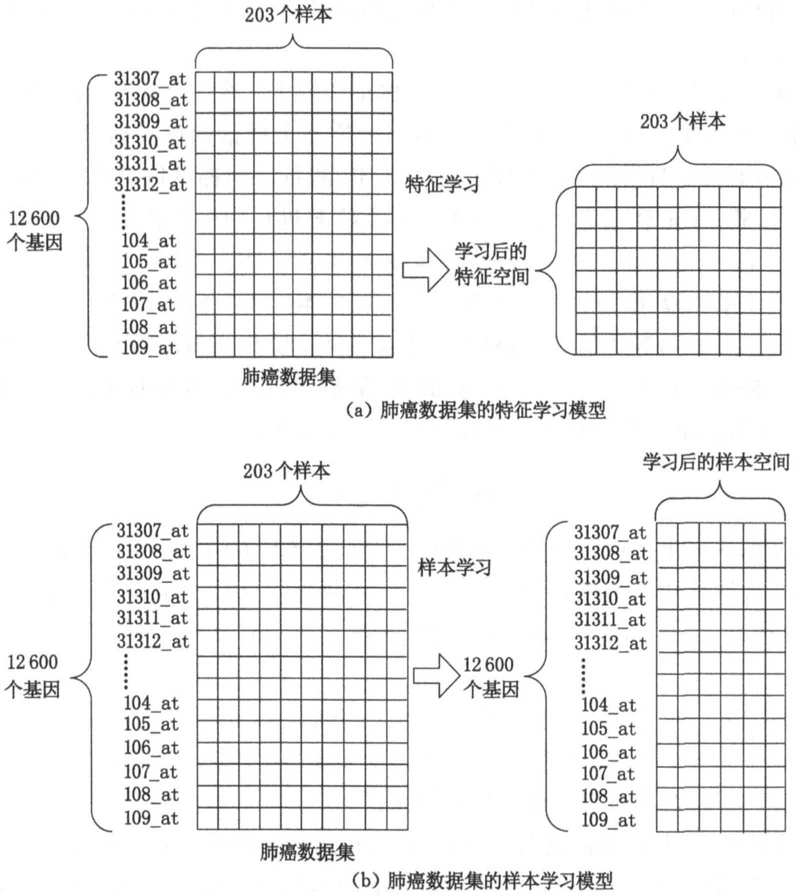

图 3-1　样本学习和特征学习之间的区别

集样本学习模型的图形描述。利用样本学习模型处理后，肺癌数据集的特征空间不变，而样本空间发生变化。在这种情况下，每个基因的信息都可以通过变换后的样本空间更好地表达出来。然后，可以通过一些特征选择策略从图 3-1(b)中处理后的矩阵中选择特征基因。简而言之，样本学习就是特征由一个经过变换的样本空间表示的过程，该空间可以通过一些映射或缩放算法来实现。

3.3　基于稀疏滤波的样本学习适用性分析

在上面的小节中，介绍了样本学习思想。在本书中，采用 SF 实现样本学习。如上所述，SF 通过使用特征学习使得特征分布具有三个理想的特性。同样，样本学习也可以提供样本分布的这些理想特性。

假设在一个癌症数据集中有一个样本分布矩阵，矩阵中的元素表示样本在特定基因上的活跃性。关于样本学习满足样本分布的三个理想特性的详细解释如下：

(1) 种群稀疏：种群稀疏要求每个基因中有少数非零项的样本。对于样本分布矩阵中的每个基因，只需要少量非零项，这些非零项是该基因在特定样本上的差异表达。通常情况下，一个基因不可能在所有样本上都有差异表达，可以根据这些差异表达基因来选择癌症特征基因。

(2) 存在稀疏：存在稀疏要求每个样本在少数基因上具有活跃性，以确保样本具有足够的鉴别能力来区分基因。每个样本有所有基因的表达水平，但只有少数基因在每个样本上有差异表达。由于特征基因选择的目的是选择差异表达的基因，所以需要样本具有足够的鉴别能力来区分基因。这里，每个样本中的非零项可以表示为差异表达的特征基因。因此，样本分布矩阵中的每个样本都应该允许有有限的非零项。

(3) 高分散性：高分散性要求数据分布在不同的样本上有相似的统计特性，这表明所有样本的贡献应该大致相同。这种特性可以防止相同的样本总是处于活跃状态，并保证提取的样本保持正交[10]。通过高分散性的样本学习，提取的样本能够更有效地表达基因的差异水平，有利于特征基因的选择。

3.4 基于深度稀疏滤波的样本学习模型

在本小节中，首先提出了基于样本学习的稀疏滤波方法(SLSF)，然后将其方法扩展到一种深层框架(SLDSF)，可以学习到更有意义的深层表示[5]。

将一个基因表达谱数据表示为 $\boldsymbol{B}\in\mathbb{R}^{n\times m}$，其中每行表示一个样本，每列表示一个基因。首先将数据标准化为 $\boldsymbol{X}$。定义 $\boldsymbol{X}$ 的样本分布矩阵为 $\boldsymbol{S}\in\mathbb{R}^{t\times m}$，其中的元素 $\boldsymbol{S}_{ij}$ 是第 i 个样本在第 j 个基因上的活跃性。定义稀疏滤波器矩阵为 $\boldsymbol{Y}\in\mathbb{R}^{n\times t}$，并使其满足函数 $\boldsymbol{S}=\sqrt{(\boldsymbol{Y}^{\mathrm{T}}\boldsymbol{X})^2+10^{-8}}$。$\boldsymbol{Y}$ 的每一列可以看作一个滤波器。与 SF 的特征学习过程类似，SLSF 也需要三个步骤：首先利用 L_2 范数对 $\boldsymbol{S}$ 进行行规范化：$\tilde{\boldsymbol{S}}=\boldsymbol{S}/\|\boldsymbol{S}\|_2$；然后利用 L_2 范数对 $\tilde{\boldsymbol{S}}$ 进行列规范化：$\hat{\boldsymbol{S}}=\tilde{\boldsymbol{S}}/\|\tilde{\boldsymbol{S}}\|_2$；最后利用 L_1 范数对所有规范化的元素进行稀疏优化：$\sum_{j=1}^{m}\|\hat{\boldsymbol{S}}\|_1$。对于 $\boldsymbol{B}$ 中的 m 个基因，SLSF 的目标函数表示为：

$$\min\sum_{j=1}^{m}\|\hat{\boldsymbol{S}}\|_1 \tag{3-2}$$

SLSF 可以通过 L-BFGS 方法实现。SLSF 方法可以被视为 SLDSF 方法的第 1 层。在用 SLSF 训练单层样本之后，以输出结果作为第 2 层的输入来学习第 2 层样本，第 2 层的输出结果作为第 3 层的输入，以此类推，最终实现具有深度结构的 SLDSF。SLDSF 模型对基因表达数据集进行样本学习的框架如图 3-2 所示，具体步骤如下。

首先，对 $\boldsymbol{B}$ 进行预处理：

$$X=(\boldsymbol{B}-\mathrm{mean}(\boldsymbol{B}))\frac{\mathrm{std}(\boldsymbol{X})}{\mathrm{std}(\boldsymbol{B})}+\mathrm{mean}(\boldsymbol{X}) \tag{3-3}$$

其中，mean($\boldsymbol{B}$)表示矩阵 $\boldsymbol{B}$ 中行的均值，std($\boldsymbol{B}$)表示矩阵 $\boldsymbol{B}$ 中行的标准差，std($\boldsymbol{X}$)表示期望矩阵 $\boldsymbol{X}$ 中行的标准差，mean($\boldsymbol{X}$)表示期望矩阵 $\boldsymbol{X}$ 中行的均值。这里，将 std($\boldsymbol{X}$)和 mean($\boldsymbol{X}$)分别设置为 1 和 0。将预处理后的期望矩阵 $\boldsymbol{X}$ 作为 SLDSF 的输入层。

在图 3-2 中，不包括输入层在内，假设 SLDSF 总共需要 k 个层进行样本学习。将包含 n 个样本的 $\boldsymbol{X}_n$ 作为输入层，$\boldsymbol{L}_k(\boldsymbol{S}^{\Delta})$作为第 k 层的输出矩阵，$\boldsymbol{L}_k(\boldsymbol{S}_t^{\Delta})$作为输出矩阵 $\boldsymbol{L}_k(\boldsymbol{S}^{\Delta})$的第 t 个样本，$\boldsymbol{L}_k(\boldsymbol{Y})$作为第 k 层的滤波器矩阵，$\boldsymbol{L}_k(\boldsymbol{Y}^{\Delta})$作为优化后第 k 层的滤波器矩阵。第 1

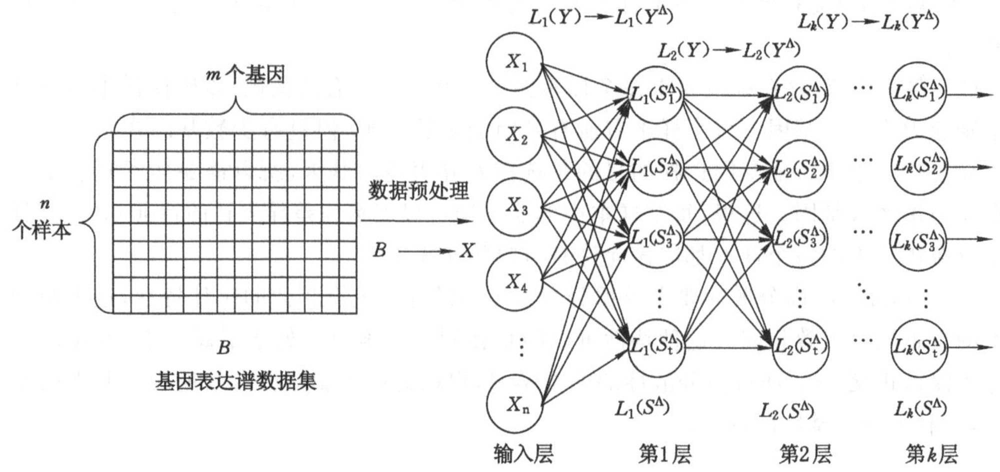

图 3-2 SLDSF 模型对基因表达谱数据进行样本学习的框架

层的样本分布矩阵定义为 $\boldsymbol{L}_1(\boldsymbol{S})=\sqrt{(L_1(\boldsymbol{Y})^{\mathrm{T}}\boldsymbol{X})^2+10^{-8}}$，则 SLDSF 第 1 层的目标函数 $L_1(J)$可以表示为：

$$\min L_1(J)=\sum_{j=1}^{m}\|L_1(\hat{\boldsymbol{S}})\|_1=\sum_{j=1}^{m}\left\|\frac{L_1(\tilde{\boldsymbol{S}})}{\|L_1(\tilde{\boldsymbol{S}})\|_2}\right\|_1 \tag{3-4}$$

其中，$\boldsymbol{L}_1(\tilde{\boldsymbol{S}})$通过 L_2 范数对 $L_1(\boldsymbol{S})$进行行规范化得到，即 $\boldsymbol{L}_1(\tilde{\boldsymbol{S}})=\boldsymbol{L}_1(\boldsymbol{S})/\|\boldsymbol{L}_1(\boldsymbol{S})\|_2$；$\boldsymbol{L}_1(\hat{\boldsymbol{S}})$通过 L_2 范数对 $\boldsymbol{L}_1(\tilde{\boldsymbol{S}})$进行行规范化得到，即 $\boldsymbol{L}_1(\hat{\boldsymbol{S}})=\boldsymbol{L}_1(\tilde{\boldsymbol{S}})/\|\boldsymbol{L}_1(\tilde{\boldsymbol{S}})\|_2$。

为了得到式(3-4)的最优解，采用反向传播(back propagation，BP)方法对稀疏滤波器矩阵 $\boldsymbol{L}_1(\boldsymbol{Y})$进行优化，$\boldsymbol{L}_1(\boldsymbol{Y})$的梯度可以表示为：

$$\nabla_{L_1(\boldsymbol{Y})}\boldsymbol{L}_1(J)(\boldsymbol{L}_1(\boldsymbol{Y}))=\frac{\partial \boldsymbol{L}_1(J)}{\partial \boldsymbol{L}_1(\boldsymbol{Y})} \tag{3-5}$$

根据链式规则，式(3-5)可以扩展为以下形式：

$$\boldsymbol{L}_1(\Delta\boldsymbol{Y})=\nabla_{L_1(\boldsymbol{Y})}\boldsymbol{L}_1(J)(\boldsymbol{L}_1(\boldsymbol{Y}))=\frac{\partial \boldsymbol{L}_1(J)}{\partial \boldsymbol{L}_1(\boldsymbol{Y})}=\frac{\partial \boldsymbol{L}_1(J)}{\partial \boldsymbol{L}_1(\hat{\boldsymbol{S}})}\frac{\partial \boldsymbol{L}_1(\hat{\boldsymbol{S}})}{\partial \boldsymbol{L}_1(\tilde{\boldsymbol{S}})}\frac{\partial \boldsymbol{L}_1(\tilde{\boldsymbol{S}})}{\partial \boldsymbol{L}_1(\boldsymbol{S})}\frac{\partial L_1(\boldsymbol{S})}{\partial L_1(\boldsymbol{Y})} \tag{3-6}$$

其中，$\boldsymbol{L}_1(\Delta\boldsymbol{Y})$是 $\boldsymbol{L}_1(\boldsymbol{Y})$在目标函数 $\boldsymbol{L}_1(J)$上的梯度。目标函数 $\boldsymbol{L}_1(J)$和 $\boldsymbol{L}_1(\Delta\boldsymbol{Y})$可以利用 L-BFGS 方法进行优化来得到最优的滤波器矩阵 $\boldsymbol{L}_1(\boldsymbol{Y}^{\Delta})$。第 1 层的输出矩阵 $\boldsymbol{L}_1(\boldsymbol{S}^{\Delta})$可以根据 $\boldsymbol{L}_1(\boldsymbol{Y}^{\Delta})$来获得，即：

$$\boldsymbol{L}_1(\boldsymbol{S}^{\Delta})=\sqrt{(\boldsymbol{L}_1(\boldsymbol{Y}^{\Delta})^{\mathrm{T}}\boldsymbol{X})^2+10^{-8}} \tag{3-7}$$

在训练完成 SLDSF 模型的第 1 层的样本之后，可以得到最优的样本分布矩阵 $\boldsymbol{L}_1(\boldsymbol{S}^{\Delta})$，并将其作为第 1 层的输出。对于 SLDSF 模型的第 2 层，首先利用 L_2 范数对 $\boldsymbol{L}_1(\boldsymbol{S}^{\Delta})$进行行规范化，然后进行列规范化，最后利用标准化的 $\boldsymbol{L}_1(\boldsymbol{S}^{\Delta})$学习 SLDSF 第 2 层的样本。与第 1 层的计算过程类似，可以得到第 2 层的最优稀疏滤波矩阵 $\boldsymbol{L}_2(\boldsymbol{Y}^{\Delta})$和作为输出的样本分布矩阵 $\boldsymbol{L}_2(\boldsymbol{S}^{\Delta})$。以此类推，其他的多层结构利用同样的方式完成最终的样本学习。最后，得到第 k 层的样本分布矩阵 $\boldsymbol{L}_k(\boldsymbol{S}^{\Delta})$，并根据 $\boldsymbol{L}_k(\boldsymbol{S}^{\Delta})$来选择特征基因。值得注意的是，由于 SLDSF 模型随机初始化稀疏滤波矩阵，因此，每次运行 SLDSF 算法的结果不尽相同。

SLDSF 算法的主要步骤如下：

输入：数据矩阵 $\boldsymbol{B}$，需要学习的样本数目 t，需要训练的层数 k。
输出：最优的样本分布矩阵 $L_k(\boldsymbol{S}^{\Delta})$。
步骤 1：初始化 $L_1(\boldsymbol{Y}),L_2(\boldsymbol{Y}),\cdots,L_k(\boldsymbol{Y})$；
步骤 2：根据式(3-3)，对 B 进行标准化；
步骤 3：$i=1$；
步骤 4：根据式(3-4)，得到第 i 层的目标函数 $L_i(J)$；
步骤 5：根据式(3-6)，得到第 i 层目标函数的梯度 $L_i(\Delta\boldsymbol{Y})$；
步骤 6：利用 L-BFGS 方法得到最优的滤波器矩阵 $L_i(\boldsymbol{Y}^{\Delta})$；
步骤 7：根据式(3-7)，得到样本分布矩阵 $L_i(\boldsymbol{S}^{\Delta})$；
步骤 8：利用 L_2 范数对 $L_i(\boldsymbol{S}^{\Delta})$进行标准化，作为下一层的输入；
步骤 9：$i\leftarrow i+1$；
步骤 10：若 $i<k$，转步骤 4。

3.5　基于样本学习及深度稀疏滤波的癌症特征基因选择

经过 SLDSF 模型处理后，由于 $L_k(\boldsymbol{S}^{\Delta})$包含了样本分布的理想性质，基因表达谱数据集可以由最优的样本分布矩阵 $L_k(\boldsymbol{S}^{\Delta})$更好地表示，因此，利用 $L_k(\boldsymbol{S}^{\Delta})$可以有效地选择癌症特征基因。最优样本分布矩阵 $L_k(\boldsymbol{S}^{\Delta})$可以描述为以下形式：

$$L_k(\boldsymbol{S}^{\Delta})=\begin{bmatrix} s_{11} & s_{12} & \cdots & s_{1m} \\ s_{21} & s_{22} & \cdots & s_{2m} \\ \vdots & \vdots & \ddots & \vdots \\ s_{t1} & s_{t2} & \cdots & s_{tm} \end{bmatrix} \tag{3-8}$$

根据式(3-7)，$L_k(\boldsymbol{S}^{\Delta})$中所有的元素都是非负的，对所有元素的列进行求和，得到：

$$L_k(\hat{\boldsymbol{S}}^{\Delta})=\left[\sum_{t=1}^{t}|s_{t1}| \quad \sum_{t=1}^{t}|s_{t2}| \quad \cdots \quad \sum_{t=1}^{t}|s_{tm}|\right] \tag{3-9}$$

$L_k(\hat{\boldsymbol{S}}^{\Delta})$中每个元素的值表示每个基因的表达值。通常情况下，基因差异表达值越大，对应位置元素的值就越大。因此，可以按降序对所有元素的值进行排序，然后选择前 h 个基因作为特征基因。

3.6　实验结果与分析

本节采用 5 个数据集进行实验，其中包括 3 个 DNA 微阵列数据集，即肺癌数据集[11]、白血病数据集[12]、弥漫性大 B 细胞淋巴瘤(diffuse large B cell lymphoma，DLBCL)数据集[13]，和 2 个 RNA-Seq 数据集，即食管癌(esophageal cancer，ESCA)数据集、头颈部鳞状细胞癌(squamous cell carcinoma of head and neck，HNSC)数据集。RNA-Seq 数据集可从 TCGA 平台下载。这 5 个数据集的详细信息见表 3-1。

表 3-1 癌症基因表达谱数据集说明

数据集		基因数量	样本数量	类别数量
DNA 微阵列数据集	肺癌	12 600	203	5
	白血病	5 000	38	2
	DLBCL	7 129	58	2
RNA-Seq 数据集	ESCA	20 502	192	2
	HNSC	20 502	418	2

使用 4 种常用的特征选择方法：鲁棒图正则化非负矩阵分解（robust graph regularization non-negative matrix factorization，RGNMF）[14]、图正则化非负矩阵分解（graph regularization non-negative matrix factorization，GNMF）[15]、鲁棒主成分分析（robust principal component analysis，RPCA）[16]和惩罚性矩阵分解（penalized matrix decomposition，PMD）[17]进行对比实验。SLDSF、RGNMF、GNMF、RPCA、PMD 分别选择 100 个特征。利用 Toppgene 工具对 5 种方法所选择的特征基因进行基因功能富集分析（gene ontology，GO）。ToppFun 工具可用于详细描述需要查询的基因，并帮助发现这些基因可能具有的共同功能[18-19]。SLDSF 是基于样本学习的深层结构，本书选择层数和需要学习的样本数分别为 3 和 200 进行实验。在实验中，仅提供了前 10 个与选择的特征基因最为相关的 GO 项的 p 值作为对比。由于特征基因选择的目的是找出与特定生物过程相关的基因子集，以帮助癌症的诊断和治疗，因此，基因功能富集分析中的生物过程（biological process）是本书主要的分析目标。

（1）肺癌数据集实验

本书中采用的是 Bhattacharjee 等[11]研究的肺癌数据集。在该数据集中，包含 203 个样本和 12 600 个基因，其中 203 个样本包括组织学定义的肺腺癌（139 个样本）、鳞状细胞肺癌（21 个样本）、肺类癌（20 个样本）、小细胞肺癌（6 个样本）和正常肺（17 个样本）。

5 种方法在肺癌数据集上的 GO 实验结果如表 3-2 所示。在表 3-2 中，“None”表示该方法不能选择 GO 项中的基因（下同）。SLDSF、RGNMF、GNMF 和 PMD 都可以选择 10 个 GO 项中的基因，而 RPCA 则不能，这表明由 SLDSF、RGNMF、GNMF 和 PMD 选择的特征基因具有相似的生物学过程。在所有 10 个 GO 项中，SLDSF 方法选择的特征基因比其他 4 种方法选择的特征基因有更低的 p 值，这表明 SLDSF 可以获得更好的特征基因选择性能。

表 3-2 5 种方法在肺癌数据集上的 GO 实验结果

GO 编号	SLDSF	RGNMF	GNMF	RPCA	PMD
	p 值	p 值	p 值	p 值	p 值
GO:0000184	5.05E−72	2.16E−16	3.16E−16	None	5.24E−15
GO:0006614	7.03E−72	2.77E−16	4.04E−16	None	6.58E−15
GO:0006613	1.69E−71	4.47E−16	6.53E−16	None	1.02E−14
GO:0045047	9.22E−71	7.09E−16	1.04E−15	None	1.56E−14

表 3-2(续)

GO 编号	SLDSF	RGNMF	GNMF	RPCA	PMD
	p 值	p 值	p 值	p 值	p 值
GO:0072599	4.68E−70	9.91E−16	1.45E−15	None	2.12E−14
GO:0070972	4.61E−67	5.15E−15	7.50E−15	None	9.63E−14
GO:0019080	5.18E−64	3.47E−14	5.19E−14	None	4.49E−13
GO:0044033	4.62E−63	6.77E−14	1.01E−13	None	1.01E−13
GO:0019083	6.96E−63	3.91E−13	5.66E−13	None	5.14E−12
GO:0006415	5.27E−62	5.94E−15	8.91E−15	None	8.79E−14

将“独特的”特征基因定义为仅通过一种方法选择而被其他方法忽略的特征基因，通过分析 SLDSF 选择的“独特的”特征基因，来确定它们是否与肺癌相关。5 种方法选择的特征基因的维恩图如图 3-3(a)所示。由图 3-3(a)可以看出，所有 5 种方法可以共同选择的特征基因有 9 个，SLDSF 算法可以比其他方法选择更多的“独特的”特征基因(多达 81 个)，这解释了表 3-2 中 SLDSF 可以获得比其他方法更好性能的原因，并且表明这 81 个“独特的”特征基因与表中的 GO 项密切相关。根据现有文献研究了 SLDSF 选择的“独特的”特征基因。简单起见，仅分析由 SLDSF 选择的前 5 个“独特的”特征基因，即 GAPDH(35905_s_at)、EEF1A1(1288_s_at)、IGHV4-31(37864_s_at)、CYAT1(33273_f_at)和 IGHA2(33499_s_at)。GAPDH(35905_s_at)蛋白水平在肺癌组织中显著上调[20]。基因 MAPK1、SRC、SMAD4、EEF1A1(1288_s_at)、TRAF2 和 PLCG1 通过相互作用诱发吸烟引起的肺癌[21]。IGHV4-31(37864_s_at)已被检测为外周血单个核细胞癌症组织和非小细胞肺癌癌症组织的候选基因[22]。通过 CYAT1(33273_f_at)可以实现对肺癌数据集的聚类[23]。Czajkowski(柴可夫斯基)等只用 3 个基因就实现了很高的肺癌分类准确度，这 3 个基因是 37947_at、33499_s_at(IGHA2)和 36528_at，这表明这 3 个基因对肺癌具有非常重要的作用[23]。

(2) 白血病数据集实验

白血病数据集由 11 例急性髓性白血病和 27 例急性淋巴细胞白血病组成，它包含 38 个样本和 5 000 个基因。5 种方法在白血病数据集上的 GO 实验结果如表 3-3 所示。由表 3-3 可以发现，在除了 GO:0001775 的 9 个 GO 项中，SLDSF 方法优于 RGNMF、GNMF、RPCA 和 PMD 方法。RPCA 在 GO:0001775 中具有最低的 p 值。

5 种方法选择的特征基因的维恩图如图 3-3(b)所示。由图 3-3(b)可以看出，所有 5 种方法可以共同选择的特征基因有 41 个，SLDSF 算法可以选择 7 个“独特的”特征基因，而这些基因无法被其他方法选择。根据现有文献验证了 SLDSF 方法选择的前 5 个“独特的”特征基因，即 LAPTM5(J04990_at)、FOS(J04130_s_at)、LYZ(U49835_s_at)、CCND3(M21624_at)和 JUNB(X60486_at)，以确定这些特征基因是否与白血病相关。LAPTM5(J04990_at)基因可以降低自噬活性，并且可能是调节自噬活性的一个潜在的靶点，可以增加化疗对白血病治疗的敏感性[24]。FOS(J04130_s_at)在调节白血病的细胞增殖、细胞分化和细胞转化中具有显著功能[25]。与免疫相关的基因 LYZ(U49835_s_at)在白血病细胞 THP1 中严重过表达[26]。CCND3(M21624_at)在 T 细胞白血病中显著上调[27]。通过介导基因 JUNB(X60486_at)的作用，miRNA-149 可以促进细胞增殖并抑制 T 细胞白血病的细胞凋亡[28]。

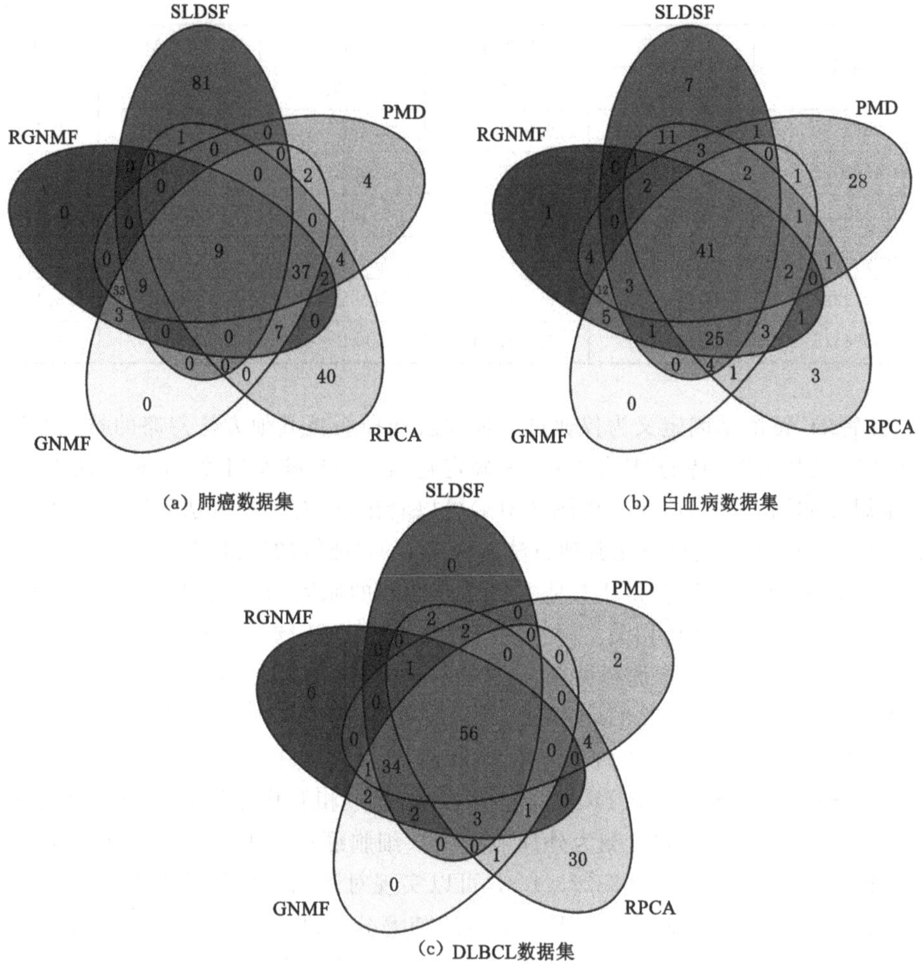

图 3-3　在 3 种 DNA 微阵列数据集上 5 种方法选择的特征基因的维恩图

表 3-3　5 种方法在白血病数据集上的 GO 实验结果

GO 编号	SLDSF	RGNMF	GNMF	RPCA	PMD
	p 值	p 值	p 值	p 值	p 值
GO:0006955	2.69E−18	4.14E−12	2.76E−11	3.45E−15	1.83E−11
GO:0001775	8.94E−18	1.40E−14	1.35E−13	5.14E−19	8.60E−13
GO:0045321	2.28E−16	5.89E−13	5.34E−11	4.72E−16	4.01E−11
GO:0007159	5.86E−16	3.56E−13	4.58E−15	6.05E−14	4.07E−11
GO:0046649	8.59E−16	3.13E−12	2.63E−09	2.95E−15	2.43E−11
GO:0016337	1.11E−15	2.86E−12	2.02E−09	4.44E−12	2.10E−12
GO:0034109	2.11E−15	1.05E−12	1.34E−09	1.26E−14	1.05E−10
GO:0070486	2.43E−15	1.60E−12	2.40E−09	2.00E−14	1.82E−10
GO:0098602	4.87E−15	1.01E−12	7.14E−10	1.42E−11	7.25E−13
GO:0050776	9.00E−15	7.66E−11	4.01E−09	1.13E−12	5.59E−11

(3) DLBCL 数据集实验

DLBCL 是成人中最常见的淋巴恶性癌症。本书采用 Shipp 等[13]研究得到的 DLBCL 数据集,该数据集包含 58 个癌症样本和 7 129 个基因。DLBCL 研究样本分为两个类别:32 例"治愈"的患者和 26 例"致死或难治"的患者。5 种方法在 DLBCL 数据集上的 GO 实验结果如表 3-4 所示。由表 3-4 可以发现,在所有 10 个 GO 项中,SLDSF 方法优于 RGNMF、GNMF、RPCA 和 PMD 方法。

表 3-4　5 种方法在 DLBCL 数据集上的 GO 实验结果

GO 编号	SLDSF	RGNMF	GNMF	RPCA	PMD
	p 值	p 值	p 值	p 值	p 值
GO:0006614	1.70E−93	4.29E−90	3.66E−91	1.94E−35	2.65E−92
GO:0006613	5.05E−93	1.23E−89	1.05E−90	3.03E−35	7.62E−92
GO:0045047	4.13E−92	9.48E−89	8.10E−90	7.19E−35	5.87E−91
GO:0072599	3.07E−91	6.65E−88	5.69E−89	1.65E−34	4.12E−90
GO:0000184	1.30E−90	2.72E−87	2.32E−88	2.46E−36	1.68E−89
GO:0070972	1.46E−87	2.51E−84	2.15E−85	5.78E−33	1.56E−86
GO:0006414	1.47E−82	1.84E−79	1.26E−80	2.02E−30	1.57E−80
GO:0006415	2.12E−81	2.51E−78	2.16E−79	2.61E−30	2.80E−80
GO:0019080	4.89E−81	5.62E−78	4.33E−79	7.12E−31	2.67E−79
GO:0044033	6.33E−80	6.82E−77	5.27E−78	3.02E−30	3.40E−79

5 种方法选择的特征基因的维恩图如图 3-3(c)所示。所有 5 种方法可以共同选择的特征基因有 56 个,SLDSF、RGNMF 和 GNMF 没有"独特的"特征基因,PMD 只有 2 个"独特的"特征基因。这表明表 3-4 中 SLDSF、RGNMF、GNMF 和 PMD 在 DLBCL 数据集上的结果非常相似。RPCA 选择了 30 个"独特"特征基因,这解释了 RPCA 实验结果较差的原因。

(4) ESCA 数据集实验

ESCA 数据集中包含 192 个样本和 20 502 个基因。192 个样本分为两类: 9 个正常样本和 183 个患病样本。

由于 RGNMF 和 GNMF 无法在 ESCA 数据集中选择 GO 项中的特征基因,这里仅比较了 SLDSF、RPCA 和 PMD。3 种方法在 ESCA 数据集上的 GO 实验结果如表 3-5 所示。SLDSF 在 5 个 GO 项中的结果优于 RPCA 和 PMD。在 GO:0043588 中,SLDSF 具有与 RPCA 相同的最佳性能;在 GO:0007010 和 GO:0034109 中,SLDSF 具有与 PMD 相同的最佳性能。在 GO:0022610 和 GO:0007155 中,RPCA 相对于 SLDSF 和 PMD 具有更低的 p 值。

表 3-5　3 种方法在 ESCA 数据集上的 GO 实验结果

GO 编号	SLDSF	RPCA	PMD
	p 值	p 值	p 值
GO:0042060	7.30E−16	8.20E−13	7.56E−12
GO:0009611	1.38E−12	4.01E−10	4.01E−10

表 3-5(续)

GO 编号	SLDSF	RPCA	PMD
	p 值	p 值	p 值
GO:0022610	2.01E−12	5.40E−14	3.37E−13
GO:0006955	3.37E−12	9.95E−11	9.95E−11
GO:0007155	9.34E−12	2.71E−13	1.63E−12
GO:0043588	1.06E−11	1.06E−11	None
GO:0007010	8.65E−11	1.39E−08	8.65E−11
GO:0050776	9.56E−11	6.12E−10	3.70E−09
GO:0034109	1.92E−10	1.59E−08	1.92E−10
GO:0098609	5.20E−10	3.04E−09	3.04E−09

3 种方法选择的特征基因的维恩图如图 3-4(a)所示。3 种方法可以共同选择的特征基因有 63 个,SLDSF 方法可以选择 8 个"独特的"特征基因。根据现有文献验证了 SLDSF 选择的前 5 个"独特的"特征基因,即 DPCR1、PPP1R1B、MUC17、EGFR 和 REG4,以确定这些基因是否与 ESCA 相关。Shen 等[29]对 ESCA 进行研究,发现了 3 个具有生物学意义的候选基因,即 HLA-DQA1、TRIM27 和 DPCR1。Li 等[30]发现 DRD2 和 PPP1R1B(也称为 DARPP-32)的表达与癌症的发展过程有关,DRD2 和 PPP1R1B 的表达有助于预测 ESCA 患者的预后。ESCA 癌症 T4A 区域中 MUC17、MUC5B 和 MUC6 基因的突变可以预测 O-聚糖的生物合成和加工的扰动[31]。ESCA 中 EGFR 的突变的存在定义了之前未被识别的胃肠道癌症子集,其中 EGFR 信号发挥了重要的生物学作用[32]。根据对 ESCA 和巴雷特食管显著上调基因的分析,REG4 可以作为食管腺癌的早期标志物[33]。

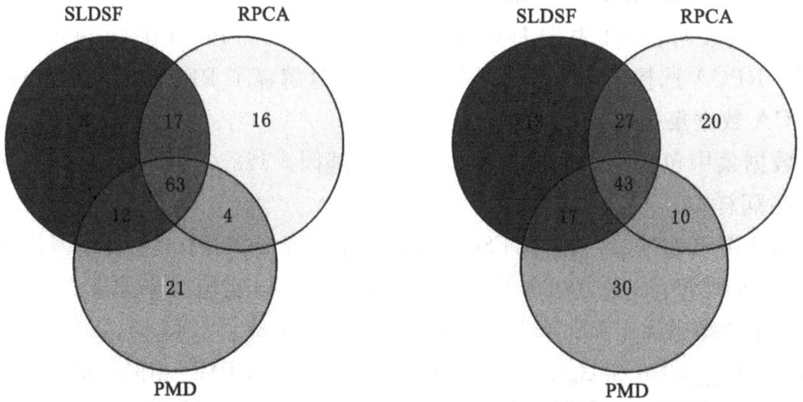

(a) ESCA数据集　　(b) HNSC数据集

图 3-4　在 2 种 RNA-Seq 数据集上 3 种方法选择的特征基因的维恩图

(5) HNSC 数据集实验

HNSC 数据集包含 418 个样本和 20 502 个基因,其中 418 个样本由 20 个正常样本和 398 个患病样本组成。由于 RGNMF 和 GNMF 无法在 HNSC 数据集中选择 GO 项中的特征基因,这里仅比较了 SLDSF、RPCA 和 PMD。3 种方法在 HNSC 数据集上的 GO 实验结果如表 3-6 所示。SLDSF 在 8 个 GO 项中优于其他方法。在 GO:0043588 中,PMD 具有最佳性能。在 GO:0045104 中,RPCA 比 SLDSF 的结果略好。

表 3-6　3 种方法在 HNSC 数据集上的 GO 实验结果

GO 编号	SLDSF	RPCA	PMD
	p 值	p 值	p 值
GO:0042060	9.46E−16	5.38E−11	1.69E−11
GO:0031581	6.00E−14	2.27E−09	None
GO:0009611	1.80E−12	1.09E−08	2.88E−08
GO:0022610	2.78E−12	5.73E−09	9.48E−10
GO:0034330	4.26E−12	5.69E−10	1.25E−07
GO:0043588	1.24E−11	7.65E−18	7.50E−27
GO:0007010	1.88E−11	2.56E−07	6.43E−07
GO:0034329	3.16E−11	5.69E−10	1.19E−06
GO:0045104	6.83E−11	5.75E−11	8.77E−11
GO:0007155	6.85E−11	2.21E−08	7.91E−10

3 种方法选择的特征基因的维恩图如图 3-4(b)所示。3 种方法可以共同选择的特征基因有 43 个,SLDSF 方法可以选择 13 个“独特的”特征基因。根据现有文献验证了 SLDSF 选择的前 5 个“独特的”特征基因,即 LAMB3、CD44、HSP90AA1、CTSD 和 CTL1,以确定这些基因是否与 HNSC 相关。Yamamoto 等[34]的研究表明,LAMB3 作为致癌基因对 HNSC 具有极大影响,可以作用于 HNSC 中癌细胞的迁移和侵袭。某些 CD44 变异体的表达可能是 HNSC 发展的重要分子标志物[35]。与单独使用顺铂相比,利用西仑吉肽和顺铂联合进行治疗后,HNSC 中 HSP90AA1 和 CTSD 的表达呈下调趋势[36]。CTL1 基因被鉴定为 HNSC 中的上调基因[37]。

3.7　本章小结

本章提出了一种基于样本学习及深度稀疏滤波的无监督特征基因选择方法(SLDSF)。使用样本学习来学习基因表达谱数据的样本空间,可以使学习后的样本空间更好地表示基因。使用稀疏过滤避免数据分布的显式建模来实现样本学习,可以有效且简便地实现样本学习。传统的无监督特征基因选择方法没有考虑深层结构,这里提出的 SLDSF 模型使用深度结构来实现样本学习,可以比单层无监督方法学习到更有意义的表示,进而更好地进行特征基因选择。在 5 个数据集上的实验结果证明了 SLDSF 比其他特征选择方法更有效,特别是在肺癌数据集上,提出的 SLDSF 方法明显优于其他 4 种方法。根据目前的文献,验证了 SLDSF 选择的“独特的”基因与特定癌症数据集密切相关。

参考文献

[1] HINTON G E, SALAKHUTDINOV R R. Reducing the dimensionality of data with

neural networks[J]. Science,2006,313(5786):504-507.
[2] BENGIO Y, LAMBLIN P, POPOVICI D, et al. Greedy layer-wise training of deep networks[C]//Advances in Neural Information Processing Systems,2007.
[3] SHIN H-C, Roth H R, Gao M C, et al. Deep convolutional neural networks for computer-aided detection: CNN architectures, dataset characteristics and transfer learning[J]. IEEE transactions on medical imaging,2016,35(5):1285-1298.
[4] FAKOOR R, LADHAK F, NAZI A, et al. Using deep learning to enhance cancer diagnosis and classification [C]//Proceedings of the International Conference on Machine Learning,2013.
[5] NGIAM J, KOH P W, CHEN Z, et al. Sparse filtering[C]//The 24th International Conference on Neural Information Processing Systems,2011.
[6] DANAEE P, GHAEINI R, HENDRIX D A. A deep learning approach for cancer detection and relevant gene identification[J]. Pacific symposium on biocomputing,2017,22:219-229.
[7] IBRAHIM R, YOUSRI N A, ISMAIL M A, et al. Multi-level gene/miRNA feature selection using deep belief nets and active learning[C]//Proceedings of Engineering in Medicine and Biology Society,2014.
[8] BOYD S, VANDENBERGHE L. Convex optimization [M]. Cambidge: Cambridge University Press,2004.
[9] FIELD D J. What is the goal of sensory coding? [J]. Neural computation,1994,6(4): 559-601.
[10] WILLMORE B, TOLHURST D J. Characterizing the sparseness of neural codes[J]. Network:computation in neural systems,2001,12(3):255-270.
[11] BHATTACHARJEE A, RICHARDS W G, STAUNTON J, et al. Classification of human lung carcinomas by mRNA expression profiling reveals distinct adenocarcinoma subclasses[J]. Proceedings of the national academy of sciences of the United States of America,2001,98(24):13790-13795.
[12] GOLUB T R, SLONIM D K, TAMAYO P, et al. Molecular classification of cancer: class discovery and class prediction by gene expression monitoring[J]. Science,1999, 286(5439):531-537.
[13] SHIPP M A, ROSS K N, TAMAYO P, et al. Diffuse large B-cell lymphoma outcome prediction by gene-expression profiling and supervised machine learning[J]. Nature medicine,2002,8(1):68-74.
[14] WANG D, LIU J-X, GAO Y-L, et al. Characteristic gene selection based on robust graph regularized non-negative matrix factorization[J]. IEEE/ACM transactions on computational biology and bioinformatics,2016,13(6):1059-1067.
[15] CAI D, HE X F, HAN J W. Graph regularized nonnegative matrix factorization for data representation [J]. IEEE transactions on pattern analysis and machine intelligence,2011,33(8):1548-1560.
[16] LIU J-X, XU Y, ZHENG C-H, et al. RPCA-based tumor classification using gene

expression data [J]. IEEE/ACM transactions on computational biology and bioinformatics,2015,12(4):964-970.

[17] WITTEN D M,TIBSHIRANI R,HASTIE T. A penalized matrix decomposition,with applications to sparse principal components and canonical correlation analysis[J]. Biostatistics,2009,10(3):515-534.

[18] CHEN J, BARDES E E, ARONOW B J, et al. G. ToppGene Suite for gene list enrichment analysis and candidate gene prioritization[J]. Nucleic acids research, 2009,37(Web server issue):W305-W311.

[19] AGAPITO G,MILANO M,GUZZI P H,et al. Extracting cross-ontology weighted association rules from gene ontology annotations[J]. IEEE/ACM transactions on computational biology and bioinformatics,2016,13(2):197-208.

[20] HAO L,ZHOU X,LIU S Q,et al. Elevated GAPDH expression is associated with the proliferation and invasion of lung and esophageal squamous cell carcinomas[J]. Proteomics,2015,15(17):3087-3100.

[21] YANG Z, ZHUAN B, YAN Y, et al. Identification of gene markers in the development of smoking-induced lung cancer[J]. Gene,2016,576(1):451-457.

[22] BAIK S-H,JEE B-K,CHOI J-S,et al. DNA profiling by array comparative genomic hybridization(CGH) of peripheral blood mononuclear cells(PBMC) and tumor tissue cell in non-small cell lung cancer(NSCLC)[J]. Molecular biology reports,2009,36(7):1767-1778.

[23] MONDAL K C,MUKHOPADHYAY A,MAULIK U,et al. Simultaneous clustering and gene ranking:a multiobjective genetic approach[C]//Proceedings of International Conference on Computational Intelligence for Bioinformatics and Biostatistics,2010.

[24] HU S Y, NIU Y-N, WU D, et al. Overexpression of lysosomal-associated protein transmembrane 5(LAPTM5) deceases autophagy activity via reducing the lysosomal pH value[J]. Blood,2014,124(21):5200.

[25] LI X-Y,YAO X,LI S-N,et al. RNA-Seq profiling reveals aberrant RNA splicing in patient with adult acute myeloid leukemia during treatment[J]. European review for medical and pharmacological sciences,2014,18(9):1426-1433.

[26] WANG H, HU H, ZHANG Q, et al. Dynamic transcriptomes of human myeloid leukemia cells[J]. Genomics,2013,102(4):250-256.

[27] PIKMAN Y,ALEXE G,ROTI G,et al. Synergistic drug combinations with a CDK4/6 Inhibitor in T-cell acute lymphoblastic leukemia[J]. Clinical cancer research,2011, 23(4):1012-1024.

[28] FAN S-J, LI H-B, CUI G, et al. miRNA-149* promotes cell proliferation and suppresses apoptosis by mediating JunB in T-cell acute lymphoblastic leukemia[J]. Leukemia research,2016,41:62-70.

[29] SHEN F-F,YUE W-B,ZHOU F-Y,et al. Variations in the MHC region confer risk to esophageal squamous cell carcinoma on the subjects from high-incidence area in

northern China[J]. PLoS One,2014,9(3):e90438.

[30] LI L,MIYAMOTO M,EBIHARA Y,et al. DRD2/DARPP-32 expression correlates with lymph node metastasis and tumor progression in patients with esophageal squamous cell carcinoma[J]. World journal of surgery,2006,30(9):1672-1679.

[31] CAO W, WU W, YAN M, et al. Multiple region whole-exome sequencing reveals dramatically evolving intratumor genomic heterogeneity in esophageal squamous cell carcinoma[J]. Oncogenesis,2015,4(11):e175.

[32] KWAK E L,JANKOWSKI J,THAYER S P,et al. Epidermal growth factor receptor kinase domain mutations in esophageal and pancreatic adenocarcinomas[J]. Clinical cancer research,2006,12(14):4283-4287.

[33] DAI Y, WANG Q, GONZALEZ L A, et al. Genome-wide analysis of barrett's adenocarcinoma: a first step towards identifying patients at risk and developing therapeutic paths[J]. Translational oncology,2018,11(1):116-124.

[34] YAMAMOTO N, KINOSHITA T, NOHATA N, et al. Tumor-suppressive microRNA-29a inhibits cancer cell migration and invasion via targeting HSP47 in cervical squamous cell carcinoma[J]. International journal of oncology,2013,43(6): 1855-1863.

[35] WANG S J,WONG G,DE HEER A-M,et al. CD44 variant isoforms in head and neck squamous cell carcinoma progression[J]. Laryngoscope,2009,119(8):1518-1530.

[36] HEIDUSCHKA G, LILL C, SCHNEIDER S, et al. The effect of cilengitide in combination with irradiation and chemotherapy in head and neck squamous cell carcinoma cell lines[J]. Strahlentherapie und onkologie,2014,190(5):472-479.

[37] HAN J,KIOI M,CHU W S,et al. Identification of potential therapeutic targets in human head and neck squamous cell carcinoma[J]. Head and neck oncology,2009, 1(1):27.

第 4 章　基于最优均值的分块鲁棒特征基因选择

结直肠癌的早期诊断对存活率的影响较大。近年来,基于遗传学和基因组学研究的发展,已经确定了一些对结直肠癌发展过程起关键作用的特征基因[1]。例如,由于癌症基因 APC 和 KRAS 在结直肠癌中的遗传畸变频率很高,因此它们在结直肠癌的发展过程中发挥重要作用。临床上,结直肠癌可以通过手术切除来治疗。然而,由于癌症是转移性疾病,即使癌症细胞已经成功切除,结直肠癌的复发和转移仍经常发生[2]。结直肠癌的晚期临床阶段可以反映转移性癌症是否扩散到结肠周围的区域淋巴结或扩散到结肠或直肠外的器官。通常结直肠癌的早期阶段是可以被治愈的,与结直肠癌的早期阶段相比,晚期临床阶段具有更差的预后。因此,识别与结直肠癌晚期临床阶段相关的特征基因可以有助于预后评估[3]。

目前,学者们提出了许多鲁棒基因选择算法。多数鲁棒算法采用 L_1 范数或 $L_{2,1}$ 范数来提高算法的鲁棒性,比如 RPCA,但是这些算法都忽略了均值计算问题,因此,Nie 等[4]提出最优均值理论去除数据中的均值。在本书中,启发于文献[4]中的最优均值理论和 RPCA,提出了一种基于最优均值的鲁棒特征选择(optimal mean based robust feature selection,OMRFE)算法。传统的基于矩阵分解特征选择方法,例如,PMD、RPCA 和 OMRFE 等,在处理基因表达谱数据方面非常有效,然而,在某些情况下它们并不适用。例如,对于 TCGA 平台提供的数据集,多种基因组特征被集成到一个数据集中用于某些特定的目的,而传统的特征选择方法只能处理单一类型的基因组特征。Lee 等[3]基于 TCGA 结直肠癌数据,将多种基因组数据融合到同一个数据矩阵中。与单个基因组数据相比,多个基因组数据的组合可以包含与结直肠癌相关的更多的重要信息,通过特征基因选择算法的处理,可以利用这些信息找到作用于结直肠癌晚期临床阶段的关键基因。由于结直肠癌的融合数据包含了 4 种不同的基因组数据,因此利用传统方法对融合数据进行处理并不恰当。由于每种数据的数据分布各不相同,不同的基因组数据应该有不同的约束参数,换言之,需要对融合数据进行分块处理。基于 OMRFE 方法,采用多个参数分别对结直肠癌融合数据中不同类型的基因组数据进行约束,提出基于最优均值的分块鲁棒特征选择(optimal mean based block robust feature selection,OMBRFE)方法。

4.1　最优均值理论

传统的许多鲁棒 PCA 方法都忽略了均值计算问题。在文献[4]中,通过去除最优均值提出了一种最优均值鲁棒 PCA 算法(optimal mean robust principal component analysis,RPCA-OM),理论分析和实验结果均表明,RPCA-OM 可以比以往的鲁棒 PCA 方法具有更好的数据降维效果。最优均值理论的具体描述如下。

给定数据矩阵 $\boldsymbol{X} \in \mathbb{R}^{m \times n}$,其中 m 是数据的特征数,n 是数据的样本数。SVD 用于解决以下问题:

$$\min_{W,V,W^TW=I} \|X-WV^T\|_F^2 \tag{4-1}$$

其中，W 和 V^T 是 SVD 分解得到的满秩矩阵，且满足 $W\in\mathbb{R}^{m\times k}$，$V\in\mathbb{R}^{n\times k}$，$W^TW=I$。对式(4-1)中的 V 进行求导，并使导数结果等于 0，可以得到 $V=X^TW$。因此，式(4-1)的解等同于以下式子的解：

$$\max_{W,W^TW=I} \mathrm{Tr}(W^TXX^TW) \tag{4-2}$$

因此，式(4-2)中 W 的最优解可以看作 XX^T 中 k 个最大特征值对应的特征向量。

在上述推导过程中，数据矩阵的均值被假设为 0，但在实际应用中，数据矩阵的均值并不为 0，因此需要去除数据中的最优均值。定义 $a\in\mathbb{R}^{n\times 1}$ 是元素全为 1 的列向量，$b\in\mathbb{R}^{m\times 1}$ 是需要优化的向量，这时 $ba^T\in\mathbb{R}^{m\times n}$ 和 $X\in\mathbb{R}^{m\times n}$ 的矩阵大小相同。ba^T 可以被看作数据矩阵中需要优化的均值，将均值 ba^T 从数据中去除之后，式(4-1)变成以下形式：

$$\min_{W,V,b,W^TW=I} \|X-ba^T-WV^T\|_F^2 \tag{4-3}$$

对式(4-3)中的 V 进行求导，并使导数结果等于 0，可以得到 $V=(X-ba^T)^TW$。然后，式(4-3)可以表示为：

$$\min_{W,b,W^TW=I} \|X-ba^T-WW^T(X-ba^T)\|_F^2 \tag{4-4}$$

对式(4-4)中的 b 进行求导，并使导数结果等于 0，可以得到 $(I-WW^T)(ba^T-X)a=0$。定义 W 的正交补矩阵为 $W^\perp$，则式 $(ba^T-X)a$ 可以表示为：

$$(ba^T-X)a=W\alpha+W^\perp\beta \tag{4-5}$$

其中，α 是任意 k 维的列向量，β 为辅助计算向量。根据式(4-5)可以得到 $(I-WW^T)(W\alpha+W^\perp\beta)=0$。由于 $(I-WW^T)W\alpha=W\alpha-WW^TW\alpha=0$，所以 $(I-WW^T)W^\perp\beta=0\Leftrightarrow W^\perp\beta=0\Leftrightarrow\beta=0$。因此，式(4-5)可以表示为：

$$b=\frac{1}{n}(Xa+W\alpha) \tag{4-6}$$

定义 $C=I-\frac{1}{n}aa^T$，将式(4-6)代入式(4-4)得：

$$\max_{W,W^TW=I} \mathrm{Tr}(W^TXCX^TW) \tag{4-7}$$

不论 X 是否中心化，式(4-7)都保持不变。当式(4-6)中 $\alpha=0$ 时，式(4-3)中的最优均值可以表示为 $b=\frac{1}{n}Xa$。因此，可以将数据矩阵 X 简单中心化为 $Xa=0$，则式(4-7)的结果等同于式(4-2)的结果。

在大多数鲁棒算法中，$L_{2,1}$ 范数是使用最为广泛的鲁棒策略。在文献[4]中，Nie 等证明了 $L_{2,1}$ 范数损失函数中基于欧式距离的均值是不正确的，需要去除最优均值，即

$$\min_{W,V,b,W^TW=I} \|X-ba^T-WV^T\|_{2,1} \tag{4-8}$$

4.2 基于最优均值的鲁棒特征基因选择算法

给定基因表达谱数据矩阵 $X\in\mathbb{R}^{m\times n}$，其中 m 是基因的维数，n 是样本数目。鲁棒 PCA 的目标函数为：

$$\min_{\boldsymbol{W}} \|\boldsymbol{X}-\boldsymbol{W}\|_1+\|\boldsymbol{W}\|_* \tag{4-9}$$

其中，$\|\boldsymbol{W}\|_*$是 $\boldsymbol{W}$ 的核范数，用于去除数据中的冗余信息。根据文献[5]，可以通过优化后的 $\boldsymbol{W}$ 进行特征基因选择。为了提高算法对离群值的鲁棒性，将 $L_{2,1}$ 范数作为式(4-9)的鲁棒约束，得到以下形式：

$$\min_{\boldsymbol{W}} \|\boldsymbol{X}-\boldsymbol{W}\|_{2,1}+\lambda\|\boldsymbol{W}\|_* \tag{4-10}$$

其中，λ 是正则化参数。

根据最优均值理论，需要去除数据矩阵 $\boldsymbol{X}$ 中的均值，即 $\boldsymbol{X}-\boldsymbol{b}\boldsymbol{a}^{\mathrm{T}}$，则基于最优均值的鲁棒特征基因选择算法的目标函数可以表示为：

$$\min_{\boldsymbol{W},\boldsymbol{b}} \|\boldsymbol{X}-\boldsymbol{b}\boldsymbol{a}^{\mathrm{T}}-\boldsymbol{W}\|_{2,1}+\lambda\|\boldsymbol{W}\|_* \tag{4-11}$$

式(4-11)可以利用 ALM 进行求解。根据 ALM 算法，式(4-11)可以表示为：

$$\min_{\boldsymbol{W},\boldsymbol{b},\boldsymbol{E}} \|\boldsymbol{E}\|_{2,1}+\lambda\|\boldsymbol{W}\|_*+\frac{\mu}{2}\left\|\boldsymbol{X}-\boldsymbol{b}\boldsymbol{a}^{\mathrm{T}}-\boldsymbol{W}-\boldsymbol{E}+\frac{1}{\mu}\Lambda\right\|_F^2 \tag{4-12}$$

其中，$\boldsymbol{E}=\boldsymbol{X}-\boldsymbol{b}\boldsymbol{a}^{\mathrm{T}}-\boldsymbol{W}$，$\Lambda$ 是拉格朗日乘子，μ 是一个正标量。在式(4-12)，有 3 个变量 $\boldsymbol{W}$、$\boldsymbol{b}$ 和 $\boldsymbol{E}$，这里采用交替迭代方法进行求解。

首先，固定 $\boldsymbol{E}$ 来计算 $\boldsymbol{W}$ 和 $\boldsymbol{b}$，即

$$\min_{\boldsymbol{W},\boldsymbol{b}} \frac{\mu}{2}\left\|\boldsymbol{X}-\boldsymbol{b}\boldsymbol{a}^{\mathrm{T}}-\boldsymbol{E}+\frac{1}{\mu}\Lambda-\boldsymbol{W}\right\|_F^2+\lambda\|\boldsymbol{W}\|_* \tag{4-13}$$

然后，固定 $\boldsymbol{W}$ 来计算 $\boldsymbol{E}$，即

$$\min_{\boldsymbol{E}} \frac{\mu}{2}\left\|\boldsymbol{E}-(\boldsymbol{X}-\boldsymbol{b}\boldsymbol{a}^{\mathrm{T}})+\boldsymbol{W}-\frac{1}{\mu}\Lambda\right\|_F^2+\|\boldsymbol{E}\|_{2,1} \tag{4-14}$$

通过多次迭代计算直至收敛，得到 $\boldsymbol{W}$ 和 $\boldsymbol{b}$ 的最优解。

OMRFE 算法的主要步骤如下：

输入：数据矩阵 $\boldsymbol{X}$，正则化参数 λ，需要训练的层数 k。

输出：优化后的矩阵 $\boldsymbol{W}$。

步骤 1：初始化 $1<\eta<2$，$\mu=0.1$，$\boldsymbol{E}=0$，$\Lambda=0$；

步骤 2：$i=1$；

步骤 3：根据式(4-13)更新计算 $\boldsymbol{W}$ 和 $\boldsymbol{b}$；

步骤 4：根据式(4-14)更新计算 $\boldsymbol{E}$；

步骤 5：根据 $\Lambda=\Lambda+\mu[\boldsymbol{X}-\boldsymbol{b}\boldsymbol{a}^{\mathrm{T}}-\boldsymbol{W}-\boldsymbol{E}]$ 更新计算 Λ；

步骤 6：根据 $\mu=\min(\eta\mu,10^8)$更新计算 μ；

步骤 7：$i\leftarrow i+1$；

步骤 8：若算法没有收敛，转步骤 3。

经过 OMRFE 算法处理后，得到优化后的 $\widetilde{\boldsymbol{W}}$，将其展开为：

$$\widetilde{\boldsymbol{W}}=\begin{bmatrix} \widetilde{w}_{11} & \widetilde{w}_{12} & \cdots & \widetilde{w}_{1K} \\ \widetilde{w}_{21} & \widetilde{w}_{22} & \cdots & \widetilde{w}_{2K} \\ \vdots & \vdots & \ddots & \vdots \\ \widetilde{w}_{m1} & \widetilde{w}_{m2} & \cdots & \widetilde{w}_{mK} \end{bmatrix} \tag{4-15}$$

根据文献[6]，特征基因通常分为上调基因和下调基因，在基因表达谱数据中分别由正值和负值表示。在本书中，利用数据中元素的绝对值来识别基因。因此，对 $\widetilde{\boldsymbol{W}}$ 按行进行求

和得到：

$$\hat{\boldsymbol{W}}=\left[\sum_{k=1}^{K}|\widetilde{w}_{1k}|\quad\sum_{k=1}^{K}|\widetilde{w}_{2k}|\quad\cdots\quad\sum_{k=1}^{K}|\widetilde{w}_{mk}|\right]^{\mathrm{T}}\tag{4-16}$$

$\hat{\boldsymbol{W}}$ 中每个元素的值表示每个基因的表达值。可以按降序对所有元素的值进行排序，然后选择前 h 个基因作为特征基因。

4.3　基于最优均值的分块鲁棒特征基因选择算法

基于 TCGA 结直肠癌数据，Lee 等[3]整合了多种可用的基因组数据生成融合数据，对融合数据的分析有利于识别特征基因。由于不同的基因组数据具有不同的特性和数据分布，因此需要对融合数据进行分块处理，而传统的特征选择方法只能利用一个约束参数来处理整个融合数据。针对结直肠癌融合数据，基于 OMRFE 方法，采用多个正则化参数对融合数据进行约束，提出基于最优均值的分块鲁棒特征选择(OMBRFE)方法用于识别与结直肠癌特征基因。

假设 $\boldsymbol{X}_i(i=1,2,\cdots,c)$是数据矩阵 $\boldsymbol{X}$ 的第 i 种基因组数据，c 是数据矩阵 $\boldsymbol{X}$ 中基因组数据的总个数，OMBRFE 目标函数可表示为：

$$\min_{\boldsymbol{W}_i,\boldsymbol{b}_i}\|\boldsymbol{X}_i-\boldsymbol{b}_i\boldsymbol{a}_i^{\mathrm{T}}-\boldsymbol{W}_i\|_{2,1}+\lambda_i\|\boldsymbol{W}_i\|_*\tag{4-17}$$

其中，λ_i 是针对 $\boldsymbol{X}_i$ 的正则化参数。与 OMRFE 类似，式(4-17)也可以利用 ALM 进行求解，计算得到优化后的 $\boldsymbol{W}_i$。将所有优化得到的 $\boldsymbol{W}_i$ 合并得到最终的 $\boldsymbol{W}$，即

$$\boldsymbol{W}=[\boldsymbol{W}_1,\boldsymbol{W}_2,\cdots,\boldsymbol{W}_c]\tag{4-18}$$

4.4　基于 OMBRFE 的结直肠癌融合数据特征基因选择

结直肠癌融合数据包含多种类型的基因组数据。通过 OMBRFE 算法对结直肠癌融合数据进行分块处理来实现特征基因选择，图 4-1 描述了基于 OMBRFE 算法的结直肠癌融合数据特征基因选择。

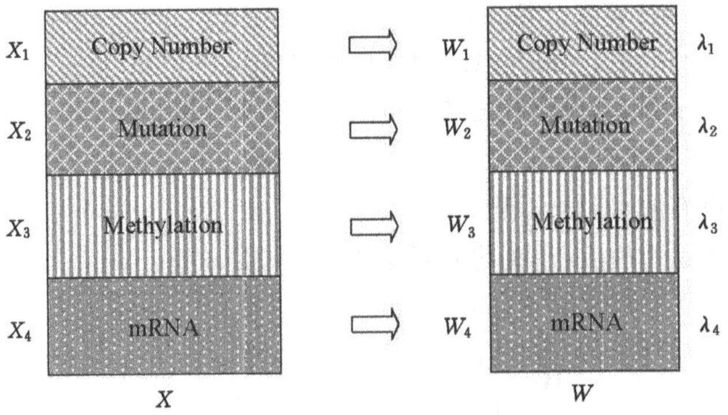

图 4-1　基于 OMBRFE 算法的结直肠癌融合数据特征基因选择

在图 4-1 中，将数据矩阵 $\boldsymbol{X}$ 表示为结直肠癌融合数据，其中分块矩阵 $\boldsymbol{X}_1$、$\boldsymbol{X}_2$、$\boldsymbol{X}_3$ 和 $\boldsymbol{X}_4$

分别表示融合数据中不同类型的基因组数据，即拷贝数变化(copy number alterations)数据、突变(mutations)数据、甲基化(methylation)数据和 mRNA 表达数据。通过 OMBRFE 算法对分块矩阵 $\boldsymbol{X}_1$、$\boldsymbol{X}_2$、$\boldsymbol{X}_3$ 和 $\boldsymbol{X}_4$ 处理，并对不同的分块矩阵施加不同的正则化约束 λ_1、λ_2、λ_3 和 λ_4，可以得到每个分块矩阵最优的 $\boldsymbol{W}_1$、$\boldsymbol{W}_2$、$\boldsymbol{W}_3$ 和 $\boldsymbol{W}_4$。最终通过 $\boldsymbol{W}=[\boldsymbol{W}_1,\boldsymbol{W}_2,\boldsymbol{W}_3,\boldsymbol{W}_4]$得到优化后的 $\boldsymbol{W}$。

一个基因在融合数据中可能表现为多个特征，即当某个基因不止对一种类型的基因组数据有影响时，它就会在融合数据中多次出现。例如，GNAS 基因对每种类型的基因组数据都有影响，则它会在融合数据作为特征时出现 4 次(在每种类型的数据中各出现一次)。融合数据在经过 OMBRFE 处理后，每个特征基因会得到一个得分，对于融合数据中出现多次的特征基因，通过将其在不同类型的基因组数据中的得分进行求和来获得该特征基因的最终得分。最后，将特征基因得分按降序排列，并选择顶部的 h 个基因作为与结直肠癌晚期临床阶段相关的特征基因。

4.5　实验结果与分析

首先，利用仿真数据来选择 OMRFE 和 OMBRFE 中的正则化参数，然后通过仿真实验验证了在 OMRFE 和 OMBRFE 中最优均值理论和 $L_{2,1}$ 范数的有效性。最后，为了证明 OMRFE 和 OMBRFE 方法在临床阶段识别与晚期结直肠癌相关特征基因的有效性，使用 PMD[7]、SPCA[8] 和 RPCA[9] 进行对比实验。

(1) 仿真数据实验

对于 OMRFE 和 OMBRFE，需要选择合适的正则化参数 λ。在传统的 RPCA 方法中，λ 的值确定如下：$\lambda=\max(m,n)^{\frac{1}{2}}$，其中需要处理的数据矩阵 $\boldsymbol{X}$ 的大小为 $m\times n$。在 OMRFE 和 OMBRFE 方法中，定义 $\lambda=(l\times\max(m,n))^{\frac{1}{2}}$，其中 l 是可调节的常数值，并利用仿真数据来确定 λ 的取值范围。

采用文献[10]中仿真数据生成方法生成仿真数据。生成的仿真数据 $\boldsymbol{X}\sim(0,\boldsymbol{\Sigma}_4)$包含 $m=5\ 000$ 个特征和 $n=200$ 个样本，其中"$\boldsymbol{\Sigma}_4$"表示中有 4 个特征值的子矩阵。令 $\boldsymbol{v}_1\sim\boldsymbol{v}_4$ 作为 4 个 5 000 维的向量，$v_{1k}=1,k=1,\cdots,125$；$v_{1k}=0,k=126,\cdots,5\ 000$；$v_{2k}=1,k=126,\cdots,250$；$v_{2k}=0,k\neq126,\cdots,250$；$v_{3k}=1,k=251,\cdots,375,v_{3k}=0,k\neq251,\cdots,375$；$v_{4k}=1,k=376,\cdots,500$。令 $\boldsymbol{E}\sim N(0,1)$作为 5 000 维的噪声矩阵，并将其加到 $\boldsymbol{v}$ 中。$\boldsymbol{\Sigma}_4$ 的 4 个特征向量可以定义为：$\tilde{v}_k=v_k/\|v_k\|,k=1,2,3,4$。为了使这 4 个特征向量更为显著，将 $\boldsymbol{X}$ 的特征值设置为 $c_1=200,c_2=150,c_3=100,c_4=50,c_k=1(k=5,\cdots,5\ 000)$。

由于 OMBRFE 和 OMRFE 选择正则化参数的方式相同，简单起见，这里只对 OMRFE 中的 l 进行了测试。OMRFE 算法在仿真数据中重复实验 30 次进行 500 个特征的选择，并取 30 次试验的平均识别准确度(accuracy)，以减轻数据中添加的随机性噪声的影响。图 4-2 给出了 OMRFE 的识别精度与 l 值之间的关系。由图 4-2 可以看出，当 $l>0.001$ 时，OMRFE 的识别精度随着 l 值的增加而单调递减；当 $l\leqslant0.001$ 时，OMRFE 的识别精度达到最高点并且保持稳定状态。因此，OMRFE 中的正则化参数可以确定为 $\lambda=(l\times\max(m,n))^{\frac{1}{2}}$，$(l\leqslant0.001)$。在 OMBRFE 中，对结直肠癌融合数据中的不同类型的基因组数据采用不同的正则化参数，即

$\lambda_i=(l\times\max(m_i,n_i))^{\frac{1}{2}}$，其中 λ_i 是融合数据的第 i 个类型数据，m_i 是融合数据的第 i 个类型数据的特征维数，n_i 是融合数据的第 i 个类型数据的样本数。与 OMRFE 中相同，在 OMBRFE 中选择 $l\leqslant 0.001$。

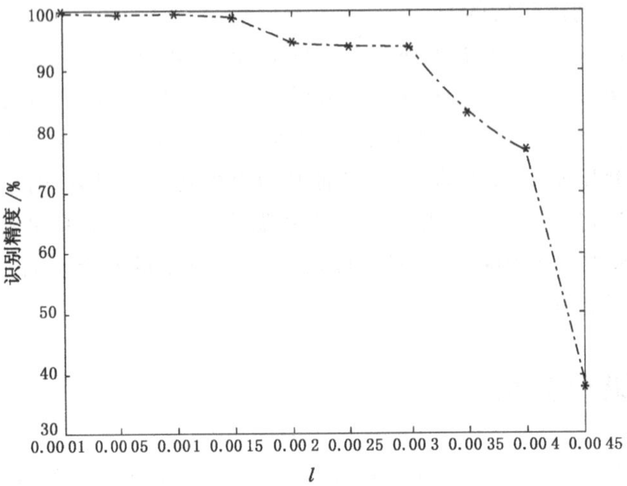

图 4-2　OMRFE 的识别精度与 l 值的关系

OMBRFE 和 OMRFE 是基于最优均值的鲁棒特征选择方法，需要对算法中的最优均值和鲁棒性进行测试。由于这两种方法在鲁棒性和最优均值方面是相同的，简单起见，在仿真数据中仅测试了 OMRFE 方法。以 FE 表示基于 L_2 范数的特征选择方法，RFE 表示基于 $L_{2,1}$ 范数的鲁棒特征选择方法，OMRFE 表示基于 $L_{2,1}$ 范数和最优均值的鲁棒特征选择方法。通过对比 FE、RFE 和 OMRFE 方法可以对 $L_{2,1}$ 范数的鲁棒性和最优均值进行研究。在仿真数据中，添加不同的噪信比(noise-to-signal ratio，NSR)以测试 $L_{2,1}$ 范数的鲁棒性。FE、RFE 和 OMRFE 方法的实验分别重复 30 次，并取平均识别准确度进行比较，具体结果见图 4-3。在所有情况下，RFE 比 FE 有更高且更稳定的识别精度，这归功于 $L_{2,1}$ 范数的鲁棒性；OMRFE 比 RFE 和 FE 更高的识别精度，这说明最优均值理论可以提高算法的特征识别性能。

(2) 结直肠癌融合数据实验

结肠直肠癌融合数据集可以由 http://genomeportal.stanford.edu/tcga-crc/下载，该数据包含 197 个样本和 5 188 个基因组特征，5 188 个基因组特征序列如下：1～1 117 为拷贝数变化特征，1 118～2 030 为体细胞突变特征，2 031～4 108 为 DNA 甲基化特征，4 109～5 188 为 mRNA 表达特征。

为了证明 OMRFE 和 OMBRFE 方法在结直肠癌融合数据中进行特征基因选择的有效性，将传统的特征基因选择算法 PMD、SPCA 和 RPCA 用于对比实验。公平起见，采用 PMD、SPCA、RPCA、OMRFE 和 OMBRFE 方法分别选择 300 个基因进行对比。利用 Toppgene 对 5 种方法识别出的特征基因进行基因功能富集分析。Toppgene 可用于描述需要查询的特征基因，并帮助发现特征基因可能具有的共同功能。Toppgene 包含 GO 项、基因通路、蛋白相互作用等多达 14 个注释类别，并采用带 Bonferroni 校正的超几何分布作为

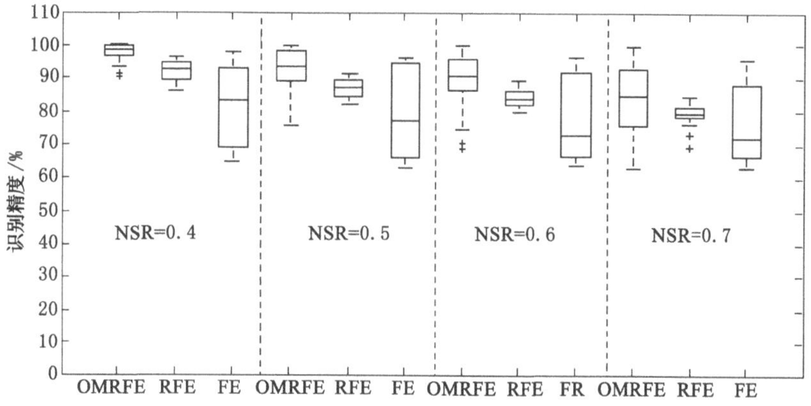

图 4-3　OMRFE、RFE 和 FE 的识别精度与 NSR 之间的关系

显著性检验的标准方法。由于本研究的目的是找出与结直肠癌晚期临床阶段相关的基因子集，以帮助结直肠癌的诊断和治疗，因此，GO:Biological Process 是主要的分析目标。

5 种方法在结直肠癌融合数据集上的 GO 实验结果如表 4-1 所示。简单起见，表 4-1 仅给出了与不同方法识别的特征基因相对应的前 10 个密切相关的 GO 项。OMRFE 方法的多数结果优于 PMD、SPCA 和 RPCA。OMRFE 在 8 个 GO 项中比 RPCA 有更低的 p 值，在 9 个 GO 项中表现优于 SPCA 和 PMD。OMBRFE 方法在 10 个 GO 项上的 p 值都优于其他方法，因此，分块处理方法适用于结直肠癌融合数据特征基因识别。

表 4-1　5 种方法在结直肠癌融合数据上的 GO 实验结果

GO 项	OMBRFE	OMRFE	RPCA[9]	SPCA[8]	PMD[7]
	p 值	p 值	p 值	p 值	p 值
tissue development	1.07E−23	1.19E−15	2.67E−15	8.84E−12	7.13E−15
cell development	4.24E−22	1.59E−14	1.10E−13	1.97E−11	None
regulation of developmental process	8.63E−22	9.70E−16	6.73E−16	1.13E−16	1.69E−12
regulation of multicellular organismal development	1.04E−21	1.74E−20	1.75E−19	1.04E−15	7.23E−12
positive regulation of gene expression	5.44E−21	4.59E−19	6.85E−17	2.52E−15	4.38E−17
positive regulation of nucleobasE−containing compound metabolic process	8.24E−21	5.28E−16	1.42E−14	9.94E−14	2.71E−15
regulation of cell differentiation	2.63E−20	2.22E−14	9.37E−16	3.04E−17	3.55E−11
positive regulation of nitrogen compound metabolic process	3.47E−20	1.76E−15	4.45E−14	2.28E−14	2.52E−15
positive regulation of transcription, DNA-templated	3.48E−19	3.11E−17	1.02E−15	3.45E−15	3.11E−15
positive regulation of cellular biosynthetic process	3.85E−19	4.49E−14	9.61E−13	4.17E−14	5.57E−15

注:GO 项一列中的英文为 Toppgene 数据库中的原样罗列。

为了进一步研究 OMBRFE 识别的特征基因与结直肠癌晚期临床阶段之间的相关性，对这些基因进行详细分析。文献[3]通过弹性网络(elastic net)算法对本书中研究的结直肠癌融合数据进行了综合分析，选择了 142 个与结直肠癌晚期临床阶段有关的特征基因。为了验证 OMBRFE 识别的特征基因是否与结直肠癌晚期临床阶段相关，将 OMBRFE 方法选择的前 142 个特征基因与 elastic net 算法选择的 142 个基因进行比较。图 4-4 给出了两种方法识别的特征基因数量的维恩图，其中单独由 OMBRFE 和 elastic net 识别的特征基因数量是 101 个，有 41 个特征基因两种方法都可以识别。表 4-2 给出了 OMBRFE 单独识别的前 10 个基因和 Elastic Net 单独识别的前 10 个基因。

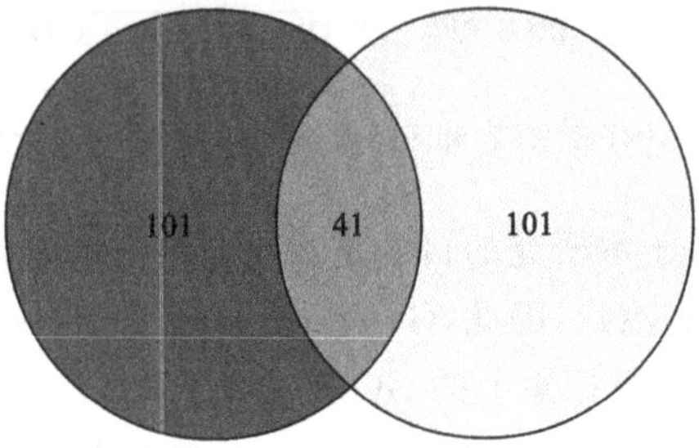

图 4-4　OMBRFE 和弹性网络识别的特征基因数量的维恩图

表 4-2　OMBRFE 和 Elastic Net 单独识别的前 10 个基因

OMBRFE	elastic net
APC, RUNX3, MSX1, RB1, NRAS, EDNRB, KRAS, OBSCN, MLH1, CACNA1G	SYK, DDX5, ADRA2C, HSD17B2, HIST1H4I, FOXP4, REEP5, PDK4, OR51E2, S100P

为了进一步研究由 OMBRFE 识别的特征基因的功能，对 OMBRFE 识别的前 10 个特征基因进行了详细分析，这些基因为 GNAS、APC、WT1、MGMT、RUNX3、DIRAS3、MSX1、RB1、TTN 和 NRAS。COSMIC 数据库包含 484 个基因，这些基因已被证明与癌症的发生和发展密切相关[1]。在 10 个 OMBRFE 识别的特征基因中，5 个基因包含在 COSMIC 数据库中，它们是 GNAS、APC、WT1、RB1 和 NRAS。为了研究 OMBRFE 识别的特征基因是否与晚期结直肠癌相关，根据现有文献对它们进行了验证。根据文献[3]，142 个基因被证明与临床阶段的晚期结直肠癌相关。在 OMBRFE 识别的 10 个基因中，有 5 个基因与这 142 个基因重叠。这 5 个基因是 GNAS、WT1、MGMT、DIRAS3 和 TTN。Gamerith 等[11]在一个晚期的结直肠癌患者中发现了 APC 和 KRAS 基因突变。体外非结肠细胞研究表明，miR-148a 通过靶向 PXR、TGIF2、MSX1、CDC25B、DNMT1 和 DNMT3b 等基因发挥抑癌作用，并且 miR-148a 的失调与结直肠癌有关[12]。Garajová 等[13]基于微阵列显著性分析和 t 检验方法的基因表达谱数据分析发现了 RB1 在无应答者中显著上调。可以通过监控 KRAS 和 NRAS 是否突变来预测结直肠癌中 EGFR 抗体治疗的临床疗效[14]。APC、KRAS、NRAS 被发现为结直肠癌中最常见的突变基因。在文献[15]中，150 名患有局部晚期直肠癌的患者在Ⅲ期临床试验中进行了治疗，在该分析中使用 RUNX3、

SOCS1、NEUROG1、IGF2 和 CACNA1G 作为标记物，通过甲基化特异性聚合酶链反应(polymerase chain reaction，PCR)评估 CpG 岛甲基化现象[CpG island methylator phenotype，CIMP，其中 CpG 是胞嘧啶(C)-磷酸(p)-鸟嘌呤(G)的缩写]。当通过启动子甲基化降低表达时，RUNX3 具有癌症抑制功能并且与结直肠癌的疾病阶段相关。通过研究这些基因及相关文献，可以发现基因 APC、KRAS 和 NRAS 出现次数较多，这表明它们可能是结直肠癌的关键病因。

4.6　本章小结

本章提出基于最优均值的鲁棒特征选择方法(OMRFE)和基于最优均值的分块鲁棒特征选择方法(OMBRFE)，通过使用结直肠癌融合数据来识别与晚期临床阶段相关的特征基因。在最优均值理论和 $L_{2,1}$ 范数的作用下，OMRFE 在融合数据上的表现优于传统方法。OMBRFE 将分块方法引入 OMRFE，并对结直肠癌融合数据中的不同基因组特征数据进行分块处理。实验研究表明，OMBRFE 能比以往的特征基因选择方法(包括 OMRFE)更有效地识别结直肠癌融合数据的特征基因。

参考文献

[1] FORBES S A，BINDAL N，BAMFORD S，et al. COSMIC：mining complete cancer genomes in the Catalogue of Somatic Mutations in Cancer[J]. Nucleic acids research，2010，39(Dsuppl 1)：945-950.

[2] SHIBAYAMA M，MAAK M，NITSCHE U，et al. Prediction of metastasis and recurrence in colorectal cancer based on gene expression analysis：ready for the clinic?[J]. Cancers，2011，3(3)：2858-2869.

[3] LEE H J，FLAHERTY P，JI H P. Systematic genomic identification of colorectal cancer genes delineating advanced from early clinical stage and metastasis[J]. BMC medical genomics，2013，6(1)：54.

[4] NIE F，YUAN J，HUANG H. Optimal mean robust principal component analysis [C]//Proceedings of International Conference on Machine Learning，2014.

[5] LIU J X，ZHENG C H，XU Y. Extracting plants core genes responding to abiotic stresses by penalized matrix decomposition[J]. Computers in biology and medicine，2012，42(5)：582-589.

[6] KILIAN J，WHITEHEAD D，HORAK J，et al. The AtGenExpress global stress expression data set：protocols，evaluation and model data analysis of UV-B light，drought and cold stress responses[J]. The plant journal，2007，50(2)：347-363.

[7] WITTEN D M，TIBSHIRANI R，HASTIE T. A penalized matrix decomposition，with applications to sparse principal components and canonical correlation analysis[J]. Biostatistics，2009，10(3)：515-534.

[8] JOURNÉE M，NESTEROV Y，RICHTÁRIK P，et al. Generalized power method for

sparse principal component analysis[J]. Core discussion papers, 2010, 11(2008070): 517-553.

[9] LIU J-X, XU Y, ZHENG C-H, et al. RPCA-based tumor classification using gene expression data [J]. IEEE/ACM transactions on computational biology and bioinformatics, 2015, 12(4): 964-970.

[10] SHEN H P, HUANG J Z. Sparse principal component analysis via regularized low rank matrix approximation [J]. Journal of multivariate analysis, 2008, 99 (6): 1015-1034.

[11] GAMERITH G P, AUER T, AMANN A, et al. Increase in antibody-dependent cellular cytotoxicity (ADCC) in a patient with advanced colorectal carcinoma carrying a KRAS mutation under lenalidomide therapy[J]. Cancer biology and therapy, 2014, 15(3): 266-270.

[12] TAKAHASHI M, CUATRECASAS M, BALAGUER F, et al. The clinical significance of MiR-148a as a predictive biomarker in patients with advanced colorectal cancer[J]. PLoS One, 2012, 7(10), e46684.

[13] GARAJOVÁ I, SLABÝ O, SVOBODA M, et al. Gene expression profiling in prediction of tumor response to neoadjuvant concomitant chemoradiotherapy in patients with locally advanced rectal carcinoma: pilot study [J]. Casopis lekaru ceskych, 2008, 147(7): 381-386.

[14] DOUILLARD J Y, OLINER K S, SIENA S, et al. Panitumumab-FOLFOX4 treatment and RAS mutations in colorectal cancer[J]. The New England journal of medicine, 2013, 369(11): 1023-1034.

[15] JO P, JUNG K, GRADE M, et al. CpG island methylator phenotype infers a poor disease-free survival in locally advanced rectal cancer [J]. Surgery, 2012, 151 (4): 564-570.

第 5 章　基于多智能体强化学习的乳腺癌致病基因预测

基因突变是由 DNA 分子中碱基对发生增添、缺失或替换而引起的基因结构变化。基因突变具有随机性，是一种可遗传的变异现象。致病基因突变通过阻止一种或多种蛋白质正常工作扰乱正常的发育或导致疾病。癌症是由控制细胞功能的基因突变所引起的一系列相关疾病的统称。导致癌症的基因突变可能遗传自父母，也可能是人体自身受致癌环境或致癌物质刺激导致细胞分裂时产生的错误。一般来说，癌细胞比正常细胞有更多的基因突变。乳腺癌是世界上最常见的疾病之一，2018 年新增乳腺癌患者约 2 000 万名[1]。医学领域的多项研究表明，BRCA1、BRCA2 和 PALB2 基因的突变会导致乳腺癌风险增加，其他与乳腺癌患病风险相关的基因突变包括 ATM、TP53、PTEN 等。因此，从乳腺癌组学数据中挖掘出与其密切相关的致病基因对乳腺癌的临床诊断、预后和治疗有着深远意义。

在生物信息学中，癌症致病基因预测通过基因排序方法实现。基于网络相似度的基因排序算法通过分析多种基因-疾病网络中的局部、全局信息，计算基因与疾病之间的相似性，从而对基因进行排序。例如，Köhler 等[2]提出重启随机游走算法（random walk with restart，RWR）利用网络全局拓扑信息对致病基因进行预测；Xu 等[3]提出多路径随机游走的网络嵌入模型对异构网络进行致病基因预测。这些方法过度依赖网络拓扑信息，不能对网络外的基因进行预测，且对癌症数据中的噪声比较敏感。随着机器学习理论的发展，基于机器学习的基因排序方法利用监督学习或非监督学习方式实现基因预测，能够挖掘到与癌症相关的致病基因，被广泛应用于癌症致病基因的预测。例如，Han 等[4]将图卷积网络和矩阵分解结合提出一种疾病基因关联任务框架 GCN-MF；Natarajan 等[5]将推荐系统中的归纳矩阵补全（inductive matrix completion，IMC）算法用于预测基因与疾病的相关性。

上述预测方法基于已有癌症组学数据进行基因预测，这些组学数据来源于对癌症患者的测序。换言之，这些方法仅能根据目前已发病患者的基因突变状态来分析基因与癌症之间的关联，无法预知患者发病前的基因突变状态，而发病前的基因突变状态与发病基因突变状态之间的差异才是癌症发生的关键。

强化学习[6]是一类结合了优化控制思想和生命体学习行为的机器学习方法，其要求待处理的问题环境拥有马尔可夫性质，即当前状态仅受上一状态的影响，与其余状态无关。强化学习希望智能体在指定的状态能够得到回报最大化的动作，并通过智能体与环境的交互进行学习，从而改变特定状态选择某个动作的趋势。强化学习是一种拥有自主决策能力的算法，它使智能体通过在环境中的不断试错得到回报值和下一时刻状态的观测值，最终学习到一个能够获取较大折扣累积回报的策略。强化学习已被成功应用于多个研究领域，例如，数据驱动控制[7]、多机协同决策[8]、交通控制[9]等。

本书通过分析基因突变，发现其过程满足马尔可夫过程，且基因突变与癌症之间的关联性可以通过强化学习中累计回报函数构建的方式进行计算。因此，基于乳腺癌突变数据，以突变基因作为智能体，本书设计一套强化学习环境与算法对患者从正常基因突变状态到死亡基因突变状态的过程进行评估、决策，旨在为癌症致病基因预测提供新思路，并挖掘出导致乳腺癌死亡状态的致病基因。最后，实验结果表明，提出的强化学习算法能够挖掘出与乳腺癌密切相关的致病基因。

5.1 问题描述

由于基因突变并非确定性事件，在非人为干涉的前提下，基因突变可看作一个随机过程。设有 N 个突变基因，任意 t 时刻基因突变状态（后文简称状态）为 $\boldsymbol{s}_t=[s_t^1,s_t^2,\cdots,s_t^N]$，其中 $s_t^k(k=1,2,\cdots,N)$ 表示第 k 个基因的突变情况，基因在 s_t^k 上发生突变则 $s_t^k=1$，不发生突变则 $s_t^k=0$。下一时刻状态为 s_{t+1}，则即在 $t+1$ 时刻状态发生的变化只与 t 时刻的状态有关，与之前 $0\sim t-1$ 的状态并无关联，即

$$P(\boldsymbol{s}_{t+1}\,|\,\boldsymbol{s}_0,\boldsymbol{s}_1,\cdots,\boldsymbol{s}_t)=P(\boldsymbol{s}_t) \tag{5-1}$$

其中，$P(\cdot)$为概率。所以可以认为基因突变对应的随机过程为马尔可夫过程。

每个癌症患者的状态不尽相同，有的状态有 100%的概率使癌症患者死亡，而有的状态有一定概率导致患者死亡(例如 100 个相同的状态中有 10 个死亡患者，则死亡率为 10%)，这里将有概率死亡的基因突变状态统称为死亡状态。设一个基因与 t 时刻状态 $\boldsymbol{s}_t$ 之间的关联性为 $r(\boldsymbol{s}_t)$，已有基因排序算法更关注对历史病例数据的数理统计，通过计算 $r(\boldsymbol{s}_t)$的大小来评价某个基因突变与癌症患者之间的联系强弱。然而这类方法没有充分考虑患者的死亡状态，且忽视了癌症的发生过程，比如死亡状态 $\boldsymbol{s}_a$ 虽然死亡率不高[$r(\boldsymbol{s}_t)$值较小]，但可能在一定时期内突变成死亡率很高的其他状态，这类状态 $\boldsymbol{s}_a$ 中的基因与癌症患者死亡之间的应该有很强的关联性。因此，对基因与癌症患者之间关联的评估不应只关注状态 $\boldsymbol{s}_t$ 中基因与癌症关联性 $r(\boldsymbol{s}_t)$，更应从一个正常状态经历漫长基因突变过程至死亡状态的角度，评估突变基因与该死亡状态的所有关联性 $\sum_{i=t}^{\infty}\boldsymbol{r}(\boldsymbol{s}_i)$的大小。

乳腺癌突变数据中，每个患者的所有基因突变状态是一个样本，每个基因在所有患者上的突变状况是一个特征，如图 5-1 所示。患者的某个基因发生突变，则记为 1(图 5-1 中黑色格子)，不发生突变则记为 0(图 5-1 中非黑色格子)。本书构建强化学习环境如下：将基因作为智能体(agent)，t 时刻基因突变状况作为状态 $\boldsymbol{s}_t$，基因突变作为动作 $\boldsymbol{a}_t$，根据死亡状态的死亡率设计回报函数 $r(\boldsymbol{s}_t)$，当智能体达到死亡状态时获得最优策略，停止与环境交互，给予高回报值。基因突变数据中的基因数目成百上千，在一个状态中，使用单智能体进行强化学习时，状态-动作空间复杂度极高，需要大量时间进行运算。为此，多智能体 DQN 算法可以用于乳腺癌突变数据的强化学习。一方面，相比于 Q 学习(Q-learning)方法，DQN 通过训练更新值函数神经网络的参数，减小状态高维度对算法训练效果的影响；另一方面，使用多智能体进行强化学习，可降低动作空间复杂度，大大减少强化学习的计算量。

多智能体 DQN 使得学习任务的复杂度减小，但多智能体的动作维度并没有下降，智能体探索到最优策略的概率很低。由于所有死亡状态均来自乳腺癌突变数据，因此将死亡状态作为专家意见指导强化学习过程，进而提出两种多智能体演示学习算法：基于行为克隆的多智能体 DQN 算法(BCDQN)和基于预训练记忆的多智能体 DQN 算法(PMDQN)。通过设置两个经验池：探索经验池 B_1 和演示经验池 B_2，来更好地实现演示学习。当智能体数量

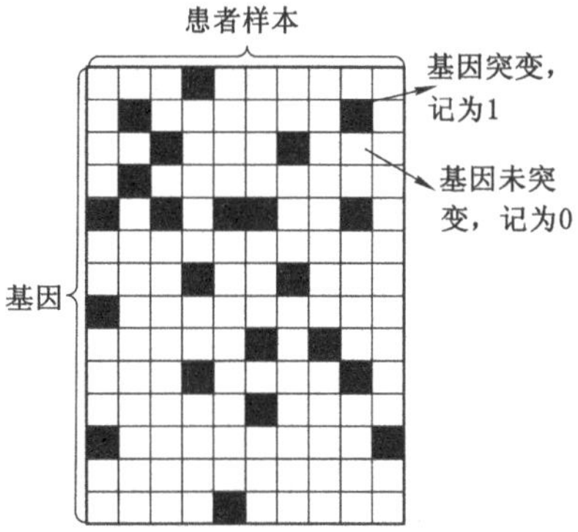

图 5-1　乳腺癌突变数据

较少时，BCDQN 使智能体在每一步探索时都给出专家意见，保证 B_1 和 B_2 在状态上同分布，实现智能体对专家策略的完全克隆；当智能体数量较大时，PMDQN 通过预训练将一定数量的专家经验保存在 B_2 中，再使智能体随机探索填充 B_1，并通过训练最终实现 B_1 和 B_2 完全同分布，这能够使 B_2 提供的样本间的相关性下降，从而加快算法的学习。

5.2　环境设计

设基因数为 N，则构建一个 $N\times N$ 的状态-动作空间。状态空间 S 中任一状态 $\boldsymbol{s}_t=[s_t^1,s_t^2,\cdots,s_t^N]$ 为 N 维二进制向量，其中 $s_t^k(k=1,2,\cdots,N)$ 的取值满足：基因在 s_t^k 上发生突变则 $s_t^k=1$，不发生突变则 $s_t^k=0$。动作空间 A 中动作 $\boldsymbol{a}_t=[a_t^1,a_t^2,\cdots,a_t^N]$ 为 N 维二进制向量，其中 $a_t^k(k=1,2,\cdots,N)$ 满足：基因在 s_t^k 下一状态发生突变则调整 $a_t^k=1$，不发生突变则 $a_t^k=0$。状态间的状态转移 s_{t+1} 满足：

$$\boldsymbol{s}_{t+1}=\boldsymbol{s}_t\oplus\boldsymbol{a}_t=[s_t^k\oplus a_t^k,\cdots,s_t^k\oplus a_t^k] \tag{5-2}$$

其中，$\oplus$ 为异或运算。定义汉明距离 D 为

$$D(\boldsymbol{s}_t,\boldsymbol{s}_{t+1})=\sum_{i=1}^{N}s_t^k\oplus s_{t+1}^k=\|\boldsymbol{a}_t\|_1 \tag{5-3}$$

回报函数 $\boldsymbol{r}(\boldsymbol{s}_t)$ 的定义如下：

$$\boldsymbol{r}(\boldsymbol{s}_t)=\begin{cases}-1-\eta D(\boldsymbol{s}_t,\boldsymbol{s}_{t+1}) & \text{（存活状态）}\\ -\eta D(\boldsymbol{s}_t,\boldsymbol{s}_{t+1}) & \text{（死亡状态）}\end{cases} \tag{5-4}$$

其中，设死亡状态(Dead)的死亡率为 P_d，若状态对应的死亡率 P_d 不为 0，则智能体在该状态有 P_d 的概率死亡。若智能体触发死亡事件，则停止智能体与环境的交互。智能体在环境中探索时，智能体如果存活则给予智能体负的回报，智能体在环境中存活的时间越长，对应的累计回报 $\sum_{i=t}^{\infty}\gamma^{i-t}r(\boldsymbol{s}_i)$ 就越低，其中，$\gamma(0<\gamma<1)$ 为折扣因子。而 D 则限制了状态的变化幅度，以避免违背基因突变的客观规律，即智能体要想获得更高的回报则必须用较小的动作幅度触发死亡事件。由于 D 的值在 N 足够大的情况下会远大于 1，由霍夫丁不等式可知，随机变量总和与其期望值之间的偏差上限与随机变量取值区间大小正相关，所以使用常数 $\eta(0<\eta<1)$ 限制回报变化范围大小，减少学习任务的复杂度。

5.3 基于多智能体强化学习的乳腺癌致病基因预测

强化学习目标是找到最优策略 $\pi^*=P(\boldsymbol{a}_t|\boldsymbol{s}_t)$，即最大化期望折扣回报：

$$E\left[\sum_{i=t}^{\infty}\gamma^{i-t}r(\boldsymbol{s}_i)\right] \tag{5-5}$$

最常用的强化学习算法为异策略(off-policy)的 Q-learning[6]。对于当前的学习问题，Q-learning 的算法迭代公式为：

$$Q(\boldsymbol{s}_t,\boldsymbol{a}_t)=Q(\boldsymbol{s}_t,\boldsymbol{a}_t)+\alpha[r(\boldsymbol{s}_t)+\gamma\max_a Q(\boldsymbol{s}_{t+1},\boldsymbol{a})-Q(\boldsymbol{s}_t,\boldsymbol{a}_t)] \tag{5-6}$$

由算法迭代公式可以看出，Q-learning 方法要求智能体使用贪婪算法进行动作选择，从而刚性地保证算法的收敛。Q-learning 方法倾向于直接估计状态-动作值矩阵。在所设计的环境中，状态、动作都是二进制向量，所以动作空间复杂度为 2^{N+1}，状态空间复杂度为 2^N。如果使用 Q-learning 算法，需要估计复杂度为 2^{2N+1} 的值函数矩阵。Q-learning 学习算法在 N 很大时，需要耗费大量时间遍历求解值函数矩阵。本书选择使用 DQN 算法[10]通过神经网络训练更新值函数的参数，减小状态维度对算法训练效果的影响。DQN 算法的更新目标为：

$$Y_t=r(s_t)+\gamma\max_a Q(\boldsymbol{s}_{t+1},\boldsymbol{a};\theta) \tag{5-7}$$

其中，θ 为值函数网络参数。相应的损失函数为：

$$L(\theta)=E[(Y-Q(\boldsymbol{s},\boldsymbol{a};\theta))^2] \tag{5-8}$$

DQN 算法采用经验回放技术，训练值函数网络所用的数据需要从环境交互得到的经验信息中随机采样得到，以消除训练数据之间的相关性，从而满足深度学习对训练集数据独立同分布的前提条件。DQN 算法使得强化学习可以高效地处理状态-动作空间维度较大的学习问题，并通过经验回放技术提高了经验数据的利用效率，提高了算法的学习效率。

5.3.1 多智能体 DQN

在本章的环境中，如果使用单智能体深度强化学习算法，则其状态-动作空间复杂度为 2^{2N+1}；如果使用多智能框架，则会使 2^{N+1} 的动作空间复杂度变为 $2N$，整体上的状态-动作空间复杂度则变为 $N\times2^{N+1}$。环境所使用的基因数 N 一般很大，因此 $N\times2^{N+1}\ll2^{2N+1}$，多智能体框架可以大幅降低学习问题的复杂程度，减少了设计单智能体所需的网络参数。

此多智能体强化学习框架如图 5-2 所示。首先，将 $\boldsymbol{s}_t=[s_t^1,s_t^2,\cdots,s_t^N]$ 输入到具有 N 个智能体的值网络中，根据 t 时刻每个基因的突变状态，分别输出动作 $\boldsymbol{a}_t$，并将输出的 a_t^k 组合成 $\boldsymbol{a}_t$，与 $\boldsymbol{s}_t$ 生成新状态 $\boldsymbol{s}_{t+1}$。之后，根据乳腺癌突变数据中患者的死亡状态，判断是否停止与环境交互，如果不停止，则将 $\boldsymbol{s}_{t+1}$ 输入网络继续上述迭代过程。

相应的，每个智能体的更新目标为：

$$Y_t^k=r(\boldsymbol{s}_t)+\gamma\max_{a^k}Q^k(\boldsymbol{s}_{t+1},a^k;\theta^k) \tag{5-9}$$

其中，第 k 个智能体的动作 a^k 属于各自的动作空间 A^k，θ^k 则为第 k 个智能体的值函数网络参数。则第 k 个智能体系统的损失函数为：

$$L(\theta^k)=E\left[\sum_{k=1}^{N}(Y^k-Q^k(\boldsymbol{s},a^k;\theta^k))^2\right] \tag{5-10}$$

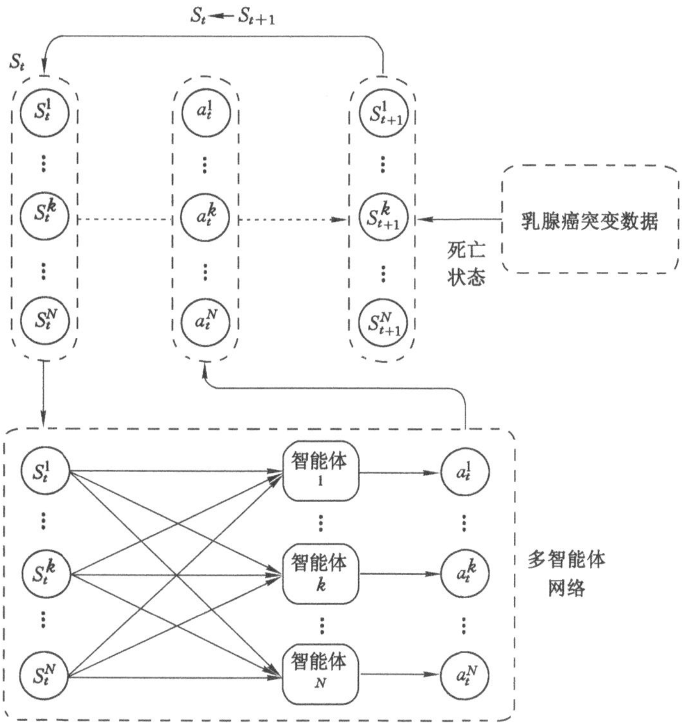

图 5-2　多智能体强化学习框架(以第 k 个智能体为例)

多智能体 DQN 的伪代码如算法 1 所示：

算法 1：多智能体 DQN

输入：最大迭代次数为 $I_{\max}$，折扣因子为 γ，学习率 η，智能体个数 N

输出：网络参数 θ^k ($k=1,2,\cdots,N$)

初始化网络 θ^k ($k=1,2,\cdots,N$)

While $I<I_{\max}$：

　　$t=0$

　　随机初始化状态 s_t

　　While $t\leqslant t_{\max}$或者患者死亡：

　　　For $k=1:N$

　　　　　计算动作：$a_t^k=\arg\max\limits_{a^k} Q^k(s_t,a^k;\theta^k)$

　　　end For

　　环境中应用动作 $\boldsymbol{a}_t=[a_t^1,a_t^2,\cdots,a_t^N]$，并返回回报 $r(\boldsymbol{s}_t)$ 和下一时刻状态 $\boldsymbol{s}_{t+1}$

　　$t\leftarrow t+1$

　　end While

　　$I\leftarrow I+1$

　　For $k=1:N$

　　　随机采样并更新 θ^k：$\theta^k\leftarrow\theta^k+\eta\nabla_{\theta^k}E\left[\sum\limits_{k=1}^{N}(Y^k-Q^k(\boldsymbol{s},a^k;\theta^k))^2\right]$

　　end For

end While

5.3.2 多智能体演示学习

本书环境中的基因数目 N 一般很大，则对应的动作维度也很大，这使得智能体通过随机探索找到最优路径的概率很低。目前深度强化学习的学习环境的状态维度往往远大于动作空间维度，这些算法应用于本环境时的学习速度、编码复杂度以及最后算法的收敛效果都欠佳。

单纯使用多智能体框架也不能完全避免难以探索得到最优路径的问题。学习任务的复杂度下降，但动作的维数并没有下降，随机探索得到最优策略的概率还是很低。因为环境中包含的所有死亡状态和状态转移都已知，将死亡状态作为专家意见，采用演示学习[11]方式可加快算法的学习。

在计算专家意见对应的回报 $r^e(s_t)$ 时，需要考虑死亡概率，即

$$r^e(s_t)=E[r(s_t)]=-1+P_d(s^*)-\eta D(s_t,s^*) \tag{5-11}$$

其中，s^* 为目标状态，$P_d(s^*)$ 为目标状态的死亡概率。这时，每个智能体的更新目标为：

$$Y_t^{e,k}=r^e(s_t)+\gamma \max_{a^k}(Q(s_{t+1},a^k;\theta^k)) \tag{5-12}$$

如果专家意见对应的回报和环境的期望回报 $E[r(s_t)]$ 不相符，值估计将不收敛。专家系统给出的动作 a^* 即为最优动作。

为了更好地实现演示学习，单独设计一个经验池 B_2 来保存演示经验。设概率为 P_s，将随机探索得到的经验池 B_1 和演示经验池 B_2 的经验按照 P_s 的概率进行采样，即用于网络训练的每批(Batch)样本有 P_s 的概率从 B_1 采样，$1-P_s$ 的概率从 B_2 采样。基于值的强化学习问题本质上还是对值函数的拟合问题，所以无论是专家经验还是智能体随机探索得到的非最优解经验都需要被应用于值迭代。

(1) 基于行为克隆的多智能体 DQN 算法

启发于行为克隆[12]的思想，在智能体随机探索的同时，对应每一步都给出相应的专家意见，专家意见即为最优策略，以保证 B_1 和 B_2 状态上同分布。算法的每一次迭代训练都会拉近 B_1 和 B_2 之间对应动作的分布差异，当算法收敛时，B_1 和 B_2 将完全同分布，从而实现了智能体对专家策略的完全克隆。BCDQN 的优势是算法会收敛到与专家策略完全相同的策略上。

令 L^o、L^e 分别为智能体探索系统和专家演示系统的损失函数，则有：

$$L^o(\theta^k)=E_{s\sim\psi,a\sim\varphi}\left[\sum_{k=1}^{N}(Y^k-Q^k(s,a^k;\theta^k))^2\right] \tag{5-13}$$

$$L^e(\theta^k)=E_{s\sim\psi,a\sim\varphi',\varphi'\sim\pi^*(\psi)}\left[\sum_{k=1}^{N}(Y^{e,k}-Q^k(s,a^k;\theta^k))^2\right] \tag{5-14}$$

最终 BCDQN 的损失函数为：

$$L(\theta^k)=P_sL^o(\theta^k)+(1-P_s)L^e(\theta^k) \tag{5-15}$$

其中，ψ、φ 分别为探索路径下的状态空间和动作空间。

BCDQN 算法的伪代码如下：

算法 2:BCDQN 算法

输入:最大迭代次数为 I_{max},折扣因子为 γ,学习率为 η,智能体个数为 N,概率为 P_s,初始化探索经验池 B_1 和演示经验池 B_2

输出:网络参数 θ^k ($k=1,2,\cdots,N$)

初始化网络 θ^k ($k=1,2,\cdots,N$)

While $I<I_{max}$:

  $t=0$

  随机初始化状态 $\boldsymbol{s}_t$

  While $t\leqslant t_{max}$或者患者死亡:

   For $k=1:N$

    计算动作:$a_t^k=\arg\max\limits_{a^k} Q^k(s_t,a^k;\theta^k)$

    计算专家动作 a_t^{*k}

   end For

   环境中应用动作 $\boldsymbol{a}_t=[a_t^1,a_t^2,\cdots,a_t^N]$,并返回回报 $r(\boldsymbol{s}_t)$和下一时刻状态 $\boldsymbol{s}_{t+1}$,存入 B_1

   环境中应用动作 $\boldsymbol{a}_t^*=[a^{*1}_t,a^{*2}_t,\cdots,a^{*N}_t]$,并返回期望回报 $r^e(\boldsymbol{s}_t)$ 和下一时刻状态 s_{t+1},存入 B_2

   $t\leftarrow t+1$

  end While

  $I\leftarrow I+1$

  For $k=1:N$

   随机采样并更新 θ^k:$\theta^k\leftarrow\theta^k+\eta\nabla_{\theta_k}(P_sL^o(\theta^k)+(1-P_s)L^e(\theta^k))$

  end For

end While

(2) 基于预训练记忆的多智能体 DQN 算法

然而随着 N 的增大,B_1 和 B_2 状态上同分布反而会使得智能体难以找到最优路径。N 越大,智能体的随机探索得到最优路径的概率就越低,经验池里经验向量来自同一条路径的概率就越高,这间接增加了训练样本间的相关性。而深度强化学习要求训练样本间要尽可能独立,所以 PMDQN 先使智能体在环境中进行预训练,并将数量 T 的专家经验保存在 B_2 中,然后不再对 B_2 进行更新。随后使智能体进行随机探索填充 B_1,并继续智能体的训练。由于最终算法收敛时,B_1 和 B_2 不一定会完全同分布,智能体不能保证学习到最优策略。但 PMDQN 可以使专家经验池提供的样本间的相关性下降,并加快了算法的学习速度。

智能体探索系统和专家演示系统的损失函数分别为 L^o、L^e,则有:

$$L^o(\theta^k)=E_{s\sim\psi,a\sim\varphi}\left[\sum_{k=1}^{N}(Y^k-Q^k(\boldsymbol{s},a^k;\theta^k))^2\right] \tag{5-16}$$

$$L^e(\theta^k)=E_{(s,a)\sim B_2}\left[\sum_{k=1}^{N}(Y^{e,k}-Q^k(\boldsymbol{s},a^k;\theta^k))^2\right] \tag{5-17}$$

最终 PMDQN 的损失函数为:

$$L(\theta^k)=P_sL^o(\theta^k)+(1-P_s)L^e(\theta^k) \tag{5-18}$$

PMDQN 算法伪代码如下:

算法 3：PMDQN 算法

输入：最大迭代次数为 $I_{\max}$，折扣因子为 γ，学习率为 η，智能体个数为 N，概率为 P_s，初始化经验池 B_1 和演示经验池 B_2

输出：网络参数 θ^k $(k=1,2,\cdots,N)$

While $I<T$：

随机生成 s_t

计算专家动作 a_t^{*k}

环境中应用动作 $a_t^*=[a_t^{*1},a_t^{*2},\cdots,a_t^{*N}]$，并返回期望回报 $r^e(s_t)$ 和下一时刻状态 s_{t+1}，存入演示经验池 B_2

初始化网络 θ^k $(k=1,2,\cdots,N)$

While $I<I_{\max}$：

$t=0$

随机初始化状态 s_t

While $t\leqslant t_{\max}$或者患者死亡 ：

For $k=1:N$

计算动作：$a_t^k=\arg\max\limits_{a^k} Q^k(s_t,a^k;\theta^k)$

end For

环境中应用动作 $a_t=[a_t^1,a_t^2,\cdots,a_t^N]$，并返回回报 $r(s_t)$ 和下一时刻状态 s_{t+1}存进经验池 B_1

$t\leftarrow t+1$

end While

$I\leftarrow I+1$

For $k=1:N$

随机采样并更新 θ_k：$\theta^k\leftarrow\theta^k+\eta\nabla_{\theta^k}(P_sL^o(\theta^k)+(1-P_s)L^e(\theta^k))$

end For

end While

5.3.3 基于多智能体 DQN 的乳腺癌致病基因排序

通过比较每个基因突变状态 s^k 的值 $F(s^k)$进行乳腺癌致病基因排序，$F(s^k)$可表示为

$$F(s^k)=E[Q(\boldsymbol{s}|_{s^k=0},a^k=1;\theta^k)]+E[Q(\boldsymbol{s}|_{s^k=1},a^k=0;\theta^k)] \tag{5-19}$$

由于第 k 个智能体从未突变状态($s^k=0$)到最终突变状态($s^k=1$)采取的动作为 $a^k=1$；从突变状态($s^k=1$)到最终突变状态($s^k=1$)采取的动作为 $a^k=0$，所以 $F(s^k)$可以用于表示基因 s^k 突变对患者死亡贡献度的高低。这里默认最终状态为未突变状态($s^k=0$)时对分析乳腺癌突变基因无意义。

多智能体框架中，每一个智能体只处理动作空间为 2、状态空间为 2^N 的强化学习问题，并使用基于值的强化学习算法来进行训练，这时输入为 N 维二进制向量，输出为 2 维的 Q 值，因此多智能框架对神经网络结构的要求不高。为了加快多智能体的训练速度，所有 DQN 算法仅使用单层神经网络，即第 k 个网络参数 θ^k 只包含权值向量 $\boldsymbol{w}^k$ 和偏置向量 $\boldsymbol{b}^k$。则有：

$$E[Q(\boldsymbol{s}|_{s^k=0},a^k=1;\theta^k)]+E[Q(\boldsymbol{s}|_{s^k=1},a^k=0;\theta^k)]=2^{N-1}(\|\boldsymbol{w}^k\|_1+\|\boldsymbol{b}^k\|_1) \tag{5-20}$$

由于 $\arg\max\limits_k(F(s^k))\sim\arg\max\limits_k(\|\boldsymbol{w}^k\|_1+\|\boldsymbol{b}^k\|_1)$，所以最终使用下式进行致病基

因排序：

$$f(s^k) = \| \boldsymbol{w}^k \|_1 + \| \boldsymbol{b}^k \|_1 \tag{5-21}$$

5.4 实验结果与分析

在本节中，利用乳腺癌基因突变数据构建的环境来预测乳腺癌的致病基因。乳腺癌突变数据由 TCGA 数据官网（https://portal.gdc.cancer.gov）下载得到。理论上，选择越多的基因作为智能体进行强化学习训练，得到的致病基因预测结果越翔实、可靠，但是智能体越多，状态-动作空间复杂度就越高，可能导致算法无法在一定时间内收敛，且需要很大的计算代价。因此，根据乳腺癌突变数据中的基因突变率将实验设置为两组：第一组选择基因突变率≥50%的基因，得到 $N=188$ 个基因，其中包含 53 种不同的死亡状态；第二组选择基因突变率≥30%的基因，得到 $N=420$ 个基因，其中包含 81 种不同的死亡状态。由于 BCDQN 比 PMDQN 算法更稳定，所以 $N=188$ 时使用 BCDQN 算法。当 $N=420$ 时，BCDQN 需耗费大量时间进行训练，为了使算法快速收敛，使用 PMDQN 算法进行训练。

5.4.1 实验分析

当 $N=188$ 时，使用 BCDQN 进行训练。多智能体在 53 个死亡状态上的回报值如图 5-3 所示，其中，横坐标表示 episode（回合数），纵坐标表示回报值。由图 5-3 可见，多智能体可在所有死亡状态上学习到稳定、最高的回报值。图 5-4 表示当 $N=188$ 时，多智能体完成任务情况（达到死亡状态），其中，横坐标表示 episode，纵坐标表示完成任务的次数。图 5-4 中除 0,1,6,7 四个死亡状态外，智能体都能够稳定学习到死亡状态的最优策略。智能体在 0,1,6,7 四个死亡状态产生波动是由于这几个死亡状态的死亡率较低，智能体无法完全保证稳定学习到最优策略。

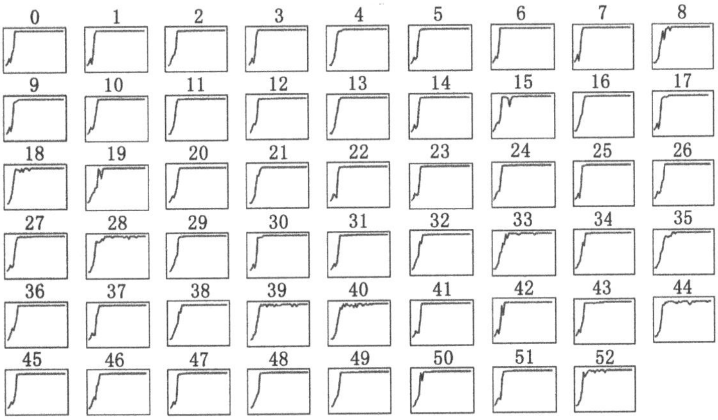

图 5-3　当 $N=188$ 时多智能体在 53 个死亡状态上的回报值

当 $N=420$ 时，使用 PMDQN 进行训练。多智能体在 81 个死亡状态上的回报值如图 5-5 所示。这时，除 61,62,67,69,71 五个死亡状态外，多智能体可在其余所有死亡状态上学习到最高的回报值。图 5-6 是当 $N=420$ 时，多智能体完成任务情况。除 61,62,67,69,

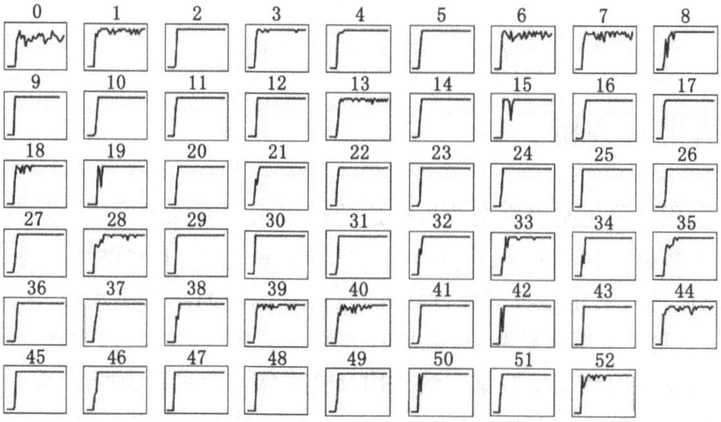

图 5-4　当 $N=188$ 时多智能体在 53 个死亡状态上的完成任务情况

71 五个死亡状态外，智能体都能够学习到死亡状态的最优策略。这五个死亡状态不能学习到最优策略的原因有两个：其一是由于智能体增多而导致动作-状态空间复杂度增大，智能体训练时间不够长，暂时没有学习到最优策略；其二是智能体的增多使得死亡状态中的死亡率变得极低，智能体无法学习到这些死亡状态。

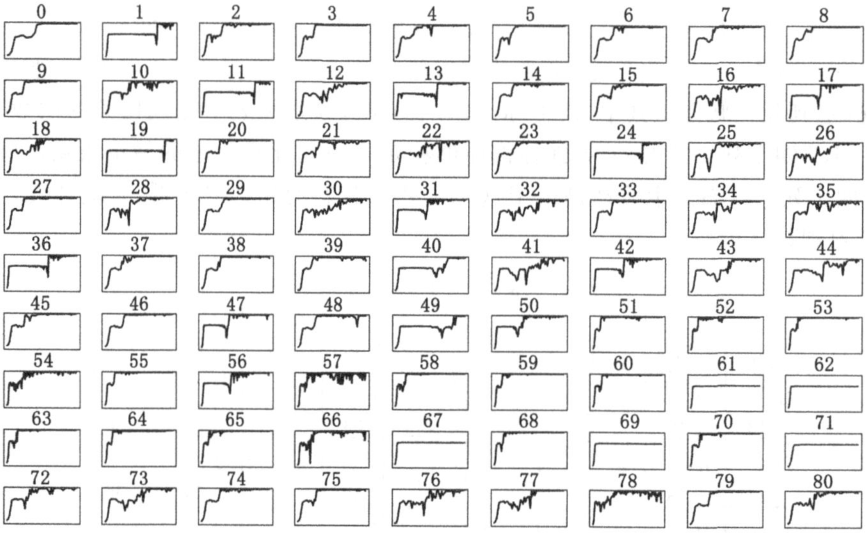

图 5-5　当 $N=420$ 时多智能体在 81 个死亡状态上的回报值

5.4.2　致病基因分析

$N=188$ 和 $N=420$ 时 BCDQN 和 PMDQN 预测的前 10 个致病基因如表 5-1 所示。在这两种情况下，预测的致病基因有重叠部分：TP53、MYC 和 PVT1。为进一步验证预测得到的致病基因是否与乳腺癌密切相关，首先利用 ToppGene 工具（获取网站：https://toppgene.cchmc.org/）进行基因富集分析，得到的富集分析圈图如图 5-7、图 5-8 所示。基

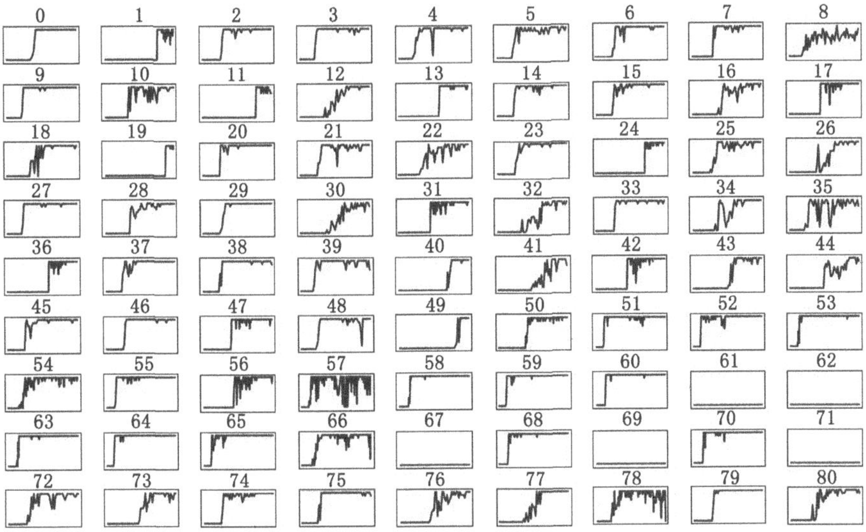

图 5-6　当 $N=420$ 时多智能体在 81 个死亡状态上完成任务情况

因富集分析是指将一组基因按照基因组注释信息进行分类的过程，能够发现基因间是否具有某方面的共性。基因组注释信息存储于基因注释数据库(gene anotation database)，能够帮助理解基因功能，发现基因与疾病之间的关联等。这里采用的基因注释数据库是基因本体数据库(gene ontology，GO)，其涵盖多种语义分类，如分子功能、生物学过程、细胞组分等。Term 是 GO 数据库中的基本描述单元，可描述基因产物的功能，例如，Term：regulation of DNA biosynthetic process，描述的是一组基因在生物过程中对 DNA 生物合成过程起调节作用。

表 5-1　$N=188$ 和 $N=420$ 时强化学习算法预测的前 10 个致病基因

序号	$N=188$	$N=420$
1	TP53	TP53
2	FAM91A1	PIK3CA
3	TNFRSF11B	TG
4	KCNQ3	HHLA1
5	MYC	ASAP1
6	COL14A1	CASC8
7	CCDC26	SNORA12
8	CCN3	MYC
9	PVT1	PVT1
10	DSCC1	RN7SL329P

富集分析圈图(图 5-7、图 5-8)中圆形的左半圆部分表示基因，右半边表示 Term，基因与 Term 之间有连线表示基因产物与 Term 相关，一个基因与越多的 Term 相连，则表示该基因的产物功能越多。图 5-7 是在 $N=188$ 时，前 10 个致病基因的富集分析圈图，其中，基

因 CCDC26 无法与其他基因得到富集结果。图 5-7 中的 Term 是富集结果的众多 Term 中与乳腺功能密切相关的 15 个 Term，基因 MYC 与最多数目的 Term 相连，且与多个乳腺癌相关的 Term 有关，表示 MYC 与乳腺癌的发生、发展最为密切，其次是基因 TP53。由此可见，图 5-7 中的 9 个基因的产物都与乳腺癌的发病过程相关。在文献[13]中，CCDC26 作为下调基因，可在多种癌症的发生过程产生作用，例如白血病、胶质瘤等。

图 5-8 是在 $N=420$ 时，前 10 个致病基因的富集分析圈图，本书从富集结果的众多 Term 中选择了与乳腺功能密切相关的 18 个 Term。基因 TP53、MYC、PIK3CA、PVT1 和 TG 与这 18 个 Term 相关，表明它们与乳腺癌有关联。虽然基因 HHLA1、ASAP1 与上述 18 个 Term 无关，但它们与基因 MYC、PVT1、TG 一起与 Term：Human Leukemia Schoch05 1052genes 相关，即它们与白血病相关。基因 SNORA12 在文献[14]中被验证为宫颈癌的 8 个过表达基因之一。根据 RNA 测序结果，基因 RN7SL329P 是前列腺癌中前 10 位差异表达的长链非编码 RNAs(long noncoding RNA，lncRNAs)[15]。

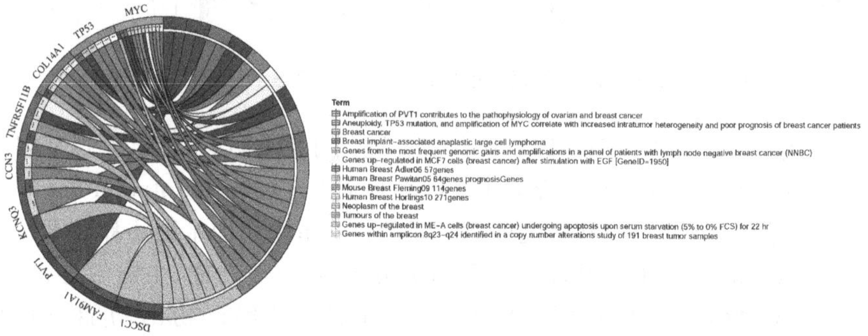

图 5-7　$N=188$ 时前 10 个致病基因的富集分析圈图

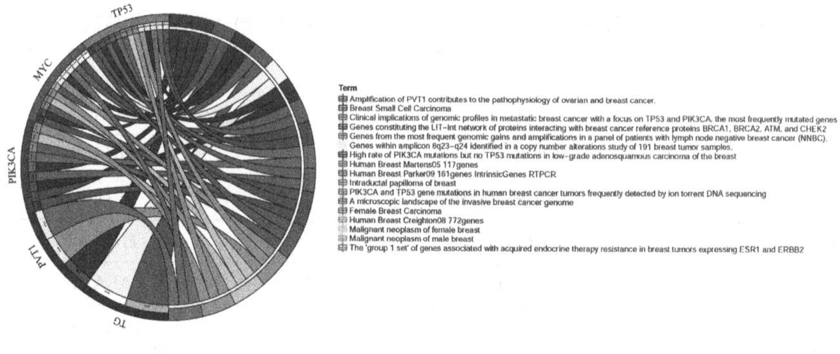

图 5-8　$N=420$ 时前 10 个致病基因的富集分析圈图

值得注意的是，生命科学是一门实验科学，由人类在长期的科学探究中不断积累知识逐步完善。本书预测的部分致病基因现阶段虽与乳腺癌无直接关联，但它们参与了其他癌症的发生过程，可作为乳腺癌的候选致病基因以待临床验证。导致乳腺癌风险增加最常见的突变基因 BRCA1、BRCA2 和 PALB2 没有出现在本实验中，这是由于这些基因的突变率没有达到实验设置要求，所以在 $N=188$ 和 $N=420$ 中不包含这些基因。此外，本书旨在为癌症致病基因预测提供一种强化学习思路，受篇幅限制，这里仅提供了两种方法预测的前 10

个基因，排名靠后的基因不再进行分析，这并不代表排序靠后的基因与乳腺癌无关，例如，$N=420$ 时，排序第二位的基因 PIK3CA 并没有出现在 $N=188$ 的前 10 个基因中，但它排在 $N=188$ 的第 23 位。

5.5　本章小结

本章基于乳腺癌突变数据，构建多智能体强化学习环境，并根据突变数据特性设计了两种基于演示学习的多智能体 DQN 算法。借鉴行为克隆思想提出 BCDQN 算法，将患者死亡状态作为专家信息，对智能体的每一步探索都给予指导，保证智能体探索到与专家策略相同的策略。为了使更多智能体快速进行强化学习，并减小样本间的相关性，提出 PMDQN 算法，通过预训练方式将一定数量的专家经验保存在专家经验池中，然后令智能体进行随机探索，最终实现探索经验池与专家经验池完全同分布。最后，通过基因富集分析对预测得到的致病基因进行分析，实验结果表明，提出的方法能够挖掘出乳腺癌致病基因。同时，所提出算法也挖掘出一些与其他癌症的发生过程相关的基因，它们可作为乳腺癌的候选致病基因。

参考文献

[1] WISESTY U N, MENGKO T R, PURWARIANTI A. Gene mutation detection for breast cancer disease: a review[J]. IOP conference series: materials science and engineering, 2020, 830(3): 032051.

[2] KÖHLER S, BAUER S, HORN D, et al. Walking the interactome for prioritization of candidate disease genes[J]. The American journal of human genetics, 2008, 82(4): 949-958.

[3] XU B, LIU Y, YU S, et al. A network embedding model for pathogenic genes prediction by multipath random walking on heterogeneous network[J]. BMC medical genomics, 2019, 12(Suppl 10): 188.

[4] HAN P, YANG P, ZHAO P L, et al. GCN-MF: Disease-gene association identification by graph convolutional networks and matrix factorization[C]//Proceedings of the 25th ACM SIGKDD International Conference, 2019.

[5] NAGARAJAN N, DHILLON I S. Inductive matrix completion for predicting gene-disease associations[J]. Bioinformatics, 2014, 30(12): i60-i68.

[6] SUTTON R S, BARTO A G. Reinforcement learning[M]. Cambridge: MIT Press, 1998.

[7] 庞文砚，范家璐，姜艺，等. 基于强化学习的部分线性离散时间系统的最优输出调节[J]. 自动化学报，2021，47(x)：1-12.

[8] 施伟，冯旸赫，程光权，等. 基于深度强化学习的多机协同空战方法研究[J]. 自动化学报，2021，47(7)：1610-1623.

[9] WU T, ZHOU P, WANG B H, et al. Joint traffic control and multi-channel

reassignment for core backbone network in SDN-IoT:a multi-agent deep reinforcement learning approach[J]. IEEE transactions on network science and engineering, 2021, 8(1):231-245.

[10] MNIH V, KAVUKCUOGLU K, SILVER D, et al. Human-level control through deep reinforcement learning[J]. Nature, 2015, 518(7540):529-533.

[11] MARTÍNEZ D, ALENYÀ G, TORRAS, C. Relational reinforcement learning with guided demonstrations[J]. Artificial intelligence, 2017, 247:295-312.

[12] TORABI F, WARNELL G, STONE P. Behavioral cloning from observation[C]// Proceedings of the Twenty-Seventh International Joint Conference on Artificial Intelligence, 2018.

[13] ANINDYA B. Abstract IA13: It takes two to tango: the PVT1-MYC alliance in human cancer[J]. Cancer research, 2016, 76(6):IA13.

[14] ROYCHOWDHURY A, SAMADDER S, DAS P, et al. Deregulation of H19 is associated with cervical carcinoma[J]. Genomics, 2020, 112(1):961-970.

[15] LI Z H, TENG J F, JIA Z M, et al. The long non-coding RNA PCAL7 promotes prostate cancer by strengthening androgen receptor signaling[J]. Journal of clinical laboratory analysis, 2021, 35(2):e23645.

第 6 章　基于样本扩充及深度学习的癌症样本分类

通常，基因表达谱数据可以从多个样本中获得，包括癌症样本和正常样本。通过比较癌症样本和正常样本中的基因表达水平，研究人员可以更好地了解癌症的病理。当前的亟待解决的问题是如何有效地区分癌症样本和正常样本。

本章主要研究癌症的样本分类问题。针对深度学习模型在进行癌症基因表达谱数据分类时训练样本严重不足的问题，提出一种基于降噪自动编码器的样本扩充方法，对数据中的训练样本进行随机破损处理，并将每次破损处理的样本保存，得到大量的辅助样本，进而解决训练样本不足的问题。破损的样本具有较强的鲁棒性，并在一定程度上减轻了训练数据与测试数据的差异。最终将样本扩充方法分别与栈式自动编码器和 1 维卷积神经网络结合，设计了两种基于样本扩充的深度学习模型进行癌症样本分类。

6.1　研究动机

为了有效区分癌症样本和正常样本，已经提出了许多分类方法，例如 SVM 和神经网络等。在所有分类方法中，深度学习模型表现出非常好的性能。深度学习模型可以学习数据的高级表示，并且在许多研究领域取得了良好的表现。根据文献[1]对深度学习在生物信息学中应用的综述，深度学习模型已被广泛应用于生物信息学领域。栈式自动编码器(SAE)[2]是一个多层神经网络，可以尽可能地再现输入信号，它已被广泛应用于许多领域。卷积神经网络(CNN)[3]是较具影响力的深度学习模型。CNN 已经被证明在各种视觉任务上比其他传统方法有更好的性能。由于基因表达谱数据的小样本特点，而深度学习模型在进行分类任务时需要大量的训练样本，这导致深度学习的应用在癌症样本分类中并不多见。

在文献[4]中，SAE 被成功应用于癌症数据分类，对于某一特定癌症基因表达谱数据的具体分类过程如下：首先，使用 PCA 对特征空间进行降维；其次，将来自相同平台的不同癌症基因表达谱数据作为无标签数据进行特征学习；最后，使用该数据固有的样本标签来调整在上一步骤中学习的特征的权重，对癌症基因表达数据进行分类。文献[4]虽然在一定程度上解决了基因表达谱数据训练样本不足的问题，但其缺点是没有考虑目标癌症数据与其他癌症基因表达谱数据之间的差异，这些差异可能对癌症分类产生负面影响。

在本章中，提出了一种基于降噪自动编码器的样本扩充(sample expansion，SE)方法来解决癌症基因表达谱数据训练样本不足的问题。得益于降噪自动编码器(DAE)[5]的启发，对数据中的训练样本进行随机破损处理，并将每次破损处理的样本保存，得到大量的辅助样本，进而解决癌症基因表达谱数据训练样本不足的问题。破损的样本具有较强的鲁棒性，并在一定程度上减轻了训练数据与测试数据的差异。此外，为了提高癌症样本分类的精度，将样本扩充方法与深度模型结合，设计了两种基于样本扩充的深度学习模型：基于样本扩充的栈式自动编码器(sample expension based stacked autoencoder，SESAE)和基于样本扩充的 1 维卷积神经网络(sample expension based 1-dimensional convolutional neural network，

SE1DCNN)。通常情况下,CNN 模型将 2 维图像作为输入以实现卷积运算,然而,癌症基因表达谱数据中每个样本是一个 1 维的向量,这导致传统的 CNN 模型不适用于癌症分样本类。1 维 CNN 模型(1DCNN)要求输入的是 1 维向量,并且已被应用于分析许多领域的 1 维样本,例如,Hu 等[6]利用 1DCNN 处理 1 维的光谱通道,因此,本章利用 1DCNN 实现癌症样本分类。

6.2 样本扩充方法

传统的自动编码器(AE)可以通过编码器学习有用的表示,但是,无法通过使用 AE 学习得到鲁棒的特征。Vincent 等[5]提出了一种可以获得数据高层表示的策略:利用一定的概率分布将输入层矩阵的值进行破坏(随机置为 0),简称为降噪。这个策略有两个优点:一方面,通过破损的数据训练得到的权值噪声较小;另一方面,破损的数据在一定程度上减小了训练数据与测试数据之间的差异。这种降噪策略已成功用于 AE 中,称为降噪自动编码器。图 6-1 是 AE 模型和 DAE 模型的图形表示,其中图 6-1(a)是 AE 模型,图 6-1(b)是 DAE 模型。在 AE 模型中,首先,将 $\boldsymbol{x}$ 作为输入;其次,通过编码器将 $\boldsymbol{x}$ 映射到 $\boldsymbol{y}$;再次,通过 AE 计算对 $\boldsymbol{y}$ 进行解码来重构 $\boldsymbol{x}$,并生成重构向量 $\boldsymbol{z}$;最后,计算 $\boldsymbol{x}$ 和 $\boldsymbol{z}$ 之间的重构误差。在图 6-1(b)中,与 AE 相比 DAE 加入了降噪的操作。首先,将原始数据 $\boldsymbol{x}$ 随机破损为 $\tilde{\boldsymbol{x}}$,在 $\tilde{\boldsymbol{x}}$ 中,填充黑色的位置被置为 0;其次,破损的数据 $\tilde{\boldsymbol{x}}$ 通过编码器映射到 $\boldsymbol{y}$;再次,DAE 通过解码 $\boldsymbol{y}$ 重构 $\boldsymbol{x}$,并生成重构向量 $\boldsymbol{z}$;最后,计算 $\boldsymbol{x}$ 和 $\boldsymbol{z}$ 之间的重构误差。

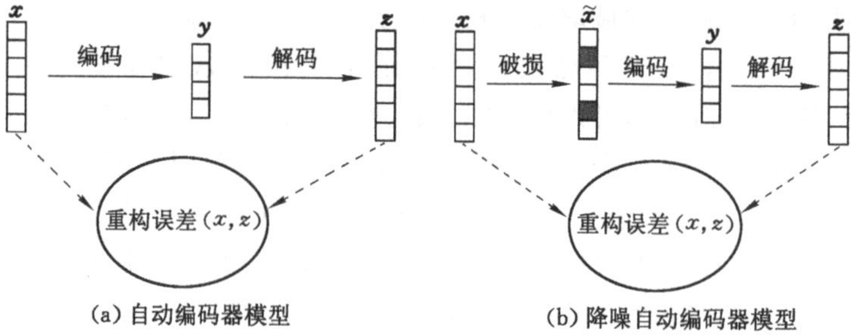

图 6-1　自动编码器与降噪自动编码器的区别

基于 DAE 中的降噪思想,提出一种样本扩充方法(SE)来解决癌症基因表达谱数据训练样本不足的问题。给定矩阵 $\boldsymbol{X}\in\mathbb{R}^{m\times n}$ 为癌症基因表达谱数据。对于 $\boldsymbol{X}$ 中的每个样本,SE 随机选择 $a(a\leqslant m)$个基因并将相应的值置为 0,假设破损基因的位置不重复,重复此过程 $floor(m/a)$次,其中,$floor(\cdot)$是向下取舍的函数以保证扩充的样本数量是整数,并将每次扩充得到的样本保存以供将来使用。利用这种方式可以从一个样本中获得 $floor(m/a)$个扩充的样本,因此,可以从 n 个样本得到 $n\times floor(m/a)$个扩充的样本。最后,将扩充的 $n\times floor(m/a)$个样本和原始的 n 个样本合并作为训练数据。

图 6-2 给出了样本扩充方法的图形描述。$\boldsymbol{X}\in\mathbb{R}^{m\times n}$表示癌症基因表达谱数据集。在这里,为了方便举例说明样本扩充方法,将 a 设置为 2。在图 6-2 中,在扩充的样本中,破损的基因被填充为黑色。对于 $\boldsymbol{X}$ 的第一个样本,通过样本扩充方法获得扩充的 $floor(m/2)$个样本,再加上 $\boldsymbol{X}$ 固有的第一个样本,可以从一个样本中得到 $floor(m/2)+1$ 个样本。其他样

本以相同的方式处理，最后，将所有样本存储到矩阵 $\boldsymbol{Y}$ 中。通过样本扩充方法，可以获得大量训练样本，扩充的样本保留了破损数据的优点，并在一定程度上解决了基因表达数据训练样本不足的问题。

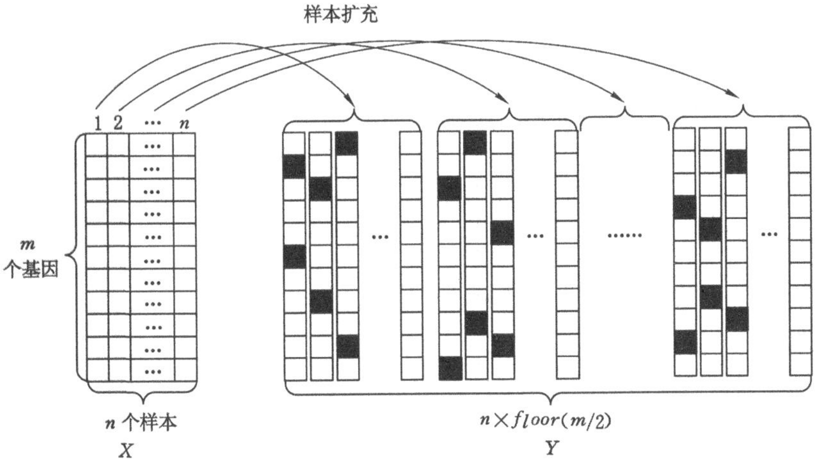

图 6-2　样本扩充方法的图形描述

这里尝试从生物学角度解释样本扩充方法的合理性。通常情况下，多种基因的差异表达会导致各种疾病，而且，生物过程的实现也需要多个基因的相互作用。但是，目前还无法准确地确定哪些基因组合是人类需要的决定性基因。通过样本扩充处理后，可以将每个扩展样本中的未破损的基因作为一种基因组合，因此，通过破损样本可以产生多种基因组合。这些基因组合中的一些可能会恰巧表示某些特定的生物过程或基因共表达。从这个角度来看，可以通过大量基因组合更加有效地表示样本类别，从而提高分类准确度。

6.3　基于样本扩充的栈式自动编码器

自动编码器通常包含三层结构：输入层、隐层和输出层，如图 6-1(a)所示。

在训练过程中，输入 $\boldsymbol{x}$ 被映射到隐层并产生中间信号 $\boldsymbol{y}$。这一步称为编码，可表示为：

$$\boldsymbol{y}=f(\boldsymbol{W}_y\boldsymbol{x}+\boldsymbol{b}_y) \tag{6-1}$$

其中，$\boldsymbol{W}_y$ 表示输入层与隐层之间的权值，$\boldsymbol{b}_y$ 是隐层节点的偏移项，$f(\cdot)$是激活函数。这里采用 S 型生长曲线(Sigmoid)函数作为激活函数。然后，利用解码器将 $\boldsymbol{y}$ 映射到重构层，重构信号 $\boldsymbol{z}$ 可以表示为：

$$\boldsymbol{z}=f(\boldsymbol{W}_z\boldsymbol{y}+\boldsymbol{b}_z) \tag{6-2}$$

其中，$\boldsymbol{W}_z$ 表示输出层与隐层之间的权值，$\boldsymbol{b}_z$ 是输出层节点的偏移项。

在 AE 中，采用以下约束：$\boldsymbol{W}_y=\boldsymbol{W}_z=\boldsymbol{W}$ 来减少参数，因此，可学习的参数为 $\boldsymbol{W}$、$\boldsymbol{b}_y$ 和 $\boldsymbol{b}_z$。AE 的目标是最小化 $\boldsymbol{x}$ 和 $\boldsymbol{z}$ 的重构误差，即：

$$\arg\min_{W,b_y,b_z} \mathrm{cost}(\boldsymbol{x},\boldsymbol{z}) \tag{6-3}$$

其中，$\mathrm{cost}(\boldsymbol{x},\boldsymbol{z})$表示重构误差。$\boldsymbol{W}$、$\boldsymbol{b}_y$ 和 $\boldsymbol{b}_z$ 的更新规则可以定义为：

$$\boldsymbol{W}=5-\eta\frac{\partial \mathrm{cost}(\boldsymbol{x},\boldsymbol{z})}{\partial \boldsymbol{W}} \tag{6-4}$$

$$\boldsymbol{b}_y = \boldsymbol{b}_y - \eta \frac{\partial \text{cost}(\boldsymbol{x}, \boldsymbol{z})}{\partial \boldsymbol{b}_y} \tag{6-5}$$

$$\boldsymbol{b}_z = \boldsymbol{b}_z - \eta \frac{\partial \text{cost}(\boldsymbol{x}, \boldsymbol{z})}{\partial \boldsymbol{b}_z} \tag{6-6}$$

其中，η 表示学习率。

模型训练完成后，学习后的特征位于隐层中，它可以用于分类，也可以作为更高层的输入，以学习深度学习模型中的更深层的特征。AE 的强大之处在于以重构为导向的训练，在重构的过程中，AE 仅使用了 $\boldsymbol{y}$ 中的信息。通过堆叠编码器可以最小化数据的信息丢失，与此同时，抽象和不变信息还可以保留在更深层的特征中。基于上述特性，栈式自动编码器(SAE)使用 AE 来提取数据的深层特征。

SAE 可以通过将 AE 的输入和隐层堆叠在一起来构建。通过将样本扩充方法添加到 SAE 中设计了基于样本扩充的栈式自动编码器(SESAE)模型以进行癌症样本分类。SESAE 模型的框架如图 6-3 所示。SESAE 由一个输入层、两个隐层和一个输出层组成。SESAE 首先使用样本扩充方法以获得大量的标记样本，然后将扩充的样本和原始样本作为 SAE 的输入。SAE 将输入层中的输入数据映射到第 1 个隐层，此步骤与自动编码器步骤类似。在 SAE 中训练完第 1 个隐层之后，SAE 第 2 个隐层的输入是前一层的输出，并尝试通过第 2 个隐层的计算重构第 1 个隐层的输出。此后，使用神经网络分类器代替自动编码器中的解码器来对第 2 个隐层的输出进行分类。在 SESAE 中，采用微调策略来调整训练过程中的参数，并且使用反向传播方法训练分类器。

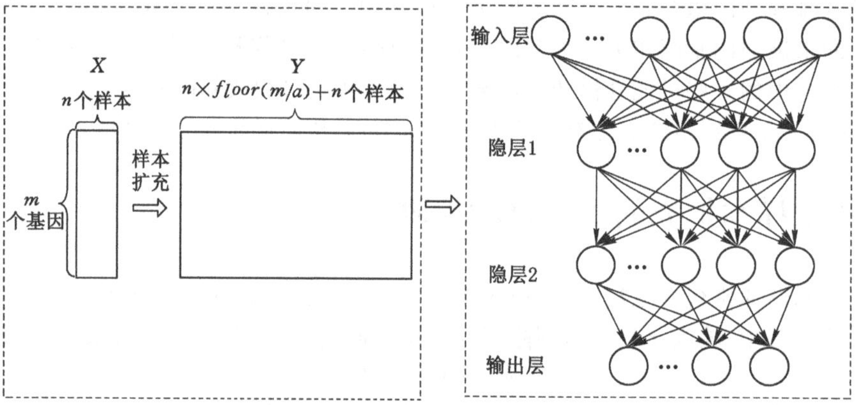

图 6-3 基于样本扩充的栈式自动编码器

6.4 基于样本扩充的 1 维卷积神经网络

CNN 是一种经典的深度学习模型。CNN 由卷积层、最大池化层和全连接层的多种组合构成。在 CNN 中，卷积层的输出被作为最大池化层的输入，最大池化层将输入分成多个滑动窗口，并输出每个窗口的最大值。CNN 的训练过程包含两个关键步骤：前向传播和反向传播。前向传播使用当前参数计算实际得分类结果，而反向传播通过更新可训练参数以缩小实际分类结果与所需分类结果之间的差距。

给定 $\boldsymbol{x}^i$ 作为 CNN 的第 i 层的输出和下一层的输入。定义 $\boldsymbol{x}^i$ 为：

$$\boldsymbol{x}^i = f(\boldsymbol{u}^i) \tag{6-7}$$

并且有：

$$\boldsymbol{u}^i = \boldsymbol{W}^i \boldsymbol{x}^{i-1} + \boldsymbol{b}^i \tag{6-8}$$

其中，$\boldsymbol{W}^i$ 是第 i 层的权值矩阵，$\boldsymbol{b}^i$ 是第 i 层的偏移向量。在式(6-7)中，$f(u^i)$ 是第 i 层的激活函数。在本章中，采用 RELU(rectified linear unit，线性整流函数)作为激活函数。对于一个具有 C 个类别和 N 个训练样本的分类任务，平方误差损失函数为：

$$J^N = \frac{1}{2}\sum_{n=1}^{N}\sum_{c=1}^{C}(t_c^n - y_c^n)^2 \tag{6-9}$$

其中，t_c^n 和 y_c^n 分别表示第 n 个样本属于第 c 类时的真实值和网络输出的预测值。

由于数据的误差是每个样本上误差的总和，因此对于单个样本使用反向传播，则第 n 个样本的误差函数是为：

$$J^n = \frac{1}{2}\sum_{c=1}^{C}(t_c^n - y_c^n)^2 \tag{6-10}$$

误差可以被视为每个单元对于扰动 $\boldsymbol{b}$ 的敏感性，即：

$$\frac{\partial J}{\partial \boldsymbol{b}} = \frac{\partial J}{\partial \boldsymbol{u}}\frac{\partial \boldsymbol{u}}{\partial \boldsymbol{b}} \tag{6-11}$$

由于 $\partial \boldsymbol{u}/\partial \boldsymbol{b} = 1$，则定义：

$$\delta = \frac{\partial J}{\partial \boldsymbol{u}} \tag{6-12}$$

上述求导过程在由上到下的反向传播中起着决定性的作用。以下式子用于实现反向传播：

$$\delta^i = (\boldsymbol{W}^{i+1})^{\mathrm{T}}\delta^{i+1} \circ f'(\boldsymbol{u}^i) \tag{6-13}$$

其中，“$\circ$”表示对逐个元素进行相乘。输出层神经元的灵敏度采用以下形式：

$$\delta^{\text{output}} = f'(\boldsymbol{u}^i) \circ (\boldsymbol{y}^n - \boldsymbol{t}^n) \tag{6-14}$$

最后，使用梯度下降法更新神经元的权值和偏移项。对于第 i 层，权值更新规则为：

$$\frac{\partial J}{\partial \boldsymbol{W}^i} = \frac{\partial J}{\partial \boldsymbol{u}^i}\frac{\partial \boldsymbol{u}^i}{\partial \boldsymbol{W}^i} = (\delta^i)^{\mathrm{T}}\boldsymbol{x}^{i-1} \tag{6-15}$$

$$\Delta \boldsymbol{W}^i = -\eta \frac{\partial J}{\partial \boldsymbol{W}^i} \tag{6-16}$$

其中，η 表示学习率。偏移项更新规则为：

$$\frac{\partial J}{\partial \boldsymbol{b}^i} = \frac{\partial J}{\partial \boldsymbol{u}^i}\frac{\partial \boldsymbol{u}^i}{\partial \boldsymbol{b}^i} = \delta^i \tag{6-17}$$

$$\Delta \boldsymbol{b}^i = -\eta \frac{\partial J}{\partial \boldsymbol{b}^i} \tag{6-18}$$

随着每次迭代的进行，损失函数的值会越来越小，这表明实际输出更接近期望输出，进而实现分类任务。

在图像处理中，CNN 的输入应该是 2 维图像，然而，基因表达谱数据的每个样本是一个 1 维向量。由于 1DCNN 可以允许 1 维向量作为输入，因此，采用 1DCNN 来进行基因表达谱数据分析。通过结合样本扩充方法和 1DCNN，设计了基于样本扩充的 1 维卷积神经网络(SE1DCNN)模型来实现癌症样本分类任务。在图 6-4 中,给出了 SE1DCNN 的模型框架。除了样本扩充过程之外,SE1DCNN 具有 7 层:一个输入层、两个卷积层 C1 和 C2、两个最大池化层 M1 和 M2、一个全连接层 F 和一个输出层。在癌症基因表达谱数据集中,每个样本都可以作为 SE1DCNN 的输入。在图 6-4 中,输入层包含 m_1(降维后的基因数目)个基因的样本。假设W_1 是第一个卷积层 C1 中大小为 $w_1 \times 1$ 的卷积核,W_2 是第二个卷积层 C2 中大小为 $w_2 \times 1$ 的卷积核,P_1 是第一个最大池化层 M1 中大小为 $p_1 \times 1$ 的滤波器,P_2 是第二个最大池化层 M2 中大小为 $p_2 \times 1$ 的滤波器,k_1 和 k_2 分别是第一层和第二层卷积核的数目。对输入层进行卷积运算后后,C1 包含 $k_1 \times m_2 \times 1$ 个节点,其中 $m_2 = m_1 - w_1 + 1$;M1 包含 $k_1 \times m_3 \times 1$ 个节点,其中 $m_3 = m_2 / p_1$;C2 包含 $k_2 \times m_4 \times 1$ 个节点,其中 $m_4 = m_3 - w_2 + 1$;M2 包含 $k_2 \times m_5 \times 1$ 个节点,其中 $m_5 = m_4 / p_2$。全连接层 F 和输出层分别包含 m_6 个节点和 m_7 个节点。

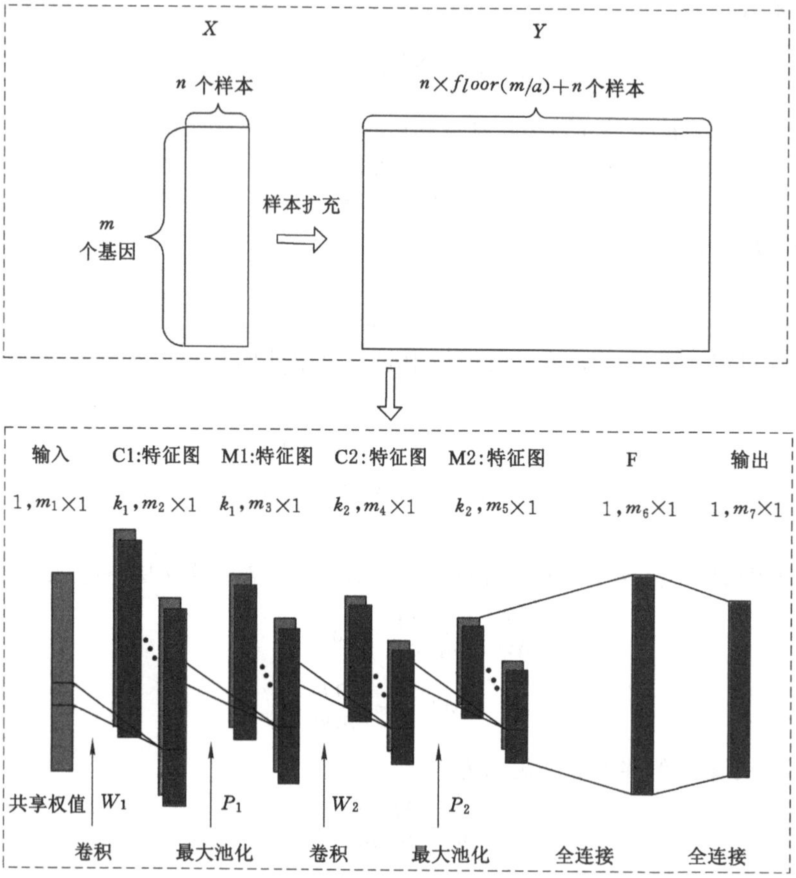

图 6-4 基于样本扩充的 1 维卷积神经网络

6.5 实验结果及分析

本节给出了癌症样本分类的实验结果与分析。在三个数据集上进行了实验,包括乳腺癌[7]、白血病[8]和结肠癌[9]。在实验中，首先确定了 SESAE 和 SE1DCNN 的参数设置。为了证明 SESAE 和 SE1DCNN 对癌症样本分类的有效性，采用 1DCNN[6]、传统的 SAE 方法、文献[4]中的 SAE 方法、文献[4]中的加入微调的 SAE 方法和非线性 SVM（Softmax/SVM）方法进行对比实验。实验程序在配备 Intel Core i7 处理器和 Nvidia GeForce GTX 980 显卡的计算机上使用 Python 语言和 Theano 库实现。

在癌症分类任务中，高维基因表达谱数据需要有效的特征选择方法来去除冗余或不相关的特征并避免过拟合问题。在文献[10]中，Roffo 等提出了一种性能无监督特征选择方法，称为无限特征选择（Infinite Feature Selection，Inf-FS）。Inf-FS 是一种出色的特征选择方法，它通过计算一个特征相对于所有其他特征的相关性和冗余度来评估特征的重要性，本实验采用 Inf-FS 作为基因表达谱数据降维策略。

6.5.1　癌症基因表达谱数据集

本节在三个癌症数据集上测试了所提出的 SESAE 和 SE1DCNN，包括乳腺癌，白血病和结肠癌。三个数据集的说明见表 6-1。乳腺癌数据集包含 20 个样本的 30 006 个基因，20 个样本分为两类：8 个 IBC 样本和 12 个 non-IBC 样本。白血病数据集包含 60 个样本和 12 600 个基因，60 个样本通过不同药物治疗的被分为 4 类：MP、HDMTX、HDMTX＋MP 和 LDMTX＋MP，样本的数量分别为 12、20、10、18。结肠癌包含 62 个样本和 2 000 个基因，其中有 22 个正常样本（normal）和 40 个结肠癌样本（cancer）。

表 6-1　癌症基因表达谱数据集说明

数据集	类别标签	基因数量	样本数量
乳腺癌	1＝non-IBC，2＝IBC	30 006	20
白血病	1＝MP，2＝HDMTX，3＝HDMTX＋MP，4＝LDMTX＋MP	12 600	60
结肠癌	1＝cancer，2＝normal	2 000	62

6.5.2　参数设置

对于每个数据集，通过 Inf-FS 方法选择 500 个基因用于分类任务。由于提出样本扩充方法用于解决使用深度学习模型实现癌症样本分类时标记样本不足的问题，因此，本实验主要测试破损的基因数量 a 对模型的影响。根据经验对 SE1DCNN 中卷积核的数量和大小以及最大池中层中滤波器的大小、SESAE 中隐层节点数进行设置。这样对于 SESAE 和 SE1DCNN 中的参数选择可能不是最好，但是这些参数对癌症样本分类十分有效。

表 6-2 和表 6-3 分别给出了 SESAE 和 SE1DCNN 在乳腺癌数据集中的参数设置以及分类精度。当 $a=1,2,3,4,5$ 时，训练样本的数量分别为 2 505，1 255，835，630，505。由表 6-2 可以得到，SESAE 在 $a=1$ 时的分类精度最高为 87.33%；由表 6-3 可以得到，SE1DCNN 在 $a=1$ 和 $a=2$ 时可以达到 95.33%的分类精度。

表 6-2 SESAE 在乳腺癌数据集上的参数设置以及分类精度

SESAE	$a=1$	$a=2$	$a=3$	$a=4$	$a=5$
隐层 1 节点数	50	50	50	50	50
隐层 2 节点数	50	50	50	50	50
分类精度/%	87.33	86.67	86.00	86.67	86.00

表 6-3 SE1DCNN 在乳腺癌数据集上的参数设置以及分类精度

SE1DCNN		$a=1$	$a=2$	$a=3$	$a=4$	$a=5$
C1 卷积核	数量	11	11	5	11	11
	大小	21	21	21	21	21
M1 滤波器	大小	4	4	4	4	4
C2 卷积核	数量	5	5	5	5	5
	大小	21	21	21	21	21
M2 滤波器	大小	4	4	4	4	4
分类精度/%		95.33	95.33	93.33	94.67	94.00

表 6-4 和表 6-5 分别给出了 SESAE 和 SE1DCNN 在白血病数据集中的参数设置以及分类精度。当 $a=1,2,3,4,5$ 时，训练样本的数量分别为 6 513，3 263，2 171，1 638，1 313。由表 6-4 可以得到，SESAE 在 $a=1$ 时的分类精度最高为 49.79%。由表 6-5 可以得到，SE1DCNN 在 $a=1$ 时可以达到最高的分类精度 57.87%。

表 6-4 SESAE 在白血病数据集上的参数设置以及分类精度

SESAE	$a=1$	$a=2$	$a=3$	$a=4$	$a=5$
隐层 1 节点数	30	30	30	30	30
隐层 2 节点数	30	30	30	30	30
分类精度/%	49.79	49.36	48.72	48.30	48.51

表 6-5 SE1DCNN 在白血病数据集上的参数设置以及分类精度

SE1DCNN		$a=1$	$a=2$	$a=3$	$a=4$	$a=5$
C1 卷积核	数量	22	17	22	9	17
	大小	21	21	21	21	21
M1 滤波器	大小	4	4	4	4	4
C2 卷积核	数量	5	5	5	16	5
	大小	21	21	21	21	21
M2 滤波器	大小	4	4	4	4	4
分类精度/%		57.87	57.02	57.24	56.17	55.96

表 6-6 和表 6-7 分别给出了 SESAE 和 SE1DCNN 在结肠癌数据集中的参数设置以及分类精度。当 $a=1,2,3,4,5$ 时，训练样本的数量分别为 6 513，3 263，2 171，1 638，1 313。

由表 6-6 可以得到，SESAE 在 $a=1$ 时的分类精度最高为 84.89%；由表 6-7 可以得到，SE1DCNN 在 $a=2$ 时可以达到最高的分类精度 85.51%。

表 6-6　SESAE 在结肠癌数据集上的参数设置以及分类精度

SESAE	$a=1$	$a=2$	$a=3$	$a=4$	$a=5$
隐层 1 节点数	100	100	100	100	100
隐层 2 节点数	100	100	100	100	100
分类精度/%	84.49	83.68	83.28	83.89	83.69

表 6-7　SE1DCNN 在结肠癌数据集上的参数设置以及分类精度

SE1DCNN		$a=1$	$a=2$	$a=3$	$a=4$	$a=5$
C1 卷积核	数量	25	5	20	12	20
	大小	21	21	21	21	21
M1 滤波器	大小	4	4	4	4	4
C2 卷积核	数量	20	10	7	9	5
	大小	21	21	21	21	21
M2 滤波器	大小	4	4	4	4	4
分类精度/%		84.90	85.51	85.30	84.49	85.10

此外，通过对所有样本进行扩充，来测试破损的样本是否可以被正确分类。表 6-8 中给出了扩充所有样本时，SESAE 和 SE1DCNN 在三个数据集上的分类精度。在乳腺癌数据集上，SESAE 和 SE1DCNN 的最佳分类结果分别为 99.88%和 99.94%；在白血病数据集上，SESAE 和 SE1DCNN 的最佳分类结果分别为 99.78%和 99.84%；在结肠数据集上，SESAE 和 SE1DCNN 的最佳分类结果分别为 99.96%和 99.98%。结果表明，破损的样本可以被 SESAE 和 SE1DCNN 正确分类。

表 6-8　扩充所有样本时，SESAE 和 SE1DCNN 在癌症数据集上的分类精度　单位：%

数据集	分类模型	$a=1$	$a=2$	$a=3$	$a=4$	$a=5$
乳腺癌	SESAE	99.88	99.78	99.75	99.53	99.49
	SE1DCNN	99.94	99.84	99.81	99.74	99.68
白血病	SESAE	99.78	99.55	99.46	99.20	98.94
	SE1DCNN	99.84	99.67	99.54	99.37	99.12
结肠癌	SESAE	99.96	99.94	99.93	99.86	99.86
	SE1DCNN	99.98	99.95	99.93	99.88	99.86

6.5.3　分类结果对比分析

为了证明 SESAE 和 SE1DCNN 对癌症分类的有效性，采用 1DCNN[6]、传统的 SAE 方法、文献[4]中的 SAE 方法、文献[4]中的加入微调的 SAE 方法和非线性 SVM(Softmax/

SVM)方法进行对比实验。表 6-9 给出了实验结果,其中的高的分类精度用粗体进行标注。

表 6-9　不同算法在癌症数据集上的分类精度　　单位:%

分类模型	乳腺癌	白血病	结肠癌
SE1DCNN	95.33	57.87	84.90
1DCNN	86.00	51.49	83.67
SESAE	87.33	49.79	84.49
SAE	80.67	32.55	82.07
文献[4]中的 SAE	63.33	33.71	66.67
文献[4]中微调的 SAE	83.33	33.71	83.33
Softmax/SVM	85.0	46.33	83.33

在所有三个数据集上,SE1DCNN 具有比所有其他方法更好的分类结果;在结肠癌和乳腺癌数据集上,除 SE1DCNN 外,SEASE 优于其他方法;在白血病数据集中,除 SE1DCNN 和 1DCNN 外,SESAE 的分类精度高于其他方法。这表明提出的方法在癌症样本分类中非常有效。在不使用样本扩充方法时,1DCNN 优于所有 SAE 方法,并且在白血病数据集上的分类精度高于 SESAE。SE1DCNN 和 1DCNN 的实验结果证明 1DCNN 是适合癌症样本分类的深度学习模型。

6.6　本章小结

在本章中,设计了两种基于样本扩充的深度学习模型:基于样本扩充的栈自动编码器和基于样本扩充的 1 维卷积神经网络,用于对癌症基因表达谱数据样本分类。首先,使用特征选择方法 Inf-FS 进行数据降维;其次,受到 DAE 中降噪思想的启发,提出了一种基于降噪自动编码器的样本扩充方法,扩充的样本不仅具有降噪自动编码器中破损数据的优点,而且在一定程度上解决了基因表达谱数据在使用深度学习模型时训练样本不足的问题;最后,基于样本扩充方法和两个深度学习模型,设计 4 层的 SESAE 模型和 7 层的 SE1DCNN 模型以实现癌症样本分类。分类实验结果表明,样本扩充方法和 1DCNN 在癌症样本分类中非常有效。

参考文献

[1] MIN S, LEE B, YOON S. Deep learning in bioinformatics [J]. Briefings in bioinformatics, 2016, 18(5): 851-869.

[2] BENGIO Y, LAMBLIN P, POPOVICI D, et al. Greedy layer-wise training of deep networks [C]//Proceedings of Advances in Neural Information Processing Systems, 2007.

[3] SHIN H C, ROTH H R, GAO M C, et al. Deep convolutional neural networks for computer-aided detection: CNN architectures, dataset characteristics and transfer

learning[J]. IEEE transactions on medical imaging,2016,35(5):1285-1298.
[4] FAKOOR R, LADHAK F, NAZI A, et al. Using deep learning to enhance cancer diagnosis and classification [C]//Proceedings of the International Conference on Machine Learning,2013.
[5] VINCENT P, LAROCHELLE H, LAJOIE I, et al. Stacked denoising autoencoders: learning useful representations in a deep network with a local denoising criterion[J]. Journal of machine learning research,2010,11(12):3371-3408.
[6] HU W, HUANG Y Y, WEI L, et al. Deep convolutional neural networks for hyperspectral image classification[J]. Journal of sensors,2015(2):1-12.
[7] WOODWARD W A, KRISHNAMURTHY S, YAMAUCHI H, et al. Genomic and expression analysis of microdissected inflammatory breast cancer[J]. Breast cancer research and treatment,2013,138(3):761-772.
[8] CHEOK M H, YANG W J, PUI C H, et al. Treatment-specific changes in gene expression discriminate in vivo drug response in human leukemia cells[J]. Nature genetics,2003,34(1):85-90.
[9] ALON U, BARKAI N, NOTTERMAN D A, et al. Broad patterns of gene expression revealed by clustering analysis of tumor and normal colon tissues probed by oligonucleotide arrays[J]. Proceedings of the national academy of sciences of the United States of America,1999,96(12):6745-6750.
[10] ROFFO G, MELZI S, CRISTANI M. Infinite feature selection[C]//2015 IEEE International Conference on Computer Vision,2015.

第7章 基于离散约束及超图正则化的低秩子空间聚类

假设高维空间中的所有数据点都位于多个低维线性子空间的组合中，基于低秩的模型可以容易地获得嵌入在数据中的低维结构。然而，这个假设在现实世界的数据集中可能是无效的。例如，Wang 等[1]将图正则化嵌入到 NMF 中进行癌症特征基因识别，获得了良好的结果，这表明高维基因表达谱数据是从非线性低维流形中进行采样。为了获得数据的局部几何结构，学者们提出了许多流形学习方法，这些方法都是基于局部不变性思想的，从数据点估计未知流形的几何和拓扑性质[2]。近年来，提出了许多基于图正则化的方法来考虑数据的局部流形结构。例如，Cai 等[3]提出了一种用于数据表示的 GNMF 方法。在文献[4]中，Zheng 等提出了一种图正则化的稀疏编码方法。

传统的图模型每条边连接两个顶点，超图是图模型的一个推广，其每条边(称为超边)可以连接两个以上的顶点。换言之，具有类似特性的顶点都可以包含在一个超边内，由此可以更好地获取数据中的信息。因此，超图的应用越来越广泛。例如，Zhou 等[5]利用超图进行聚类和分类；Zass 等[6]提出一种利用概率的超图排序方法。然而，超图在基因表达谱数据分析中的应用没有得到很好的探索，本书扩展了超图在癌症样本聚类中的应用。在文献[7]的基础上，提出了一种基于离散约束及超图正则化的低秩子空间聚类方法(DHLRS)。首先，对于每个子空间，通过离散约束获得其低秩表示，与传统的低秩子空间模型不同，DHLRS 能够直接学习聚类标签，而不必使用谱聚类；其次，为了更好地松弛秩函数，利用 Schatten p 范数而不是核范数来获得更好的低秩逼近；再次，根据每个子空间的特征构造超图拉普拉斯矩阵，获取每个子空间的几何结构；最后，结合超图正则化和离散约束来优化每个子空间，得到每个子空间优化后的样本标签。

7.1 基于离散约束的低秩子空间聚类

Nie 等[7]利用直接学习每个子空间的样本标签，提出了一种基于离散约束的低秩子空间聚类模型(LRS)。给定数据集 $\boldsymbol{X}\in\mathbb{R}^{m\times n}$，其中行和列分别对应特征和样本。假设 $\boldsymbol{X}$ 有 c 个子空间 $\{\boldsymbol{X}_1,\boldsymbol{X}_2,\cdots,\boldsymbol{X}_c\}$，使用以下目标函数来最小化所有子空间的秩：

$$\min\sum_{i=1}^{c}\operatorname{rank}(\boldsymbol{X}_i) \tag{7-1}$$

通常情况下，式(7-1)有平凡解，所有的数据点分配在一个子空间中，因此式(7-1)中的目标函数值是：$\min(m,n)$。假如所有数据点属于 k 个子空间，比如，有 4 个 3 维的子空间 $\mathbb{R}^{10}$，每个子空间包含 15 个点且秩为 3，可以计算出上述目标函数值为 $\sum_{i-1}^{k}\operatorname{rank}(\boldsymbol{X}_i)=3\times4=12$。若所有的点都属于同一个子空间，则目标函数值变为 $\min(10,20)=10$，比 4 个子空间的目标函数值小。因此，式(7-1)并不适用于子空间聚类任务。上述例子中，$\sum_{i-1}^{k}[\operatorname{rank}(\boldsymbol{X}_i)]^2$ 的值要小于$(\min(m,n))^2$的值，即$\sum_{i-1}^{k}[\text{rank}(\boldsymbol{X}_i)]^2=3^2\times4=36$，而$(\min(m,n))^2=10^2=100>36$。综上所述，可以通过以下的目标函数避免出现平凡解：

$$\min\sum_{i=1}^{c}[\text{rank}(\boldsymbol{X}_i)]^2 \tag{7-2}$$

定义一个聚类标签矩阵为$\boldsymbol{C}\in\mathbb{R}^{c\times n}$，如果第$j$个样本属于第$i$个子空间，则$\boldsymbol{C}(i,j)=1$，反之则$\boldsymbol{C}(i,j)=0$。定义$c$个对角矩阵为$\boldsymbol{I}_1,\boldsymbol{I}_2,\cdots,\boldsymbol{I}_c$，其中$\boldsymbol{I}_i(1\leqslant i\leqslant c)$的对角元素是$C$中的第$i$行的元素，可以通过对$\boldsymbol{I}_i$的约束实现第$i$个子空间的离散约束。此处，$\boldsymbol{X}_i$的秩可以利用$\boldsymbol{X}$和$\boldsymbol{I}_i$根据式子$\text{rank}(\boldsymbol{X}_i)=\text{rank}(\boldsymbol{X}\boldsymbol{I}_i)$表示。因此，式(7-2)可以表示为：

$$\begin{aligned}&\min_{\boldsymbol{I}_i|_{i=1}^{c}}\sum_{i=1}^{c}[\text{rank}(\boldsymbol{X}\boldsymbol{I}_i)]^2\\&\text{s. t. }\ \boldsymbol{I}_i|_{i=1}^{c}\subseteq\{0,1\}^{n\times n},\ \sum_{i=1}^{c}\boldsymbol{I}_i=\boldsymbol{I}\end{aligned} \tag{7-3}$$

其中，$\boldsymbol{I}$是一个单位矩阵，求和约束确保将每个样本分配给唯一的子空间。

Schatten p 范数相比核范数有更好的低秩逼近。矩阵$\boldsymbol{F}\in\mathbb{R}^{m\times n}$的 Schatten p 范数$(0<p<\infty)$可以定义为$\|\boldsymbol{F}\|_{S_p}=\left(\sum_{i=1}^{\min(m,n)}\sigma_i^p\right)^{\frac{1}{p}}$，其中，$\sigma_i$是$\boldsymbol{F}$的第$i$个奇异值。Schatten p 范数在文献[8]中被用来获取更好的低秩逼近：

$$\begin{aligned}&\min_{\boldsymbol{I}_i|_{i=1}^{c}}\sum_{i=1}^{c}(\|\boldsymbol{X}\boldsymbol{I}_i\|_{S_p}^{p})^2\\&\text{s. t. }\ \boldsymbol{I}_i|_{i=1}^{c}\subseteq\{0,1\}^{n\times n},\ \sum_{i=1}^{c}\boldsymbol{I}_i=\boldsymbol{I}\end{aligned} \tag{7-4}$$

通过优化后的$\boldsymbol{I}$可以得到最终的聚类标签矩阵$\boldsymbol{C}$，$\boldsymbol{C}$的第i行(第i个子空间)中所有值为 1 的样本被划分为第i类。

7.2　超图构建

在这一节中，通过构建超图模型来获得基因表达谱数据的局部几何结构。相比于传统图，利用超图可以更好地挖掘顶点间的局部信息和复杂关系。为了直观地解释超图的概念，在图 7-1 中给出了超图的一个示例及其相应的关联矩阵。图 7-1 的超图中包含 9 个顶点$\boldsymbol{v}_1\sim\boldsymbol{v}_9$，它们属于 3 个超边(hyperedge)$\boldsymbol{e}_1\sim\boldsymbol{e}_3$，每个超边用虚线的椭圆表示。利用超图模型的每个超边可以包含多个顶点，例如，图 7-1 中的超边e_2包含 4 个顶点。因此，利用超图模型可以获得数据的几何信息并深入分析数据内部的复杂关系。具体的超图构建方法如下。

$\boldsymbol{X}\in\mathbb{R}^{m\times n}$表示一个有$m$个基因和$n$个样本的基因表达谱数据集，定义超图为$\boldsymbol{G}=(\boldsymbol{V},\boldsymbol{E},\boldsymbol{W})$，其中，$\boldsymbol{V}\in\mathbb{R}^{m\times n}$是一个顶点集，$\boldsymbol{E}$是$\boldsymbol{V}$中超边$\boldsymbol{e}$的集，所以有$\boldsymbol{U}_{e\in E}=\boldsymbol{V}$，$\boldsymbol{W}$是超边的权值矩阵。定义$\boldsymbol{H}\in\mathbb{R}^{|V|\times|E|}$为测量顶点和超边关系的关联矩阵，则$\boldsymbol{H}$中的元素可以表示为：

$$\boldsymbol{H}_{ij}=\boldsymbol{H}(\boldsymbol{v}_i,\boldsymbol{e}_j)=\begin{cases}1 & (\text{当 } \boldsymbol{v}_i\in\boldsymbol{e}_j\text{ 时})\\0 & (\text{其他})\end{cases} \tag{7-5}$$

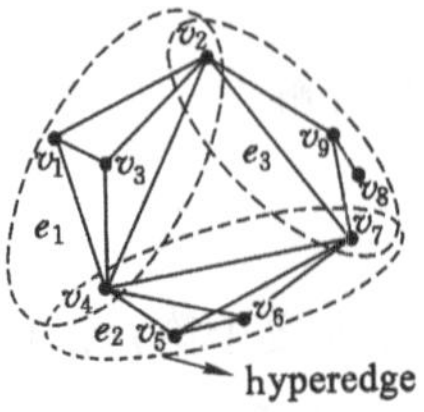

(a) 超图模型示例

	e_1	e_2	e_3
v_1	1	0	0
v_2	1	0	1
v_3	1	0	0
v_4	1	1	0
v_5	0	1	0
v_6	0	1	0
v_7	0	1	1
v_8	0	0	1
v_9	0	0	1

(b) 与超图模型对应的关联矩阵

图 7-1　超图示例

其中，$\boldsymbol{H}_{ij}$ 表示顶点的隶属度。对于超边 $\boldsymbol{e}_j$，权重 $\boldsymbol{W}_j$ 可以定义为：

$$\boldsymbol{W}_j = \boldsymbol{W}(\boldsymbol{e}_j) = \sum_{v_i \in e_j} \exp\left(-\frac{\|\boldsymbol{v}_j - \boldsymbol{v}_i\|_2^2}{\delta}\right) \tag{7-6}$$

其中，$\delta = \frac{1}{K}\sum_{v_i \in e_j} \|\boldsymbol{v}_j - \boldsymbol{v}_i\|_2^2$（$K$ 是第 j 个顶点的近邻数）。基于 $\boldsymbol{H}$ 和 $\boldsymbol{W}$，每个 $\boldsymbol{v}_i \in \boldsymbol{V}$ 的顶点度可以表示为：

$$\boldsymbol{d}_i = \boldsymbol{d}(\boldsymbol{v}_i) = \sum_{e_j \in E} \boldsymbol{W}(\boldsymbol{e}_j)\boldsymbol{H}(\boldsymbol{v}_i, \boldsymbol{e}_j) \tag{7-7}$$

超边 $\boldsymbol{e}_j \in \boldsymbol{E}$ 的度可以定义为：

$$\boldsymbol{d}_i = \boldsymbol{d}(\boldsymbol{v}_i) = \sum_{e_j \in E} \boldsymbol{W}(\boldsymbol{e}_j)\boldsymbol{H}(\boldsymbol{v}_i, \boldsymbol{e}_j) \tag{7-8}$$

$\boldsymbol{d}$、$\boldsymbol{f}$、$\boldsymbol{W}$ 的对角矩阵分别可以定义为：$\boldsymbol{D}_v = \mathrm{diag}(\boldsymbol{d})$、$\boldsymbol{D}_e = \mathrm{diag}(\boldsymbol{f})$、$\boldsymbol{D}_W = \mathrm{diag}(\boldsymbol{W})$。

最后，超图拉普拉斯矩阵 $\boldsymbol{L}$ 定义为：

$$\boldsymbol{L} = \boldsymbol{D}_v - \boldsymbol{H}\boldsymbol{D}_W (\boldsymbol{D}_e)^{-1}\boldsymbol{H}^{\mathrm{T}} \tag{7-9}$$

7.3　基于离散约束及超图正则化的低秩子空间聚类算法

LRS 采用离散约束和 Schatten p 范数对数据进行聚类，但 LRS 没有考虑数据的内在几何结构。在本节中，基于 LRS 模型，利用超图正则化对每个子空间施加约束来获得基因表达谱数据的局部几何信息，提出基于离散约束及超图正则化的低秩子空间聚类算法（DHLRS）。

定义 $\boldsymbol{X} \in \mathbb{R}^{m \times n}$ 为一个包含 m 个基因和 n 个样本的癌症数据集。根据 LRS 和 $\boldsymbol{L}$ 的定义，DHLRS 的目标函数可以定义为：

$$\begin{cases} \min\limits_{I_i|_{i=1}^{c}} \sum\limits_{i=1}^{c} \left[(\|\boldsymbol{X}\boldsymbol{I}_i\|_{S_p}^{p})^2 + \beta \mathrm{Tr}(\boldsymbol{I}_i^{\mathrm{T}}\boldsymbol{X}^{\mathrm{T}}\boldsymbol{L}_i\boldsymbol{X}\boldsymbol{I}_i)\right] \\ \text{s. t. } \boldsymbol{I}_i|_{i=1}^{c} \subseteq \{0,1\}^{n \times n}, \sum\limits_{i=1}^{c} \boldsymbol{I}_i = \boldsymbol{I} \end{cases} \tag{7-10}$$

其中，$\beta \mathrm{Tr}(\boldsymbol{I}_i^{\mathrm{T}}\boldsymbol{X}^{\mathrm{T}}\boldsymbol{L}_i\boldsymbol{X}\boldsymbol{I}_i)$ 是子空间 $\boldsymbol{X}\boldsymbol{I}_i$ 的超图正则项，$\mathrm{Tr}(\cdot)$ 是矩阵的迹，$\boldsymbol{L}_i$ 是在子空间 $\boldsymbol{X}\boldsymbol{I}_i$ 上构建的超图拉普拉斯矩阵，$\beta > 0$ 是正则项参数。可以采用迭代加权法[8]对式(7-10)进行求解。

根据拉格朗日函数，式(7-10)变为：

$$L(\boldsymbol{I}_i|_{i=1}^{c},\Lambda)=\sum_{i}^{c}[(\|\boldsymbol{X}\boldsymbol{I}_i\|_{S_p}^{p})^2+\beta\mathrm{Tr}(\boldsymbol{I}_i^{\mathrm{T}}\boldsymbol{X}^{\mathrm{T}}\boldsymbol{L}_i\boldsymbol{X}\boldsymbol{I}_i)]+g(\Lambda,\boldsymbol{I}_i|_{i=1}^{c}) \tag{7-11}$$

其中，$g(\Lambda,\boldsymbol{I}_i|_{i=1}^{c})$是关于式(7-10)的拉格朗日乘子。

根据文献[8]，$\|\boldsymbol{F}\|_{S_p}^{p}=\mathrm{Tr}[(\boldsymbol{F}\boldsymbol{F}^{\mathrm{T}})^{\frac{p}{2}}]$，其中的 p 是 Schatten p 范数的参数。对式(7-11)中 $\boldsymbol{I}_i$ 求导，并使导数结果等于 0，得到：

$$\sum_{i}^{c}[2p\boldsymbol{X}^{\mathrm{T}}\|\boldsymbol{X}\boldsymbol{I}_i\|_{S_p}^{p}(\boldsymbol{X}\boldsymbol{I}_i^2\boldsymbol{X}^{\mathrm{T}})^{\frac{p-2}{2}}\boldsymbol{X}\boldsymbol{I}_i+2\beta\boldsymbol{X}^{\mathrm{T}}\boldsymbol{L}_i\boldsymbol{X}\boldsymbol{I}_i]+\frac{\partial g(\Lambda,\boldsymbol{I}_i|_{i=1}^{c})}{\partial\boldsymbol{I}_i}=0 \tag{7-12}$$

定义：

$$\boldsymbol{G}_i=p\|\boldsymbol{X}\boldsymbol{I}_i\|_{S_p}^{p}(\boldsymbol{X}\boldsymbol{I}_i^2\boldsymbol{X}^{\mathrm{T}})^{\frac{p-2}{2}} \tag{7-13}$$

则式(7-12)变为：

$$\sum_{i}^{c}(2\boldsymbol{X}^{\mathrm{T}}\boldsymbol{G}_i\boldsymbol{X}\boldsymbol{I}_i+2\beta\boldsymbol{X}^{\mathrm{T}}\boldsymbol{L}_i\boldsymbol{X}\boldsymbol{I}_i)+\frac{\partial g(\Lambda,\boldsymbol{I}_i|_{i=1}^{c})}{\partial\boldsymbol{I}_i}=0 \tag{7-14}$$

由于 $\boldsymbol{G}_i$ 和 $\boldsymbol{L}_i$ 都由 $\boldsymbol{I}_i$ 计算得到，可以使用基于迭代的算法来获得满足式(7-14)的解。

根据式(7-13)和超图的构建方法，$\boldsymbol{G}_i$ 和 $\boldsymbol{L}_i$ 可以在现有 $\boldsymbol{I}_i$ 的基础上进行求解。如果 $\boldsymbol{G}_i$ 和 $\boldsymbol{L}_i$ 已经给出，则定义 $\boldsymbol{I}_i$ 的优化函数为：

$$\begin{cases}\min\limits_{I_i|_{i=1}^{c}}\sum\limits_{i=1}^{c}[\mathrm{Tr}(\boldsymbol{I}_i^{\mathrm{T}}\boldsymbol{X}^{\mathrm{T}}\boldsymbol{G}_i\boldsymbol{X}\boldsymbol{I}_i)+\beta\mathrm{Tr}(\boldsymbol{I}_i^{\mathrm{T}}\boldsymbol{X}^{\mathrm{T}}\boldsymbol{L}_i\boldsymbol{X}\boldsymbol{I}_i)]\\ \mathrm{s.t.}\ \boldsymbol{I}_i|_{i=1}^{c}\subseteq\{0,1\}^{n\times n},\sum\limits_{i=1}^{c}\boldsymbol{I}_i=\boldsymbol{I}\end{cases} \tag{7-15}$$

式(7-15)关于 $\boldsymbol{I}_i$ 的最优解也会满足式(7-14)。然后，可以通过式(7-15)的最优解来更新 $\boldsymbol{I}_i$ 的当前解。

这里给出了从式(7-14)得到式(7-15)的原理。在固定 $\boldsymbol{G}_i$ 和 $\boldsymbol{L}_i$，并对式(7-11)中 $\boldsymbol{I}_i$ 求导后，则可知式(7-14)是 KKT 条件(Karush-Kuhn-Tucker conditions)之一。对式(7-15)中 $\boldsymbol{I}_i$ 求导可以得到同样的 KKT 条件。当固定 $\boldsymbol{G}_i$ 和 $\boldsymbol{L}_i$ 时，对式(7-15)中 $\boldsymbol{I}_i$ 求导，可得到与式(7-14)相同的结果。因此，式(7-15)的优化结果等同于 DHLRS 的优化结果。

定义 $\boldsymbol{A}_i=\boldsymbol{X}^{\mathrm{T}}\boldsymbol{G}_i\boldsymbol{X}$ 和 $\boldsymbol{B}_i=\boldsymbol{X}^{\mathrm{T}}\boldsymbol{L}_i\boldsymbol{X}$，则式(7-15)可以表示为：

$$\begin{cases}\min\limits_{I_i|_{i=1}^{c}}\sum\limits_{i=1}^{c}[\mathrm{Tr}(\boldsymbol{I}_i^{\mathrm{T}}\boldsymbol{A}_i\boldsymbol{I}_i)+\beta\mathrm{Tr}(\boldsymbol{I}_i^{\mathrm{T}}\boldsymbol{B}_i\boldsymbol{I}_i)]\\ \mathrm{s.t.}\ \boldsymbol{I}_i|_{i=1}^{c}\subseteq\{0,1\}^{n\times n},\sum\limits_{i=1}^{c}\boldsymbol{I}_i=\boldsymbol{I}\end{cases} \tag{7-16}$$

根据离散约束 $\boldsymbol{I}_i|_{i=1}^{c}\subseteq\{0,1\}^{n\times n}$，得到 $\boldsymbol{I}_i^{\mathrm{T}}\boldsymbol{I}_i=\boldsymbol{I}_i^2=\boldsymbol{I}_i$，所以，式(7-16)可以进一步表示为：

$$\begin{cases}\min\limits_{I_i|_{i=1}^{c}}\sum\limits_{i=1}^{c}[\mathrm{Tr}(\boldsymbol{A}_i\boldsymbol{I}_i)+\beta\mathrm{Tr}(\boldsymbol{B}_i\boldsymbol{I}_i)]\\ \mathrm{s.t.}\ \boldsymbol{I}_i|_{i=1}^{c}\subseteq\{0,1\}^{n\times n},\sum\limits_{i=1}^{c}\boldsymbol{I}_i=\boldsymbol{I}\end{cases} \tag{7-17}$$

鉴于 $\boldsymbol{I}_i|_{i=1}^{c}$是一个 $n\times n$ 的对角阵，式(7-17)可以表示为：

$$\min_{r_{ci}\in\{0,1\},\sum\limits_{i=1}^{c}r_{ci}=1}\sum_{i=1}^{c}\sum_{i=c}^{n}(a_{ci}r_{ci}+b_{ci}r_{ci})=\min_{r_{ci}\in\{0,1\},\sum\limits_{i=1}^{c}r_{ci}=1}\sum_{i=1}^{c}\sum_{i=c}^{n}(a_{ci}+b_{ci})r_{ci} \tag{7-18}$$

其中，r_{ci}是$\boldsymbol{I}_i$的对角线上第c个元素，a_{ci}是$\boldsymbol{A}_i$的对角线上第c个元素，b_{ci}是$\boldsymbol{B}_i$的对角线上第c个元素。式(7-18)可以由下式进行优化：

$$r_{ci}=\begin{cases}1 & (i=\arg\min\limits_{l}(a_{cl}+b_{cl}))\\ 0 & (\text{其他})\end{cases} \tag{7-19}$$

DHLRS算法的主要步骤如下：

输入：数据矩阵$\boldsymbol{X}\in\mathbb{R}^{m\times n}$，子空间数目$c$，Schatten p范数的参数p；超图正则化参数β。

输出：优化后的第i个子空间的矩阵$\boldsymbol{I}_i|_{i=1}^{c}$。

步骤1：初始化$\boldsymbol{I}_i|_{i=1}^{c}$，$\mu=0.1$，$\boldsymbol{E}=0$，$\Lambda=0$；

步骤2：$i=1$；

步骤3：根据式(7-13)更新计算$\boldsymbol{G}_i$；

步骤4：根据$\boldsymbol{XI}_i$计算第超图$\boldsymbol{L}_i$；

步骤5：计算$\boldsymbol{A}_i=\boldsymbol{X}^{\mathrm{T}}\boldsymbol{G}_i\boldsymbol{X}$和$\boldsymbol{B}_i=\boldsymbol{X}^{\mathrm{T}}\boldsymbol{L}_i\boldsymbol{X}$；

步骤6：根据式(7-16)更新计算$\boldsymbol{I}_i$；

步骤7：$i\leftarrow i+1$；

步骤8：若算法没有收敛，转步骤3。

7.4 实验结果与分析

在本节中，采用仿真数据集和4个真实数据集进行实验，包括DLBCL[9]、白血病[10]、前列腺癌[10]和Brain_Tumor2数据集[9]。4个数据集的描述如表7-1所示。为了验证提出的方法DHLRS在癌症样本聚类中的有效性，将LRS[7]、LRR[11]、MGNMF[12]、Semi-NMF[13]和k-means[14]进行对比实验。

表7-1 癌症基因表达谱数据集说明

数据集	类别标签	基因数量	样本数量	类别数量
DLBCL	DLBCL，FL	5 469	77	2
白血病	ALL，AML	7 129	72	2
前列腺癌	Tumor，Normal	6 033	102	2
Brain_Tumor2	CG，CAO，NCG，NCAO	10 367	50	4

通过聚类精度(ACC)来评价聚类结果，给定一个数据样本$\boldsymbol{x}_i$，假设o_i是计算得到的样本标签，t_i是数据固有的样本标签，ACC被定义为[3]：

$$\mathrm{ACC}=\frac{\sum_{i=1}^{n}\varphi[t_i,\mathrm{map}(o_i)]}{n} \tag{7-20}$$

其中，$\varphi(x,y)$是Delta函数，当$x\neq y$时$\varphi(x,y)$为0，当$x=y$时$\varphi(x,y)$为1；$\mathrm{map}(o_i)$是最优映射函数；n是数据中所有样本的总数。

在进行实验之前使用PCA对数据进行降维。在DHLRS和LRS算法中，使用k-means对$\boldsymbol{I}_i|_{i=1}^{c}$进行初始化。在DHLRS中，需要研究Schatten p范数的参数p和超图正则项参

数 β 对算法的影响，因此，在每个数据集实验中，先对参数 β 和 p 进行确定，然后，将 DHLRS 的实验结果与其他算法进行对比。由于所有算法都具有不稳定性，对每种算法重复实验 10 次并取均值作为实验结果，以消除或减少随机性带来的影响。所有对比方法均选择最优的参数进行对比实验。

(1) 仿真数据集实验

本实验中使用块对角仿真数据集进行仿真实验，该数据集是大小为 100×100 的矩阵，且包含按对角线排列的 4 个大小为 25×25 块矩阵，每个块表示一个子空间。每个块中的数据表示一个簇中两个对应点的关联度，并且在 0 和 1 的范围内随机生成。所有块外的数据表示噪声，并且在 0 至 q 范围内随机生成，其中 q 的取值范围为 0 到 1。此外，为了使聚类任务更具挑战性，随机挑选出 25 个噪声数据点并设置为 1。

DHLRS 在仿真数据上学习到的结构如图 7-2 所示。q 的值设置为 0.7，0.75，和 0.8。在噪声值为 0.7、0.75、0.8 时，原始仿真数据的图形表示分别为图 7-2(a)，图 7-2(c)，图 7-2(e)，经 DHLRS 学习后的结构分别为图 7-2(b)，图 7-2(d)，图 7-2(f)。当噪声值为 0.7 时，DHLRS 的聚类精度为 100%；当噪声值为 0.75 时，DHLRS 的聚类精度为 95%；当噪声值为 0.8 时，DHLRS 的聚类精度为 85%。因此，由 DHLRS 可以获得很好的子空间聚类结果。

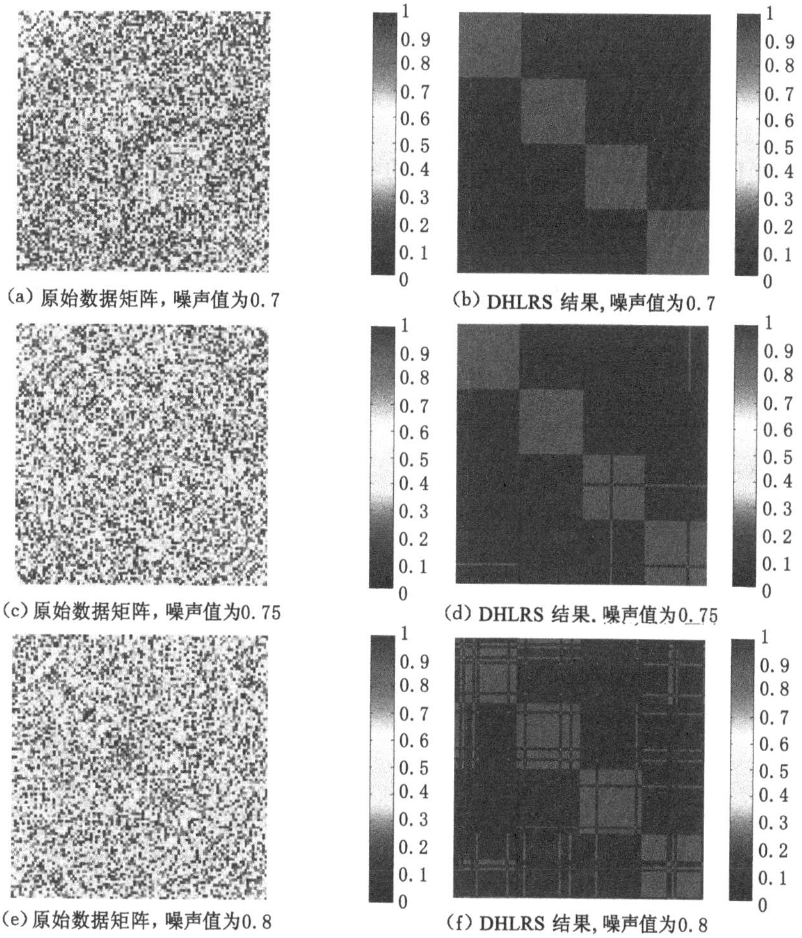

(a) 原始数据矩阵，噪声值为0.7　(b) DHLRS 结果，噪声值为0.7

(c) 原始数据矩阵，噪声值为0.75　(d) DHLRS 结果，噪声值为0.75

(e) 原始数据矩阵，噪声值为0.8　(f) DHLRS 结果，噪声值为0.8

图 7-2　DHLRS 在仿真数据上学习到的结构

由于 LRS 方法是 DHLRS 的基础版本，进一步将 DHLRS 与 LRS 方法进行了对比。LRS 和 DHLRS 中的 $I_i|_{i=1}^{c}$ 是由随机初始化得到的，这导致聚类结果不稳定，因此，在相同的仿真数据上重复 10 次实验进行比较分析。在不同的噪声设置下，LRS 和 DHLRS 的聚类精度如表 7-2 所示。这里考虑了不同的聚类评估标准，包括平均值、中值、最小值和标准差。由表 7-2 可以得到，DHLRS 和 LRS 在中值有相同的实验结果，但是，DHLRS 在所有其他评估标准上的表现均优于 LRS。

表 7-2 DHLRS 和 LRS 在仿真数据集上的聚类精度 单位：%

噪声值	算法	均值	中值	最小值	标准差
0.7	DHLRS	93.2	100	63	14.41
	LRS	89.2	100	62	17.41
0.75	DHLRS	90.6	97	65	13.29
	LRS	86.3	97	59	17.26
0.8	DHLRS	73	73	53	10.61
	LRS	71.6	73	42	14.16

(2) DLBCL 数据集实验

DLBCL 是成人中常见的淋巴恶性癌症。本实验采用 Statnikov 等[9]研究的 DLBCL 数据集，该数据集包含 77 个样本和 5 469 个基因，包括 58 个 DLBCL 样本和 19 个 FL 样本。

首先，确定 DHLRS 在 DLBCL 数据集上的参数 β 和 p。当测试一个参数时，固定另外一个参数。图 7-3(a)给出了 DHLRS 在 β 值不同时的聚类精度。当 $\beta \leqslant 1$ 时，DHLRS 得到稳定且最高的聚类精度(84.42%)；当 $\beta > 1$ 时，DHLRS 得到稳定且最低的聚类精度(77.92%)。根据文献[8]，p 的取值范围是 0 到 2 之间。图 7-3(b)给出了 DHLRS 和 LRS 在 p 值不同时的聚类精度。对于 LRS，当 $p \leqslant 0.5$ 时，LRS 得到最高聚类精度(76.62%)；当 $p > 0.5$ 时，LRS 的聚类精度呈下降趋势。对于 DHLRS，当 $p = 1.3$ 时，DHLRS 获得最高聚类精度(84.42%)，这比 LRS 的最高聚类精度高了 7.8 个百分点。在后面的对比实验中，DHLRS 的参数选择为：$p = 1.3$，$\beta = 0.01$。

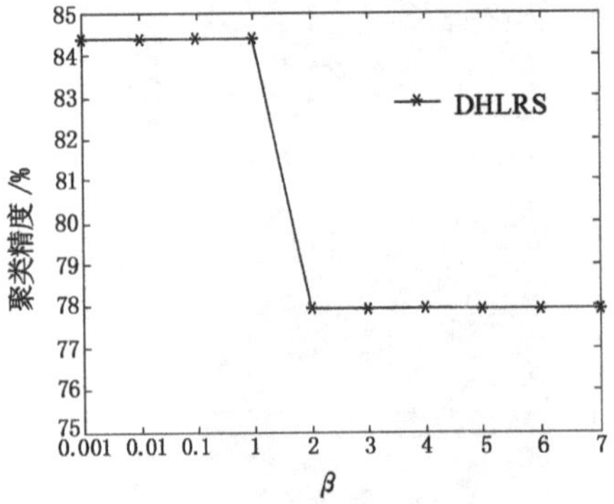

(a) 聚类精度与 β 值的关系

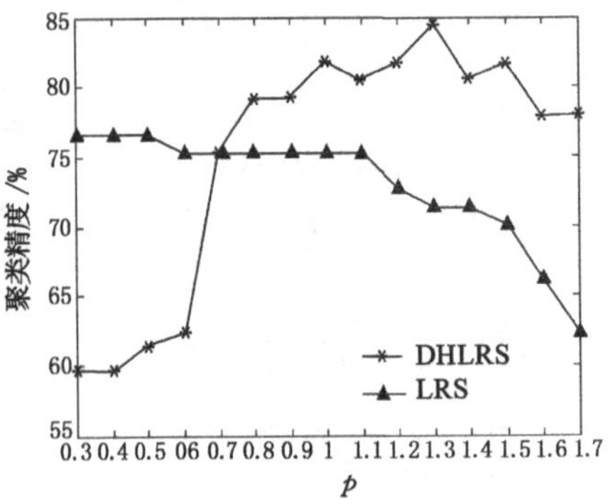

(b) 聚类精度与 p 值的关系

图 7-3 DHLRS 在 DLBCL 数据集上的参数选择

表 7-3 中给出了 DLBCL 数据集上每种方法的最佳聚类结果。由表 7-3 可以得到，DHLRS 优于所有其他方法。LRS 和 LRR 具有相同的聚类精度。DHLRS、LRS 和 LRR 比基于 NMF 的方法和 k 均值具有更好的结果，这表明低秩子空间模型在 DLBCL 数据集上比传统方法有效。MGNMF 具有比 Semi-NMF 更高的聚类精度，证明了图模型在聚类任务方面十分有效。类似的，通过超图正则化对每个低秩子空间施加约束，提出的 DHLRS 方法在很大程度上优于 LRS。

表 7-3　不同算法在癌症数据集上的聚类精度及标准差　　单位：%

数据集	DHLRS	LRS	LRR	MGNMF	Semi-NMF	k-means
DLBCL	84.42±0.00	76.62±0.00	76.62±0.00	75.84±1.10	67.79±0.55	68.83±2.93
白血病	79.17±0.00	76.39±0.00	63.89±0.00	74.03±0.00	65.28±0.00	68.06±2.93
前列腺癌	63.73±0.00	62.75±0.00	59.51±0.93	59.51±0.93	57.25±3.56	56.86±0.00
Brain_Tumor2	58.00±3.53	56.40±3.10	44.00±0.00	54.20±1.99	40.60±3.13	39.20±1.03

(3) 白血病数据集实验

白血病数据集包含 7 129 个基因和 72 个样本，并且样本分为两类：25 例 AML 和 47 例 ALL。

图 7-4(a)给出了 DHLRS 在 β 值不同时的聚类精度。当 $\beta<10$ 时，DHLRS 得到了稳定且较高的聚类精度(76.39%)；当 $\beta=10$ 时，DHLRS 得到最高的聚类精度(79.17%)；当 $\beta>10$ 时，DHLRS 的聚类精度呈整体下降趋势。图 7-4(b)给出了 DHLRS 和 LRS 在 p 值不同时的聚类精度。当 $p=0.7,0.8,0.9$ 时，LRS 得到了最高聚类精度(76.39%)。对于 DHLRS，当 $0.3<p<1.5$ 时，DHLRS 的聚类精度呈整体上升趋势；当 $p=1.5$ 时，DHLRS 有最高的聚类精度(79.17%)；当 $p>1.5$ 时，DHLRS 的聚类精度逐步下降。在后面的对比实验中，DHLRS 的参数选择为：$p=1.5$，$\beta=10$。

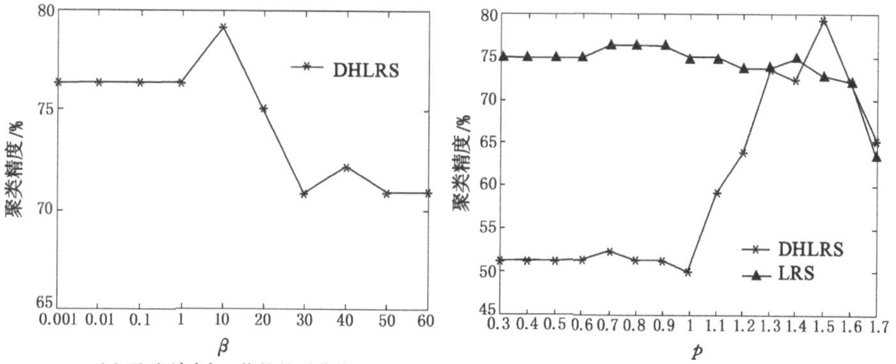

(a) 聚类精度与 β 值的关系曲线　　(b) 聚类精度与 p 值的关系曲线

图 7-4　DHLRS 在白血病数据集上的参数选择

表 7-3 给出了白血病数据集上每种方法的聚类结果。由表 7-3 可以得到，由于图模型的使用，DHLRS 的聚类精度优于所有其他方法，MGNMF 具有比 LRR、Semi-NMF 和 k-means 更高的准确度。LRS 的聚类精度比经典的低秩模型 LRR 高 12.5 个百分点，

DHLRS的聚类精度比LRR高15.28个百分点,其主要原因是DHLRS和LRS利用Schatten p 范数代替核范数来约束目标函数。DHLRS具有比LRS更好的实验结果,表明超图正则化在子空间聚类的有效性。

(4) 前列腺癌数据集实验

前列腺癌数据集包含102个样本和6 033个基因,102个样本由50例正常组织和52例前列腺癌症组成。

图7-5(a)给出了DHLRS在 β 值不同时的聚类精度。当 $\beta \leqslant 1$ 时,DHLRS得到稳定且最高的聚类精度(63.73%);当 $\beta > 1$ 时,DHLRS的聚类精度呈整体下降趋势。图7-5(b)给出了DHLRS和LRS在 p 值不同时的聚类精度。对于LRS,$p < 1.4$ 时,LRS的聚类精度呈整体上升趋势;当 $p = 1.4$ 时,LRS的达到最高聚类精度(62.75%);之后,聚类精度开始下降。对于DHLRS,当 $p < 1.2$ 时,DHLRS的聚类精度呈整体上升趋势;当 $p = 1.2$ 时,DHLRS有最高的聚类精度(63.73%);当 $p > 1.2$ 时,DHLRS的聚类精度逐步下降。在后面的对比实验中,DHLRS的参数选择为:$p = 1.2$,$\beta = 0.01$。

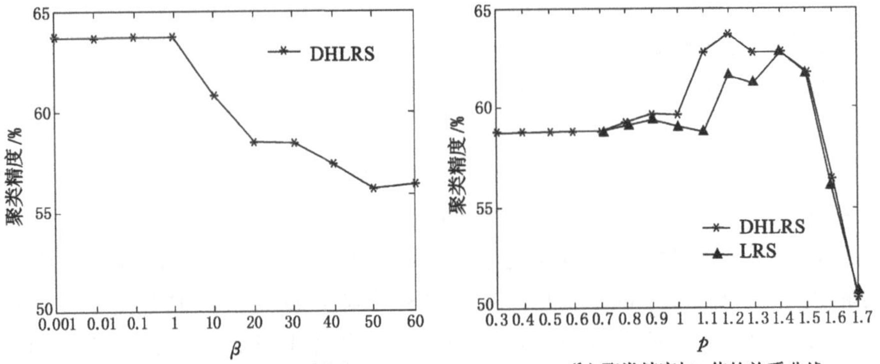

(a) 聚类精度与 β 值的关系曲线　　(b) 聚类精度与 p 值的关系曲线

图7-5　DHLRS在前列腺癌数据集上的参数选择

表7-3给出了前列腺癌数据集上每种方法的聚类结果。LRR和MGNMF分别使用低秩表示和图模型具有相同的结果,并具有比Semi-NMF和 k-means更高的聚类精度。LRS的聚类精度高于LRR和MGNMF。DHLRS优于所有其他方法,这归因于Schatten p 范数和超图模型的使用。

(5) Brain_Tumor2数据集实验

Brain_Tumor2数据集包含50个样本和10 367个基因,其中有4种类型的恶性胶质瘤:14例CG,7例CAO,14例NCG和15例NCAO。

图7-6(a)给出了DHLRS在 β 值不同时的聚类精度。当 $\beta = 0.01$ 时,DHLRS得到最高的聚类精度(58.00%);当 $\beta < 0.01$ 时,DHLRS的聚类精度比 $\beta = 0.01$ 时的聚类精度稍差;当 $\beta > 0.01$ 时,DHLRS的聚类精度呈整体下降趋势。图7-6(b)给出了DHLRS和LRS在 p 值不同时的聚类精度。LRS在不同的 p 值时聚类精度没有规律可循,当 $p = 1$ 时,LRS获得最好的聚类结果(56.40%)。对于DHLRS,当 $p < 1$ 时,DHLRS的聚类精度呈整体上升趋势;当 $p = 1$ 时,DHLRS有最高的聚类精度(58.00%);当 $p > 1$ 时,DHLRS的聚类精度呈下降趋势。在后面的对比实验中,DHLRS的参数选择为:$p = 1$,$\beta = 0.01$。

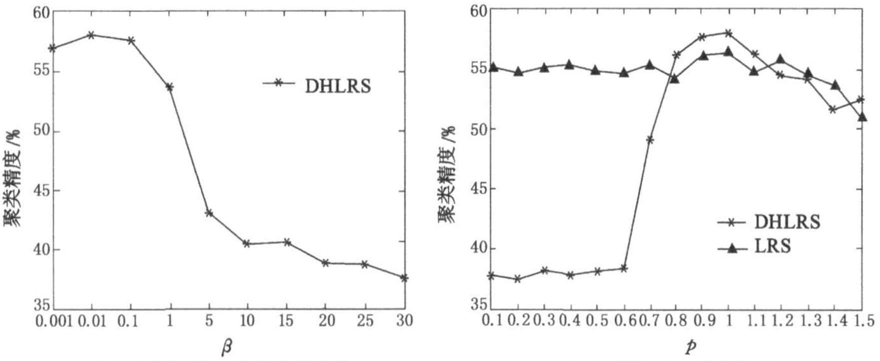

(a) 聚类精度与 β 值的关系曲线　　(b) 聚类精度与 p 值的关系曲线

图 7-6　DHLRS 在 Brain_Tumor2 数据集上的参数选择

表 7-3 中给出了 Brain_Tumor2 数据集上每种方法的聚类结果。MGNMF 具有比 LRR、Semi-NMF 和 k-means 更高的聚类准确度；LRS 的聚类精度高于 MGNMF；在所有方法中，DHLRS 具有最佳聚类结果。这些实验结果表明，Schatten p 范数和超图模型可对 Brain_tumor2 数据集进行有效聚类。

7.5　本章小结

根据低秩子空间分割理论，本章提出了一种基于离散约束的低秩子空间聚类算法。传统子空间聚类需要通过谱聚类实现，DHLRS 利用离散约束直接学习样本标签，使聚类任务变得更加简单、直观，并使用 Schatten p 范数来实现更好的低秩逼近。此外，利用 DHLRS 在每个子空间中构造超图以获取子空间的几何结构。最后，根据优化得到的样本标签矩阵实现肿瘤样本聚类。在仿真数据集和真实基因表达谱数据集上对 DHLRS 进行了测试，证明 DHLRS 是一种有效的子空间聚类方法。

参考文献

[1] WANG D, LIU, J-X, GAO Y-L, et al. Characteristic gene selection based on robust graph regularized non-negative matrix factorization[J]. IEEE/ACM transactions on computational biology and bioinformatics, 2016, 13(6): 1059-1067.

[2] HE X F, CAI D, SHAO Y L, et al. Laplacian regularized Gaussian mixture model for data clustering[J]. IEEE transactions on knowledge and data engineering, 2011, 23(9): 1406-1418.

[3] CAI D, HE X, HAN J W, et al. Graph regularized nonnegative matrix factorization for data representation [J]. IEEE transactions on pattern analysis and machine intelligence, 2011, 33(8): 1548-1560.

[4] ZHENG M, BU J J, CHEN C, et al. Graph regularized sparse coding for image representation[J]. IEEE transactions on image processing, 2011, 20(5): 1327-1336.

[5] ZHOU D, HUANG J, SCHÖLKOPF B. Learning with hypergraphs: clustering, classification, and embedding [C]//International Conference on Neural Information Processing Systems, Vancouver, 2006.
[6] ZASS R, SHASHUA A. Probabilistic graph and hypergraph matching[C]//2008 IEEE Conference on Computer Vision and Pattern Recognition, 2008.
[7] NIE F P, HUANG H. Subspace clustering via new low-rank model with discrete group structure constraint [C]//IJCAI' 16: Proceedings of the Twenty-Fifth International Joint Conference on Artificial Intelligence, 2016.
[8] NIE F P, HUANG H, DING C. Low-rank matrix recovery via efficient schatten p-norm minimization[C]//AAAI'12: Proceedings of Twenty-Sixth AAAI Conference on Artificial Intelligence, 2012.
[9] STATNIKOV A, TSAMARDINOS I, DOSBAYEV Y, et al. GEMS: a system for automated cancer diagnosis and biomarker discovery from microarray gene expression data[J]. International journal of medical informatics, 2005, 74(7/8): 491-503.
[10] YU L, DING C, LOSCALZO S. Stable feature selection via dense feature groups [C]//KDD'08: Proceedings of the 14th ACM SIGKDD International Conference on Knowledge Discovery and Data Mining, 2008.
[11] LIU G C, LIN Z C, YAN S C, et al. Robust recovery of subspace structures by low-rank representation [J]. IEEE transactions on pattern analysis and machine intelligence, 2013, 35(1): 171-184.
[12] WANG J Y, BENSMAIL H, GAO X. Multiple graph regularized nonnegative matrix factorization[J]. Pattern recognition, 2013, 46(10): 2840-2847.
[13] DING C, LI T, JORDAN M I. Convex and semi-nonnegative matrix factorizations[J]. IEEE transactions on pattern analysis and machine intelligence, 2010, 32(1): 45-55.
[14] HARTIGAN J A. Direct clustering of a data matrix[J]. Journal of the American statistical association, 1978, 67(337): 123-129.

第8章 基于离散约束及封顶范数的鲁棒低秩子空间聚类

当数据中没有噪声时,数据可以由多个子空间表示。现有的子空间分割方法可以有效解决数据聚类问题,包括稀疏子空间聚类算法(SSC)[1]、LRR[2]和LRS[3]等。SSC基于稀疏表示对数据中多个低维子空间进行分割实现聚类。由于低秩结构可以对数据矩阵进行去冗余,并能够获取很好的低秩逼近,LRR可以通过分割多个低秩子空间实现聚类任务。SSC和LRR将子空间聚类都需要构建邻接矩阵并执行谱聚类。为规避SSC和LRR聚类的复杂过程,LRS通过离散约束直接学习每个低秩子空间的样本标签,使聚类过程变得更加简单。

现实世界的数据中包含大量的数据噪声。文献[2]指出,子空间聚类的一个主要挑战是如何处理数据中存在的离群值。由于$L_{2,1}$范数的非平方残差可以减少数据离群值的影响,因此,多数鲁棒子空间算法是基于$L_{2,1}$范数的算法。例如,RPCA采用$L_{2,1}$范数来减轻离群值的影响[4];在文献[2]中,Liu等基于$L_{2,1}$范数提出一个鲁棒的LRR模型。虽然$L_{2,1}$范数可以产生鲁棒的结果,但它仍然受到数据中极端离群值的影响,这是因为$L_{2,1}$范数不能完全消除某些极端离群值的影响。封顶范数(capped norm)比$L_{2,1}$范数更有鲁棒性,在一定程度上,它可以消除极端离群值的影响。目前,封顶范数引起了越来越多的关注,例如,Nie等[5]提出了联合封顶规范最小化算法实现鲁棒矩阵恢复。

本节提出了一种基于离散约束及封顶范数的低秩子空间聚类算法(DCLRS)对癌症基因表达谱数据进行聚类。首先,将一个基因表达谱数据表示为低秩表示矩阵和噪声矩阵相加的形式;其次,利用离散约束和Schatten p范数对低秩表示矩阵进行优化,直接得到每个子空间的样本标签;再次,对于噪声矩阵,采用封顶范数来去除其中的极端离群值,以提高算法的鲁棒性;最后,通过对DCLRS目标函数进行理论分析,推导出一种有效的求解方式,并给出了严格的收敛性证明。

8.1 基于离散约束及封顶范数的低秩子空间聚类算法

LRS算法中的离散约束可以使聚类过程变得简单(LRS算法的详细介绍见第7.1节),因此,DCLRS使用离散约束直接学习子空间的样本标签。然而,LRS对真实数据中的数据离群点非常敏感,为了解决鲁棒性问题,DCLRS采用封顶范数对噪声矩阵进行约束,去除数据中的极端离群点。

DCLRS将包含m个基因和n个样本的癌症数据$\boldsymbol{X}\in\mathbb{R}^{m\times n}$表示为一个低秩表示矩阵$\boldsymbol{A}\in\mathbb{R}^{m\times n}$和噪声矩阵$\boldsymbol{E}\in\mathbb{R}^{m\times n}$相加的形式,即$\boldsymbol{X}=\boldsymbol{A}+\boldsymbol{E}$,则DCLRS的聚类问题可以表示为:

$$\begin{cases}\min\limits_{A,E,I_i|_{i=1}^{c}} \sum_{i=1}^{c}(\|\boldsymbol{AI}_i\|_{S_p}^{k})^2+\lambda\|\boldsymbol{E}\|_L \\ \text{s.t. } \boldsymbol{X}=\boldsymbol{A}+\boldsymbol{E},\boldsymbol{I}_i|_{i=1}^{c}\subseteq\{0,1\}^{n\times n},\sum_{i=1}^{c}\boldsymbol{I}_i=\boldsymbol{I}\end{cases} \tag{8-1}$$

其中，$\lambda>0$ 是一个平衡参数，$\|\cdot\|_L$ 表示特定的正则化策略，例如，在 RPCA 和 LRR 中用 $L_{2,1}$ 范数来对离群点进行建模。在式(8-1) 中，DCLRS 使用 Schatten p 范数来约束低秩问题。给定矩阵 $\boldsymbol{G}\in\mathbb{R}^{m\times n}$ 的 Schatten p 范数($0<p<\infty$) 定义为 $\|\boldsymbol{G}\|_{S_p}=\left(\sum_{i=1}^{\min(m,n)}\sigma_i^p\right)^{\frac{1}{p}}$，其中 σ_i 是 $\boldsymbol{G}$ 的第 i 个奇异值。在 DCLRS 中，设定 $0<2k\leqslant 2$ 来确保式(8-1) 的前半部分能够收敛，并由此可知 k 的范围为 $0<k\leqslant 1$。

为了得到一个更好的处理离群点的鲁棒性策略，利用封顶范数对噪声矩阵 $\boldsymbol{E}$ 进行正则化，即 $\|\boldsymbol{E}\|_{\text{Capped}}=\sum_{i=1}^{n}\min\{\|\boldsymbol{E}_i\|_2,\theta\}$，则式(8-1) 可以转变为：

$$\begin{cases}\min\limits_{A,E,I_i|_{i=1}^{c}} \sum_{i=1}^{c}(\|\boldsymbol{AI}_i\|_{S_p}^{k})^2+\lambda\sum_{i=1}^{n}\min\{\|\boldsymbol{E}_i\|_2,\theta\} \\ \text{s.t. } \boldsymbol{X}=\boldsymbol{A}+\boldsymbol{E},\boldsymbol{I}_i|_{i=1}^{c}\subseteq\{0,1\}^{n\times n},\sum_{i=1}^{c}\boldsymbol{I}_i=\boldsymbol{I}\end{cases} \tag{8-2}$$

其中，$\theta>0$ 是封顶范数对离群点的阈值。在式(8-2) 中，如果数据点 $\|\boldsymbol{E}_i\|_2>\theta$，则认为 $\boldsymbol{E}_i$ 是一个离群点，并用 θ 来代替 $\boldsymbol{E}_i$ 来减弱离群点的影响；如果 $\|\boldsymbol{E}_i\|_2\leqslant\theta$，则式(8-2) 中后一项等同于优化 $\sum_{i=1}^{n}\|\boldsymbol{E}_i\|_2$，即对 $\boldsymbol{E}_i$ 的 $L_{2,1}$ 范数最小化。换言之，如果 θ 设定为 ∞，则 $\|\boldsymbol{E}\|_{\text{Capped}}$ 等价于 $\|\boldsymbol{E}\|_{2,1}$。因此，封顶范数比 $L_{2,1}$ 范数有更好的鲁棒性。

8.2 DCLRS 优化算法

DCLRS 的目标函数式(8-2)是非凸的，同时优化 $\boldsymbol{A}$、$\boldsymbol{E}$ 和 $\boldsymbol{I}_i|_{i=1}^{c}$ 非常困难。这里使用 ALM 进行优化。式(8-2)的拉格朗日方程可以表示为：

$$\min_{A,E,I_i|_{i=1}^{c}} \sum_{i=1}^{c}(\|\boldsymbol{AI}_i\|_{S_p}^{k})^2+\lambda\sum_{i=1}^{n}\min\{\|\boldsymbol{E}_i\|_2,\theta\}+ \\ \langle\boldsymbol{Y},\boldsymbol{A}+\boldsymbol{E}-\boldsymbol{X}\rangle+\frac{\mu}{2}\|\boldsymbol{A}+\boldsymbol{E}-\boldsymbol{X}\|_F^2+g(\Lambda,\boldsymbol{I}_i|_{i=1}^{c}) \tag{8-3}$$

其中，$\boldsymbol{Y}$ 是拉格朗日乘子，$\mu>0$ 是一个正标量，且 $g(\Lambda,\boldsymbol{I}_i|_{i=1}^{c})$ 是关于 $\boldsymbol{I}_i|_{i=1}^{c}$ 的拉格朗日乘子。式(8-3)可展开为：

$$\min_{A,E,I_i|_{i=1}^{c}} \sum_{i=1}^{c}(\|\boldsymbol{AI}_i\|_{S_p}^{k})^2+\lambda\sum_{i=1}^{n}\min\{\|\boldsymbol{E}_i\|_2,\theta\}+\frac{\mu}{2}\left\|\boldsymbol{A}+\boldsymbol{E}-\boldsymbol{X}+\frac{\boldsymbol{Y}}{\mu}\right\|_F^2+g(\Lambda,\boldsymbol{I}_i|_{i=1}^{c}) \tag{8-4}$$

将式(8-4)分为 3 个子问题进行优化：固定 $\boldsymbol{E}$ 和 $\boldsymbol{I}_i|_{i=1}^{c}$ 来优化矩阵 $\boldsymbol{A}$，固定 $\boldsymbol{E}$ 和 $\boldsymbol{A}$ 来优化 $\boldsymbol{I}_i|_{i=1}^{c}$，固定 $\boldsymbol{A}$ 和 $\boldsymbol{I}_i|_{i=1}^{c}$ 来优化 $\boldsymbol{E}$。

(1) 固定 $\boldsymbol{E}$ 和 $\boldsymbol{I}_i|_{i=1}^{c}$，优化 $\boldsymbol{A}$

式(8-4)可以简化为：

$$\min_{A}\sum_{i=1}^{c}(\|\boldsymbol{A}\boldsymbol{I}_i\|_{S_p}^{k})^2+\frac{\mu}{2}\|\boldsymbol{A}-\boldsymbol{B}\|_F^2 \tag{8-5}$$

其中，$\boldsymbol{B}=\boldsymbol{X}-\boldsymbol{E}+\boldsymbol{Y}/\mu$.

引理 1[Araki-Lieb-Thirring(阿拉基-利布-蒂林)不等式[6-7]]：对于任意半正定矩阵 $\boldsymbol{P}$，$\boldsymbol{Q}\in\mathbb{R}^{n\times n}$ 且 $q>0$，当 $0\leqslant h<1$ 时，下面的式子恒成立：

$$\mathrm{Tr}\,(\boldsymbol{P}^h\boldsymbol{Q}^h\boldsymbol{P}^h)^q\leqslant\mathrm{Tr}\,(\boldsymbol{PQP})^{hq} \tag{8-6}$$

当 $h\geqslant1$ 时，上述不等式不成立。

根据 $0<k\leqslant1$，$\|\boldsymbol{G}\|_{S_p}^{p}=\mathrm{Tr}((\boldsymbol{G}^{\mathrm{T}}\boldsymbol{G})^{\frac{p}{2}})$[3] 和引理 1，当 $I_i|_{i=1}^{c}\subseteq\{0,1\}^{n\times n}$ 时，式(8-5)的第一部分可以定义为 $\sum_{i=1}^{c}(\|\boldsymbol{A}\boldsymbol{I}_i\|_{S_p}^{k})^2=\sum_{i=1}^{c}\mathrm{Tr}(\boldsymbol{I}_i(\boldsymbol{A}^{\mathrm{T}}\boldsymbol{A})^k)$。根据 $\sum_{i=1}^{c}\boldsymbol{I}_i=\boldsymbol{I}$，式(8-5)的第一部分可以展开为：

$$\begin{aligned}&\sum_{i=1}^{c}\mathrm{Tr}(\boldsymbol{I}_i(\boldsymbol{A}^{\mathrm{T}}\boldsymbol{A})^k)\\&=\mathrm{Tr}(\boldsymbol{I}_1(\boldsymbol{A}^{\mathrm{T}}\boldsymbol{A})^k+\boldsymbol{I}_2(\boldsymbol{A}^{\mathrm{T}}\boldsymbol{A})^k+\cdots+\boldsymbol{I}_c(\boldsymbol{A}^{\mathrm{T}}\boldsymbol{A})^k)\\&=\mathrm{Tr}(\boldsymbol{A}^{\mathrm{T}}\boldsymbol{A})^k\end{aligned} \tag{8-7}$$

则式(8-5)可以表示为：

$$J_1=\min_{A}\mathrm{Tr}(\boldsymbol{A}^{\mathrm{T}}\boldsymbol{A})^k+\frac{\mu}{2}\|\boldsymbol{A}-\boldsymbol{B}\|_F^2 \tag{8-8}$$

对式(8-8)中 $\boldsymbol{A}$ 求导，并令导数为零，即：

$$\frac{\partial J_1}{\partial\boldsymbol{A}}=2\boldsymbol{AH}+\mu(\boldsymbol{A}-\boldsymbol{B})=0 \tag{8-9}$$

其中，$\boldsymbol{H}=k(\boldsymbol{A}^{\mathrm{T}}\boldsymbol{A})^{k-1}$。最终得到 $\boldsymbol{A}$ 的优化结果：

$$\boldsymbol{A}=\mu\boldsymbol{B}(2\boldsymbol{H}+\mu\boldsymbol{I})^{-1} \tag{8-10}$$

由于 $\boldsymbol{H}$ 是基于 $\boldsymbol{A}$ 求得的，可以采用迭代算法来得到 $\boldsymbol{A}$ 的解。在每次迭代中，$\boldsymbol{A}$ 可以由当前的 $\boldsymbol{H}$ 求得，然后再根据当前的 $\boldsymbol{A}$ 计算求得 $\boldsymbol{H}$。

(2) 固定 $\boldsymbol{A}$ 和 $\boldsymbol{I}_i|_{i=1}^{c}$，优化 $\boldsymbol{E}$

这时，将式(8-4)简化为：

$$\min_{E}\lambda\sum_{i=1}^{n}\min\{\|\boldsymbol{E}_i\|_2,\theta\}+\frac{\mu}{2}\|\boldsymbol{E}-\boldsymbol{F}\|_F^2 \tag{8-11}$$

其中，$\boldsymbol{F}=\boldsymbol{X}-\boldsymbol{A}+\boldsymbol{Y}/\mu$。式(8-11)的导数等价于下列目标函数的导数：

$$\min_{E}\lambda\sum_{i=1}^{n}o_i\|\boldsymbol{E}_i\|_2^2+\frac{\mu}{2}\|\boldsymbol{E}-\boldsymbol{F}\|_F^2 \tag{8-12}$$

其中，

$$o_i=\begin{cases}\dfrac{1}{2\|\boldsymbol{E}_i\|_2} & (\|\boldsymbol{E}_i\|_2<\theta)\\0 & (\text{其他})\end{cases} \tag{8-13}$$

则式(8-12)可以重新表示为：

$$J_2=\min_{E}\lambda\,\mathrm{Tr}(\boldsymbol{O}\boldsymbol{E}^{\mathrm{T}}\boldsymbol{E})+\frac{\mu}{2}\|\boldsymbol{E}-\boldsymbol{F}\|_F^2 \tag{8-14}$$

其中，$\boldsymbol{O}$ 是满足 $\boldsymbol{O}_{ii}=o_i$ 的对角矩阵。式（8-14）可以通过迭代更新加权（iterative re-weighted）优化策略来求解。

当固定 $\boldsymbol{O}$ 时，对式(8-14)中 $\boldsymbol{E}$ 进行求导，并使导数结果为零，即

$$\frac{\partial J_2}{\partial \boldsymbol{E}}=2\lambda EO+\mu(\boldsymbol{E}-\boldsymbol{F})=0 \tag{8-15}$$

通过式(8-15)得到 $\boldsymbol{E}$ 的最优解：

$$\boldsymbol{E}=\mu\boldsymbol{F}\ (2\lambda\boldsymbol{O}+\mu\boldsymbol{I})^{-1} \tag{8-16}$$

当固定 $\boldsymbol{E}$ 时，$\boldsymbol{O}$ 的更新规则为：

$$\boldsymbol{O}_{ii}=\begin{cases}\dfrac{1}{2\parallel \boldsymbol{E}_i \parallel_2} & (\parallel \boldsymbol{E}_i \parallel_2<\theta)\\ 0 & (\text{其他})\end{cases} \tag{8-17}$$

(3) 固定 $\boldsymbol{A}$ 和 $\boldsymbol{E}$，优化 $\boldsymbol{I}_i|_{i=1}^{c}$

这时，式(8-14)可以简化为：

$$J_3=\min_{I_i|_{i=1}^{c}}\sum_{i=1}^{c}(\parallel \boldsymbol{AI}_i \parallel_{S_p}^{k})^2+g(\Lambda,\boldsymbol{I}_i|_{i=1}^{c}) \tag{8-18}$$

式(8-18)等同于下式对 $\boldsymbol{I}_i|_{i=1}^{c}$ 求导的结果：

$$\begin{cases}\min\limits_{I_i|_{i=1}^{c}}\sum\limits_{i=1}^{c}\mathrm{Tr}(\boldsymbol{I}_i^{\mathrm{T}}\boldsymbol{A}^{\mathrm{T}}\boldsymbol{L}_i\boldsymbol{AI}_i)\\ \text{s.t. } I_i|_{i=1}^{c}\subseteq\{0,1\}^{n\times n},\sum\limits_{i=1}^{c}\boldsymbol{I}_i=\boldsymbol{I}\end{cases} \tag{8-19}$$

其中，$\boldsymbol{L}_i=k\parallel \boldsymbol{AI}_i \parallel_{S_p}^{k}(\boldsymbol{AI}_i^2\boldsymbol{A}^{\mathrm{T}})^{\frac{k-2}{2}}$。式(8-18)和式(8-19)的原理可见第 7.3 节。

定义 $\boldsymbol{Z}_i=\boldsymbol{A}^{\mathrm{T}}\boldsymbol{L}_i\boldsymbol{A}$，式(8-19)可以表示为：

$$\begin{cases}\min\limits_{I_i|_{i=1}^{c}}\sum\limits_{i=1}^{c}\mathrm{Tr}(\boldsymbol{Z}_i\boldsymbol{I}_i)\\ \text{s.t. } \boldsymbol{I}_i|_{i=1}^{c}\subseteq\{0,1\}^{n\times n},\sum\limits_{i=1}^{c}\boldsymbol{I}_i=\boldsymbol{I}\end{cases} \tag{8-20}$$

由于 $\boldsymbol{I}_i|_{i=1}^{c}$ 是 $n\times n$ 的对角矩阵，则式(8-20)可重新表示为 $\min\limits_{r_{ci}\in\{0,1\},\sum_{i=1}^{c}r_{ci}=1}\sum\limits_{i=1}^{c}\sum\limits_{i=c}^{n}(z_{ci}r_{ci})$，其中，$r_{ci}$ 是矩阵 $\boldsymbol{I}_i$ 的第 c 个对角元素，z_{ci} 是第 $\boldsymbol{Z}_i$ 的第 c 个对角元素。式(8-20)可以按下式进行优化：

$$r_{ci}=\begin{cases}1 & (i=\arg\min\limits_{l}(z_{cl}))\\ 0 & (\text{其他})\end{cases} \tag{8-21}$$

DCLRS 算法的主要步骤如下：

输入：数据矩阵 $\boldsymbol{X}\in\mathbb{R}^{m\times n}$，子空间数目 c，Schatten p 范数的参数 k；平衡参数 λ，封顶范数阈值 θ。

输出：优化后的第 i 个子空间的矩阵 $\boldsymbol{I}_i|_{i=1}^{c}$。

步骤 1：初始化 $\boldsymbol{I}_i|_{i=1}^{c}$，$\boldsymbol{A}=\boldsymbol{X}$，$\boldsymbol{E}=0$，$\boldsymbol{Y}=0$，$\mu=10^{-6}$，$\rho=1.1$，$\mu_{\max}=10^{10}$，$\varepsilon=10^{-8}$，$\boldsymbol{O}$ 是一个单位矩阵。

步骤 2：固定 $\boldsymbol{I}_i|_{i=1}^{c}$ 和 $\boldsymbol{E}$ 优化 $\boldsymbol{A}$，即 $\boldsymbol{A}=\mu\boldsymbol{B}(2\boldsymbol{H}+\mu\boldsymbol{I})^{-1}$，其中 $\boldsymbol{B}=\boldsymbol{X}-\boldsymbol{E}+\boldsymbol{Y}/\mu$，$\boldsymbol{H}=k(\boldsymbol{A}^{\mathrm{T}}\boldsymbol{A})^{k-1}$。

步骤 3：固定 $\boldsymbol{I}_i|_{i=1}^{c}$ 和 $\boldsymbol{A}$ 优化 $\boldsymbol{E}$，即 $\boldsymbol{E}=\mu\boldsymbol{F}(2\lambda\boldsymbol{O}+\mu\boldsymbol{I})^{-1}$，其中 $\boldsymbol{F}=\boldsymbol{X}-\boldsymbol{A}+\boldsymbol{Y}/\mu$，并根据 $\boldsymbol{E}$ 更新 $\boldsymbol{O}_{ii}=\begin{cases}\dfrac{1}{2\|\boldsymbol{E}_i\|_2} & (\|\boldsymbol{E}_i\|_2<\theta)\\ 0 & (\text{其他})\end{cases}$。

步骤 4：固定 $\boldsymbol{A}$ 和 $\boldsymbol{E}$ 优化 $\boldsymbol{I}_i|_{i=1}^{c}$，通过计算 $\boldsymbol{L}_i=k\|\boldsymbol{A}\boldsymbol{I}_i\|_{S_p}^{k}(\boldsymbol{A}\boldsymbol{I}_i^2\boldsymbol{A}^{\mathrm{T}})^{\frac{k-2}{2}}$ 和 $\boldsymbol{Z}_i=\boldsymbol{A}^{\mathrm{T}}\boldsymbol{L}_i\boldsymbol{A}$，根据式(8-21)更新计算 $\boldsymbol{I}_i$。

步骤 5：计算拉格朗日乘子 $\boldsymbol{Y}$：$\boldsymbol{Y}=\boldsymbol{Y}+\mu(\boldsymbol{X}-\boldsymbol{A}-\boldsymbol{E})$。

步骤 6：更新参数 μ：$\mu=\min(\rho\mu,\mu_{\max})$。

步骤 7：验证收敛条件：$\|\boldsymbol{X}-\boldsymbol{A}-\boldsymbol{E}\|_\infty<\varepsilon$，若满足条件，输出优化后的 $\boldsymbol{I}_i|_{i=1}^{c}$；若不满足条件，转至步骤 2。

8.3　DCLRS 收敛性分析

定理 1：在每次迭代过程中，当 $0<k\leqslant1$ 并固定其他变量时，DCLRS 算法中 $\boldsymbol{A}$ 的更新规则使式(8-2)中的目标函数值单调递减。

定理 1 的证明过程如下。

式(8-2)可以是以下式子的解：

$$\begin{cases}\min\limits_{A}\ \mathrm{Tr}(\boldsymbol{A}^{\mathrm{T}}\boldsymbol{A}\boldsymbol{H})\\ \text{s.t.}\ \ \boldsymbol{X}=\boldsymbol{A}+\boldsymbol{E}\end{cases}\tag{8-22}$$

在第 t 次更新后，有：

$$\begin{cases}\min\limits_{A}\ \mathrm{Tr}(\boldsymbol{A}^{\mathrm{T}}\boldsymbol{A}\boldsymbol{H})\\ \text{s.t.}\ \ \boldsymbol{X}=\boldsymbol{A}+\boldsymbol{E}\end{cases}\tag{8-23}$$

即：

$$\mathrm{Tr}(\boldsymbol{A}_{t+1}^{\mathrm{T}}\boldsymbol{A}_{t+1}\boldsymbol{H}_t)\leqslant\mathrm{Tr}(\boldsymbol{A}_t^{\mathrm{T}}\boldsymbol{A}_t\boldsymbol{H}_t)\tag{8-24}$$

式(8-24)可以变换为：

$$k\mathrm{Tr}(\boldsymbol{A}_{t+1}^{\mathrm{T}}\boldsymbol{A}_{t+1}(\boldsymbol{A}_t^{\mathrm{T}}\boldsymbol{A}_t)^{k-1})\leqslant k\mathrm{Tr}(\boldsymbol{A}_t^{\mathrm{T}}\boldsymbol{A}_t(\boldsymbol{A}_t^{\mathrm{T}}\boldsymbol{A}_t)^{k-1})\tag{8-25}$$

根据文献[5]中的引理可以得到引理 2。

引理 2：对于任意正定矩阵 $\boldsymbol{P},\boldsymbol{P}_t\in\mathbb{R}^{m\times m}$，当 $0<p\leqslant2$ 时，以下不等式成立：

$$\mathrm{Tr}(\boldsymbol{P}^{\frac{p}{2}})-\frac{p}{2}\mathrm{Tr}(\boldsymbol{P}\boldsymbol{P}_t^{\frac{p-2}{2}})\leqslant\mathrm{Tr}(\boldsymbol{P}_t^{\frac{p}{2}})-\frac{p}{2}\mathrm{Tr}(\boldsymbol{P}_t\boldsymbol{P}_t^{\frac{p-2}{2}})\tag{8-26}$$

当 $0<k\leqslant1$ 时，式(8-26)等价于：

$$\mathrm{Tr}(\boldsymbol{P}^k)-k\mathrm{Tr}(\boldsymbol{P}\boldsymbol{P}_t^{k-1})\leqslant\mathrm{Tr}(\boldsymbol{P}_t^k)-k\mathrm{Tr}(\boldsymbol{P}_t\boldsymbol{P}_t^{k-1})\tag{8-27}$$

根据引理 2，可以得到：

$$\mathrm{Tr}((\boldsymbol{A}^{\mathrm{T}}\boldsymbol{A})^k)-k\mathrm{Tr}(\boldsymbol{A}^{\mathrm{T}}\boldsymbol{A}(\boldsymbol{A}_t^{\mathrm{T}}\boldsymbol{A}_t)^{k-1})\leqslant\mathrm{Tr}((\boldsymbol{A}_t^{\mathrm{T}}\boldsymbol{A}_t)^k)-k\mathrm{Tr}(\boldsymbol{A}_t^{\mathrm{T}}\boldsymbol{A}_t(\boldsymbol{A}_t^{\mathrm{T}}\boldsymbol{A}_t)^{k-1})\tag{8-28}$$

结合式(8-25)和式(8-28)，有：

$$\mathrm{Tr}((\boldsymbol{A}^{\mathrm{T}}\boldsymbol{A})^k)\leqslant\mathrm{Tr}((\boldsymbol{A}_t^{\mathrm{T}}\boldsymbol{A}_t)^k)\tag{8-29}$$

即有：

$$(\|\boldsymbol{A}_{t+1}\|_{S_p}^{k})^2 \leqslant (\|\boldsymbol{A}_t\|_{S_p}^{k})^2 \tag{8-30}$$

因此，在每次迭代过程中，当 $0<k\leqslant 1$ 并固定其他变量时，DCLRS 算法中 $\boldsymbol{A}$ 的更新规则使式(8-2)中的目标函数值单调递减。

定理 2：在每次迭代过程中，当固定其他变量时，DCLRS 算法中 $\boldsymbol{E}$ 的更新规则使式(8-2)中的目标函数值单调递减。

定理 2 的证明过程如下。

根据文献[8]中的引理可以得到引理 3。

引理 3：定义 $s=\begin{cases}\dfrac{1}{2|e|} & (|e|<\theta)\\ 0 & (其他)\end{cases}$，则以下不等式成立：

$$\min(|\tilde{e}|,\theta)-s\tilde{e}^2\leqslant\min(|e|,\theta)-se^2 \tag{8-31}$$

式(8-16)可以看作以下式子的解：

$$\begin{cases}\min\limits_{E}\ \mathrm{Tr}(\boldsymbol{O}\boldsymbol{E}^{\mathrm{T}}\boldsymbol{E})\\ \text{s.t.}\ \ \boldsymbol{X}=\boldsymbol{A}+\boldsymbol{E}\end{cases} \tag{8-32}$$

假设 DCLRS 算法中 $\boldsymbol{E}$ 的最优解是 $\widetilde{\boldsymbol{E}}$，则有：

$$\lambda\mathrm{Tr}(\boldsymbol{O}\widetilde{\boldsymbol{E}}^{\mathrm{T}}\widetilde{\boldsymbol{E}})\leqslant\lambda\mathrm{Tr}(\boldsymbol{O}\boldsymbol{E}^{\mathrm{T}}\boldsymbol{E}) \tag{8-33}$$

根据式(8-17)中 $\boldsymbol{O}_{ii}$ 的定义和引理 3，得到：

$$\lambda\sum_{i=1}^{n}\min(\|\widetilde{\boldsymbol{E}}_i\|_2,\theta)-\lambda\sum_{i=1}^{n}\boldsymbol{O}_{ii}\|\widetilde{\boldsymbol{E}}_i\|2_2\leqslant\lambda\sum_{i=1}^{n}\min(\|\boldsymbol{E}_i\|_2,\theta)-\lambda\sum_{i=1}^{n}\boldsymbol{O}_{ii}\|\boldsymbol{E}_i\|_2^2 \tag{8-34}$$

对式(8-33)和式(8-34)求和，得到以下不等式：

$$\lambda\sum_{i=1}^{n}\min(\|\widetilde{\boldsymbol{E}}_i\|_2,\theta)\leqslant\lambda\sum_{i=1}^{n}\min(\|\boldsymbol{E}_i\|_2,\theta) \tag{8-35}$$

因此，在每次迭代过程中，当固定其他变量时，DCLRS 算法中 $\boldsymbol{E}$ 的更新规则使式(8-2)中的目标函数值单调递减。

定理 3：在每次迭代过程中，当 $k=1$ 并固定其他变量时，DCLRS 算法中 $\boldsymbol{I}_i|_{i=1}^{c}$ 的更新规则使式(8-2)中的目标函数值单调递减。

定理 3 的证明过程如下。

式(8-21)可以看作以下式子的解：

$$\begin{cases}\min\limits_{I_i|_{i=1}^{c}}\sum\limits_{i=1}^{c}(\|\boldsymbol{A}\boldsymbol{I}_i\|_{S_p}^{k})^2\\ \text{s.t.}\ \ \boldsymbol{I}_i|_{i=1}^{c}\subseteq\{0,1\}^{n\times n},\ \sum\limits_{i=1}^{c}\boldsymbol{I}_i=\boldsymbol{I}\end{cases} \tag{8-36}$$

假设 DCLRS 算法中 $\boldsymbol{I}_i$ 的最优解为 $\widetilde{\boldsymbol{I}}_i$，则有：

$$\sum_{i=1}^{c}\mathrm{Tr}(\widetilde{\boldsymbol{I}}_i^{\mathrm{T}}\boldsymbol{A}^{\mathrm{T}}\boldsymbol{L}_i\boldsymbol{A}\widetilde{\boldsymbol{I}}_i)\leqslant\sum_{i=1}^{c}\mathrm{Tr}(\boldsymbol{I}_i^{\mathrm{T}}\boldsymbol{A}^{\mathrm{T}}\boldsymbol{L}_i\boldsymbol{A}\boldsymbol{I}_i) \tag{8-37}$$

根据 DCLRS 算法中 $\boldsymbol{L}_i$ 的定义，式(8-37)可以表示为：

$$\sum_{i=1}^{c} \| \boldsymbol{AI}_i \|_{S_p}^{k} \operatorname{Tr}((\boldsymbol{AI}_i^2\boldsymbol{A}^{\mathrm{T}})^{\frac{k-2}{2}} \boldsymbol{A}^{\mathrm{T}} (\tilde{\boldsymbol{I}}_i^{\mathrm{T}})^2 \boldsymbol{A}) \leqslant \sum_{i=1}^{c} (\| \boldsymbol{AI}_i \|_{S_p}^{k})^2 \tag{8-38}$$

根据 Cauchy-Schwarz(柯西-施瓦茨)不等式，可以证明当 $p=1$ 时，有：

$$\sum_{i=1}^{c} (\| \boldsymbol{A}\tilde{\boldsymbol{I}}_i \|_{S_p}^{k})^2 \leqslant \sum_{i=1}^{c} \operatorname{Tr}((\boldsymbol{AI}_i^2\boldsymbol{A}^{\mathrm{T}})^{\frac{k}{2}}) \operatorname{Tr}((\boldsymbol{AI}_i^2\boldsymbol{A}^{\mathrm{T}})^{\frac{k-2}{2}} \boldsymbol{A}^{\mathrm{T}} (\tilde{\boldsymbol{I}}_i^{\mathrm{T}})^2 \boldsymbol{A}) \tag{8-39}$$

合并式(8-38)和式(8-39)，得到：

$$\sum_{i=1}^{c} (\| \boldsymbol{A}\tilde{\boldsymbol{I}}_i \|_{S_p}^{k})^2 \leqslant \sum_{i=1}^{c} (\| \boldsymbol{AI}_i \|_{S_p}^{k})^2 \tag{8-40}$$

式(8-40)表明，当 $k=1$ 并固定其他变量时，DCLRS算法中 $\boldsymbol{I}_i |_{i=1}^{c}$ 的更新规则使式(8-2)中的目标函数值单调递减。实际上，算法也会在 $0<k<1$ 时收敛，如果式(8-36)的目标函数变为 $\sum_{i=1}^{c} (\| \boldsymbol{AI}_i \|_{S_p}^{k})^d, (d>2)$，则 DCLRS 算法中的 $\boldsymbol{L}_i$ 变为 $\frac{dk}{2}(\| \boldsymbol{AI}_i \|_{S_p}^{k})^{d-1} (\boldsymbol{AI}_i^2\boldsymbol{A}^{\mathrm{T}})^{\frac{k-2}{2}}$，收敛性依然成立[9]。

通过定理 1、定理 2 和定理 3 可知，当固定其他变量时，$\boldsymbol{A}$、$\boldsymbol{E}$ 和 $\boldsymbol{I}_i |_{i=1}^{c}$ 的更新分别使 DCLRS 算法的目标函数单调递减，则 DCLRS 中各变量的迭代更新使得 DCLRS 算法收敛至局部最优。

8.4 实验结果与分析

在 6 个可公开获取的数据集上测试了所提出的 DCLRS 算法，包括白血病[10]、DLBCL[11]、结肠癌[12]、Brain_Tumor1[11]、Brain_Tumor2[11]和 9_Tumors 数据集[11]。为了验证提出的方法 DCLRS 的在癌症样本聚类中的有效性，将基于离散组结构约束的低秩子空间聚类模型(subspace clustering via low-rank model with discrete croup structure constraint，LRS)[3]、基于映射的子空间聚类(projection subspace clustering，PLRR)[13]、基于鲁棒低秩表示的子空间聚类(robust low-rank representation for subspace clustering，Robust LRR)[2]、基于潜在低秩表示的子空间聚类(latent low-rank representation for subspace clustering，LatLRR)[14]、鲁棒非负矩阵分解(robust nonnegative matrix factorization，Robust NMF)[15]和 k-means[16]作为对比算法进行实验。

通过聚类精度(ACC)来评价聚类结果，ACC 的详细描述可见第 7.4 节。在 DCLRS 和 LRS 算法中，使用 k-means 对 $\boldsymbol{I}_i |_{i=1}^{c}$ 进行初始化。由于所有算法都具有不稳定性，对每种算法重复实验 100 次并取均值作为实验结果，以消除或减少随机性带来的影响。所有对比方法均选择最优的参数进行对比实验。

(1) 癌症基因表达谱数据集

表 8-1 给出了 6 种数据集的详细信息。白血病数据集由 25 例急性髓系白血病(Acute Myeloid Leukemia，AML)和急性淋巴细胞性白血病(Acute Lymphocytic Leukemia，ALL) 47 例组成，它包含 72 个样本和 7 129 个基因。弥漫性大 B 细胞淋巴瘤(Diffuse Large B Cell Lymphoma，DLBCL)包含 77 个癌症样本和 5 469 个基因，77 个样本分为 2 个类别：58 个弥漫性大 B 细胞淋巴瘤样本和 19 个滤泡型淋巴瘤(Follicular Lymphoma，FL)样本。结肠癌数据集由 2 000 个基因和 62 个样本组成，其中包含两类：正常样本(Normal)和肿瘤

(Tumor)样本。Brain_Tumor1 数据集包含 5 920 个基因和 90 个样本,这些样本包含 5 种类型的组织学诊断样本,分别是髓母细胞瘤(Medulloblastoma)样本,恶性胶质瘤(Malignant Glioma)样本,正常小脑(Normal Cerebellum)样本,非典型畸胎瘤/横纹肌瘤(Atypical Teratoid/ Rhabdoid Tumors,AT/RTs)样本,胰腺神经内分泌肿瘤 (Pancreatic Neuroendocrine Tumors,PNETs)样本。Brain_Tumor2 数据集包含 50 个样本和 10 367 个基因,其中有 4 种类型的恶性胶质瘤:14 例典型胶质母细胞瘤(Classic Glioblastomas,CG)样本,7 例典型间变性少突胶质细胞瘤(Classic Anaplastic Oligodendrogliomas,CAO),14 例非典型胶质母细胞瘤(Non-Classic Glioblastomas,NCG)样本和 15 例非典型间变性少突胶质细胞瘤(Non-Classic Anaplastic Oligodendrogliomas,NCAO)样本。9_Tumors 数据集由 9 种类型的癌症组成,这 9 种癌症为:9 例非小细胞肺癌(Non-Small-Cell Lung Carcinoma,NSCLC)样本,7 例结肠癌(Colon Cancer)样本,8 例乳腺癌(Breast Cancer)样本,6 例卵巢癌(Ovary Cancer)样本,6 例白血病(Leukemia)样本,8 例肾癌(Renal Cancer)样本,8 例黑素瘤(Melanoma)样本,2 例前列腺癌(Prostate Cancer)和 6 例中枢神经系统肿瘤(Central Nervous System Tumor,CNS)样本,并包含 5 726 个基因和 60 个癌症样本。

表 8-1　癌症基因表达谱数据集说明

数据集	类别标签	基因数量	样本数量	类别数量
白血病	AML,ALL	7 129	72	2
DLBCL	DLBCL,FL	5 469	77	2
结肠癌	Tumor,Normal	2 000	62	2
Brain_Tumor1	Medulloblastoma,Malignant Glioma, Normal Cerebellum,AT/RTs,PNETs	5 920	90	5
Brain_Tumor2	CG,CAO,NCG,NCAO	10 367	50	4
9_Tumors	NSCLC,Colon Cancer,Breast Cancer,Ovary Cancer, Renal Cancer,Leukemia,Melanoma,Prostate Cancer,CNS	5 726	60	9

(2) DCLRS 参数分析

使用 DCLRS 需要确定 3 个参数:封顶范数阈值参数 θ、平衡参数 λ 和 Schatten p 范数参数 k。在实验中,当测试 1 个参数时,固定其他 2 个参数不变。以下参数的选择是启发式的,可能不是癌症聚类的最佳选择,但对聚类有效。

图 8-1 给出了当 θ 值不同时,DCLRS 在 6 种数据集上的聚类精度。由于不同数据中的基因表达水平差异很大,数据中极端离群值的值也大为不同。因此,6 个数据集中的 θ 值的取值范围跨度很大。由图 8-1 可以得到,当 $\theta=\{10^3,10^5,40,90,400,10^6\}$时,DCLRS 分别在白血病、DLBCL、结肠癌、Brain_Tumor1、Brain_Tumor2 和 9_Tumors 数据集上获得最高的聚类精度。实验结果表明应该适当选择 θ 的值,如果 θ 值设置得太大,则会错过一些极端离群值;如果 θ 值设置的太小,则可能会删除数据中的一些重要信息,从而影响聚类性能。

图 8-2 给出了当 λ 值不同时,DCLRS 在 6 种数据集上的聚类精度。当 $\lambda=\{0.6,1,1,1,0.9,1.1\}$时,DCLRS 分别在白血病、DLBCL、结肠癌、Brain_Tumor1、Brain_Tumor2 和

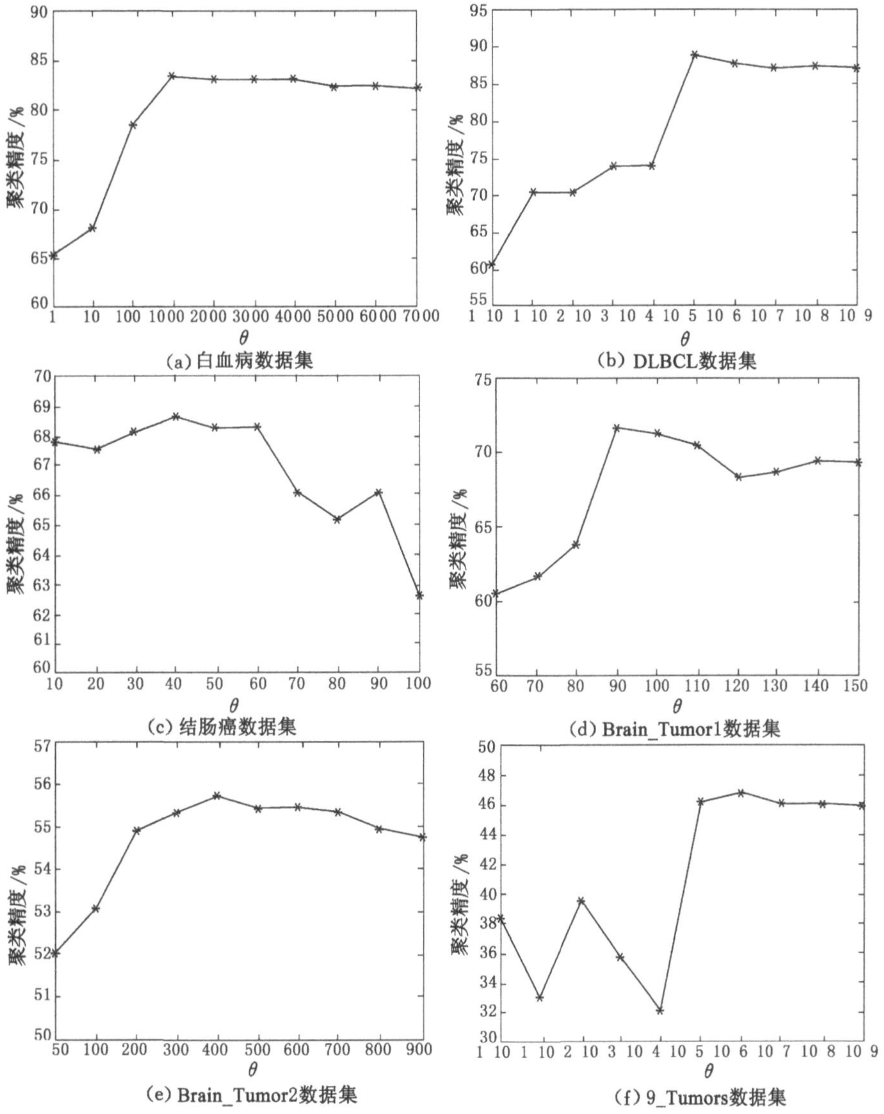

图 8-1　当 θ 值不同时 DCLRS 在 6 种数据集上的聚类精度

9_Tumors 数据集上获得最高的聚类精度。根据每个数据集上的实验结果，在达到最佳结果之前，聚类精度随 λ 的增加呈总体上升趋势；在取得最佳结果后，聚类精度随 λ 的增加呈整体下降趋势。因此，建议 λ 的取值范围为 $0.1 \leqslant \lambda \leqslant 2$。

由于 DCLRS 在 $0<k\leqslant 1$ 时收敛至局部最优，在实验中设置 k 的取值范围为 $0<k\leqslant 1$。图 8-3 给出了当 k 值不同时，DCLRS 在 6 种数据集上的聚类精度。当 $k=\{1,1,1,1,0.7,0.4\}$ 时，DCLRS 分别在白血病、DLBCL、结肠癌、Brain_Tumor1、Brain_Tumor2 和 9_Tumors 数据集上获得最高的聚类精度。

(3) 对比实验结果及分析

将 LRS、PLRR、Robust LRR、LatLRR、Robust NMF 和 k-means 作为对比算法进行实验。表 8-2 给出了所有算法在 6 个数据集上的实验结果。DCLRS 通过在目标函数中约束

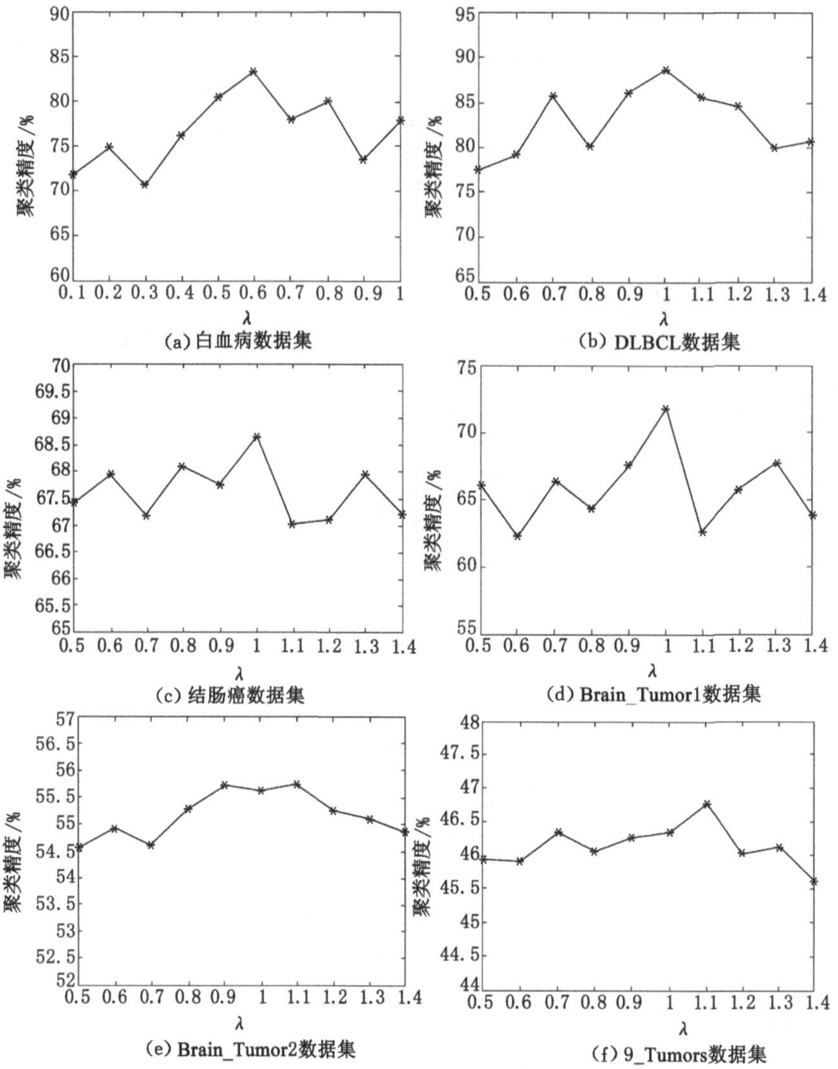

图 8-2　当 λ 值不同时 DCLRS 在 6 种数据集上的聚类精度

噪声矩阵来扩展 LRS 算法以增强鲁棒性，由表 8-2 可以得到，DCLRS 在所有数据集上都优于 LRS。在白血病、DLBCL、结肠癌和 Brain_Tumor1 数据集上，DCLRS 的聚类精度比 LRS 高 8～19 个百分点；在 Brain_Tumor2 和 9_Tumors 数据集上，DCLRS 的性能略好于 LRS。与三种典型的低秩子空间聚类方法 PLRR、Robust LRR 和 LatLRR 相比，DCLRS 的聚类精度在所有 6 个数据集上都有更高的聚类精度，主要原因是 DCLRS 使用封顶范数去除噪声矩阵中的极端离群值和使用 Schatten p 范数中得到更好的低秩逼近。与传统的聚类方法相比，DCLRS 在所有 6 个数据集的实验结果优于 Robust NMF 和 k-means。实验结果表明，结合 Shatten p 范数、封顶范数和低秩子空间分割，所提出的 DCLRS 可以有效对癌症样本进行聚类。

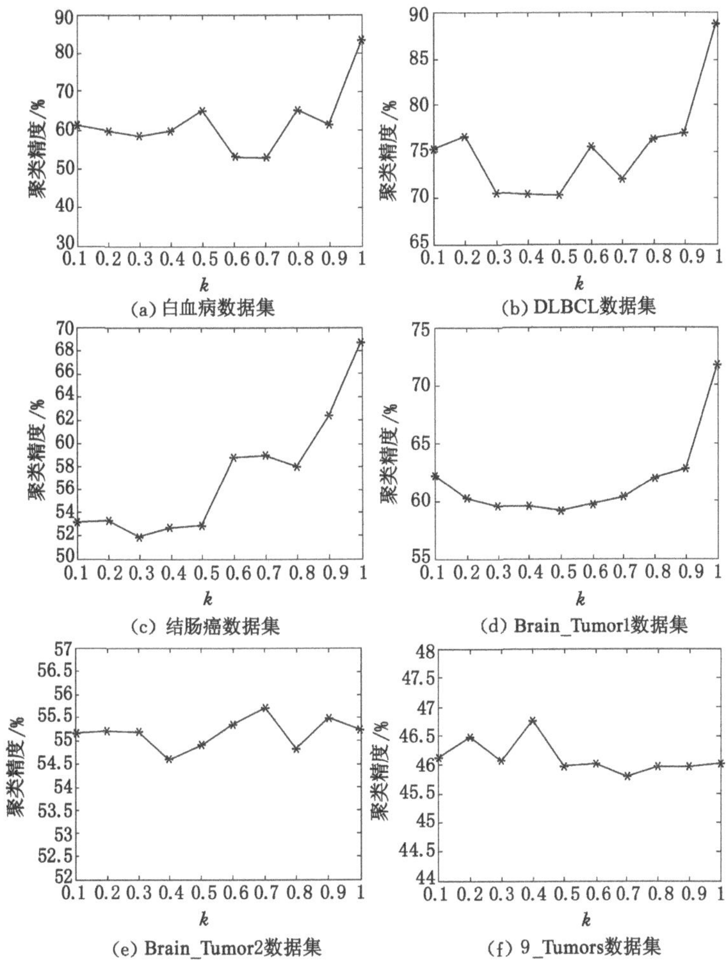

图 8-3　当 k 值不同时 DCLRS 在 6 种数据集上的聚类精度

表 8-2　不同算法在 6 个癌症数据集上的聚类精度及标准差　　单位：%

数据集	DCLRS	LRS	PLRR	Robust LRR
白血病	83.33±0.00	74.63±2.14	74.57±2.56	63.89±0.00
DLBCL	88.70±3.50	76.62±0.00	79.35±0.41	76.62±0.00
结肠癌	74.63±2.14	55.16±1.59	72.79±2.87	60.81±1.09
Brain_Tumor1	71.67±2.30	60.22±4.53	69.22±10.32	68.89V0.00
Brain_Tumor2	55.74±2.93	55.36±2.51	54.20±2.36	44.00±0.00
9_Tumors	46.77±4.62	45.85±2.90	41.67±1.05	38.67±1.05

数据集	LatLRR	Robust NMF	k-means	
白血病	66.67±0.00	66.25±5.03	68.06±2.93	
DLBCL	76.62±0.00	68.96±7.71	68.83±0.00	
结肠癌	58.06±0.00	70.65±7.25	53.71±2.12	

表 8-2(续)

数据集	LatLRR	Robust NMF	k-means	
Brain_Tumor1	69.69±2.19	66.11±2.58	43.78±1.83	
Brain_Tumor2	50.00±0.00	34.00±2.98	39.20±1.03	
9_Tumors	43.33±0.00	35.50±3.60	45.52±3.16	

8.5 本章小结

根据低秩子空间分割理论，提出了基于离散约束及封顶范数的鲁棒低秩子空间聚类算法(DCLRS)进行肿瘤聚类。DCLRS 将基因表达谱数据表示为一个低秩表示矩阵和噪声矩阵相加的形式，然后使用离散约束和 Schatten p 范数对低秩表示矩阵进行约束，以直接学习每个子空间的样本标签及获得每个子空间的最优低秩逼近，并利用封顶范数去除噪声矩阵中的极端离群值，来增强算法的鲁棒性。此外，还提出了一种有效的优化算法来对 DCLRS 进行求解。在肿瘤数据集上的结果验证了 DCLRS 可以得到相比于传统经典聚类方法更好的肿瘤样本聚类结果。

参考文献

[1] ELHAMIFAR E, VIDAL R. Sparse subspace clustering[C]//2009 IEEE Conference on Computer Vision and Pattern Recognition, Miami, 2009.

[2] LIU G C, LIN Z C, YAN S C, et al. Robust recovery of subspace structures by low-rank representation [J]. IEEE transactions on pattern analysis and machine intelligence, 2013, 35(1): 171-184.

[3] NIE F P, HUANG H. Subspace clustering via new low-rank model with discrete group structure constraint[C]//IJCAI'16: Proceedings of the Twenty-Fifth International Joint Conference on Artificial Intelligence, 2016.

[4] XU H, CARAMANIS C, SANGHAVI S. Robust PCA via outlier pursuit[J]. IEEE transactions on information theory, 2012, 58(5): 3047-3064.

[5] NIE F P, HUO Z Y, HUANG H. Joint capped norms minimization for robust matrix recovery[C]//Proceedings of the Twenty-Sixth International Joint Conference on Artificial Intelligence, Melbourne, 2017.

[6] LIEB E H, THIRRING W E. Inequalities for the moments of the eigenvalues of the Schrödinger Hamiltonian and their relation to Sobolev inequalities[M]//The stability of matter: from atoms to stars, 2005.

[7] ARAKI H. On an inequality of Lieb and Thirring[J]. Letters in mathematical physics, 1990, 19(2): 167-170.

[8] NIE F P, HUANG H, DING C. Low-rank matrix recovery via efficient schatten p-norm minimization[C]//AAAI'12: Proceedings of Twenty-Sixth AAAI Conference on

Artificial Intelligence,2012.
[9] SHEN Q, MEI Z, YE B-X. Simultaneous genes and training samples selection by modified particle swarm optimization for gene expression data classification [J]. Computers in biology and medicine,2009,39(7):646-649.
[10] YU L, DING C, LOSCALZO S. Stable feature selection via dense feature groups [C]//KDD'08:Proceedings of the 14th ACM SIGKDD International Conference on Knowledge Discovery and Data Mining,2008.
[11] STATNIKOV A, TSAMARDINOS I, DOSBAYEV Y, et al. GEMS: a system for automated cancer diagnosis and biomarker discovery from microarray gene expression data[J]. International journal of medical informatics,2005,74(7/8):491-503.
[12] ALON U,BARKAI N,NOTTERMAN D A,et al. Broad patterns of gene expression revealed by clustering analysis of tumor and normal colon tissues probed by oligonucleotide arrays[J]. Proceedings of the national academy of sciences of the United States of America,1999,96(12):6745-6750.
[13] CHEN X Y, LIAO M Z, YE X B. Projection subspace clustering[J]. Journal of algorithms and computational technology,2017,11(3):224-233.
[14] LIU G C,YAN S C. Latent Low-Rank Representation for subspace segmentation and feature extraction[C]//2011 IEEE International Conference on Computer Vision, Barcelona,2011.
[15] KONG D G,HUANG H,HUANG H. Robust nonnegative matrix factorization using L21-norm[C]//CIKM'11:Proceedings of the 20th ACM International Conference on Information and Knowledge Management 2011:673-682.
[16] HARTIGAN J A. Direct clustering of a data matrix[J]. Journal of the American statistical association,1978,67(337):123-129.

第9章 基于双超图正则化主成分分析的双聚类

在传统的聚类方法中，仅对癌症数据的样本进行聚类，或仅对数据的基因进行聚类。若同时可以对癌症数据的基因和样本进行聚类，将能够在提高样本聚类精度的同时，还可以挖掘与特定分子表达模式相关的基因子集。

本章针对上述问题，提出基于双超图正则化主成分分析的双聚类算法(DHPCA)对癌症基因表达谱数据进行双聚类。首先，假设基因表达谱数据的样本空间和基因空间分别位于非线性流形结构上，即分别位于样本流形结构和基因流形结构上，为了更好地获取数据中的流形结构，构建样本超图和基因超图；然后将样本超图和基因超图作为超图正则项嵌入到主成分分析方法中，得到 DHPCA 的目标函数，并给出了 DHPCA 算法的封闭解。

本章结构安排如下：第 9.1 节说明了本章研究的必要性；第 9.2 节介绍了 GLPCA 算法；第 9.3 节根据基因表达谱数据构建基因超图和样本超图；第 9.4 节提出基于双超图正则化的主成分分析算法(DHPCA)；第 9.5 节提出了基于 DHPCA 的癌症双聚类方法；第 9.6 节给出了实验结果及分析；第 9.7 节对本章进行了总结。

9.1 研究动机

许多传统的聚类方法，如层次聚类(HC)[1]、自组织映射(SOM)[2]、非负矩阵分解(NMF)[3]和主成分分析(PCA)[4]等已广泛应用于癌症聚类。HC 的缺点是自身对度量过于敏感；SOM 会基于初始条件求得不同基因表达谱数据的分解，这种做法导致 SOM 算法极为不稳定。为了提高其精度和鲁棒性，提出了许多 NMF 算法以及 NMF 的扩展算法。根据文献[5]，基因可分为上调基因和下调基因，分别对应于数据矩阵中的正的元素值和负的元素值。但是，基于 NMF 的方法只能用于非负数据，这在很大程度上限制了其应用。PCA 是一种经典的降维方法，它能够将观测数据转换为一组新的变量，并保留了数据的方差[4]。虽然是非凸的，但 PCA 具有全局最小值，并可以通过 SVD 计算得到数据唯一的低秩表示。此外，PCA 允许输入数据矩阵有负值元素。因此，PCA 因其简洁性和有效性而成为癌症聚类最广泛使用的算法之一。例如，Yeung 等[6]提出用于癌症数据聚类的 PCA 算法；Wang 等[7]将 PCA 和 SOM 结合起来进行癌症数据聚类。

尽管上述方法在聚类任务中十分有用，但这些聚类方法存在一个缺陷：它们仅对数据的基因或样本进行聚类。样本和基因之间存在二元性关系，即样本可以根据它们在基因上的分布进行分组，并且基因可以根据它们在样本上的分布进行分组。基于此，已经提出了许多算法同时对样本和基因进行聚类。双聚类算法不仅可以实现样本聚类，同时也可以挖掘与特定分子表达模式相关的基因子集。在文献[8]中，Hartigan 等首次提出同时对矩阵的行和列进行聚类，之后，提出了各种用于数据分析的双聚类方法。近年来，由于矩阵分解可以通过低秩表示发现数据中的潜在结构，因此基于矩阵分解的双聚类方法引起了广泛关注。Ding 等[9]提出了一种正交非负矩阵三因子分解(orthogonal nonnegative matrix triple factorizations,ONMTF)算法同时对数据的行和列进行聚类。通过使用双稀疏正则化来扩展 ONMTF 算法。Tan 等[10]提出了一种基于特征收缩的非负矩阵三因子分解(non-negative matrix triple factorization based on feature co-shrinking,NMTFCoS)算法,以提高双聚类的效果。目前,大部分基于矩阵分解的双聚类方法主要基于 NMF 的算法,由于 PCA 可以获得全局最小解和数据的低秩近似,并不限制输入数据的类型,在本章中,考虑采用 PCA 来实现双聚类。

许多真实数据集,包括基因表达谱数据,实际上是从非线性低维流形中采样的。然而,许多现有的聚类和双聚类算法未能考虑现实数据中固有的几何结构。这极大地限制了聚类和双聚类在具有流形结构的数据中的应用。基于局部不变性的思想,学者们提出了许多流形学习方法,以从数据样本中估计未知流形的几何性质和拓扑性质。假设两个数据点在其固有流形中彼此接近,则它们在变换后的空间中的表示也彼此接近[11]。近年来,提出了许多基于图正则化的方法以考虑数据的局部流形结构。例如,Cai 等[12]提出了一种用于数据表示的 GNMF;Jiang 等[13]提出图拉普拉斯嵌入的 PCA(GLPCA)方法来学习包含流形结构的数据的低维表示。在超图模型中,具有类似特性的顶点都可以包含在一个超边内,从而可以更好地获取数据中的信息。因此,超图模型受到越来越多的关注。然而,超图在基因表达谱数据分析中的应用还没有得到很好的探索,为了更好地实现基因表达谱数据的双聚类,本章采用超图模型进行双聚类。

针对上述问题,提出了一种基于双超图正则化主成分分析的双聚类算法(biclustering method based on dual hypergraph regularized principal component analysis,DHPCA)用于基因表达谱数据的双聚类。首先,假设样本空间和基因空间分别位于非线性流形结构上,即位于样本流形结构和基因流形结构上,为了更好地整合变量之间的复杂关系,构建样本超图和基因超图,来估计基因表达谱数据中样本空间和基因空间的内在几何结构;然后,将样本超图和基因超图作为主成分分析方法的两个超图正则项,以最大化固有样本流形和基因流形的平滑性;最后,对 DHPCA 的目标函数进行求解,证明了 DHPCA 算法具有封闭解。

9.2　图拉普拉斯主成分分析

给定数据矩阵 $\boldsymbol{X}=(\boldsymbol{x}_1,\boldsymbol{x}_2,\cdots,\boldsymbol{x}_n)\in\mathbb{R}^{m\times n}$ 包含 m 个特征和 n 个样本。PCA[4]通过计算主成分矩阵 $\boldsymbol{U}=(\boldsymbol{u}_1,\boldsymbol{u}_2,\cdots,\boldsymbol{u}_k)\in\mathbb{R}^{m\times k}$ 和投影矩阵 $\boldsymbol{V}^{\mathrm{T}}=(\boldsymbol{v}_1,\boldsymbol{v}_2,\cdots,\boldsymbol{v}_n)\in\mathbb{R}^{k\times n}$ 可以得到最优的低维子空间。PCA 的求解问题可以描述为:

$$\begin{cases}\min\limits_{U,V}\|\boldsymbol{X}-\boldsymbol{U}\boldsymbol{V}^{\mathrm{T}}\|_F^2\\ \text{s. t. }\ \boldsymbol{V}^{\mathrm{T}}\boldsymbol{V}=\boldsymbol{I}\end{cases}\tag{9-1}$$

PCA 可以学习数据在线性结构上的低维表示,然而,许多现实数据的内部结构存在于非线性流形结构上,因此,可以利用拉普拉斯特征映射(LE)[14]来获得非线性流形结构。对于数据矩阵 $\boldsymbol{X}$,将 $\boldsymbol{W}\in\mathbb{R}^{n\times n}$ 表示为 n 个顶点的相似性矩阵,则 $\boldsymbol{W}\in\mathbb{R}^{n\times n}$ 中的元素 $\boldsymbol{W}_{ij}$ 可以定义为:

$$\boldsymbol{W}_{ij}=\begin{cases}1 & (\boldsymbol{x}_i\in\boldsymbol{N}_K(\boldsymbol{x}_j)\text{或 }\boldsymbol{x}_j\in\boldsymbol{N}_K(\boldsymbol{x}_i))\\ 0 & (\text{其他})\end{cases}\tag{9-2}$$

其中，$\boldsymbol{N}_K(\boldsymbol{x}_i)$是$\boldsymbol{x}_i$的$K$近邻。令$\boldsymbol{Q}^{\mathrm{T}}=(\boldsymbol{q}_1,\boldsymbol{q}_2,\cdots,\boldsymbol{q}_n)\in\mathbb{R}^{k\times n}$作为$n$个样本的嵌入坐标，则图拉普拉斯嵌入可以表示为：

$$\begin{cases}\min\limits_{Q}\sum\limits_{i,j=1}^{n}\|\boldsymbol{q}_i-\boldsymbol{q}_j\|^2\boldsymbol{W}_{ij}=\mathrm{Tr}(\boldsymbol{Q}^{\mathrm{T}}(\boldsymbol{D}-\boldsymbol{W})\boldsymbol{Q})\\ \mathrm{s.\,t.}\ \boldsymbol{Q}^{\mathrm{T}}\boldsymbol{Q}=\boldsymbol{I}\end{cases}\tag{9-3}$$

其中，$\boldsymbol{D}=\mathrm{diag}(\boldsymbol{d}_1,\boldsymbol{d}_2,\cdots,\boldsymbol{d}_n)$是度矩阵且$\boldsymbol{d}_i=\sum\limits_{j}\boldsymbol{W}_{ij}$。

因此，图拉普拉斯矩阵可以定义为$\boldsymbol{L}=\boldsymbol{D}-\boldsymbol{W}$。

通过将$\boldsymbol{L}$嵌入PCA，Jiang等[13]提出了GLPCA。给定数据矩阵$\boldsymbol{X}$和相似性矩阵$\boldsymbol{W}$，GLPCA可以学习到$\boldsymbol{X}$的低维数据表示和非线性流形结构，这是由于PCA中的$\boldsymbol{v}_i$与式(9-3)中的$\boldsymbol{q}_i$有相同的作用。GLPCA将式(9-1)和式(9-3)结合得到：

$$\begin{cases}\min\limits_{U,Q}\|\boldsymbol{X}-\boldsymbol{U}\boldsymbol{Q}^{\mathrm{T}}\|_F^2+\lambda\mathrm{Tr}(\boldsymbol{Q}^{\mathrm{T}}\boldsymbol{L}\boldsymbol{Q})\\ \mathrm{s.\,t.}\ \boldsymbol{Q}^{\mathrm{T}}\boldsymbol{Q}=\boldsymbol{I}\end{cases}\tag{9-4}$$

其中，λ是平衡式(9-4)中两项贡献的参数。GLPCA是一种数据表示方法，即$\boldsymbol{X}\sim\boldsymbol{U}\boldsymbol{Q}^{\mathrm{T}}$，同时也是一种流形嵌入算法。

9.3 双超图的构建

大多数基于图模型的方法，包括GLPCA，只考虑样本中的非线性流形结构。在这里，假设样本和基因表达数据的基因分别位于非线性低维流形结构上，因此，需要对样本流形和基因流形进行建模分析。相比于传统图模型，超图可以更好地挖掘顶点间的局部信息和复杂关系（超图的详细介绍见第7章）。通过构建样本超图和基因超图，可以分别获得基因表达谱数据在样本和基因上的局部几何结构。

给定癌症数据$\boldsymbol{X}\in\mathbb{R}^{m\times n}$包含$m$个基因和$n$个样本，$\{\boldsymbol{x}_{\cdot 1},\boldsymbol{x}_{\cdot 2},\cdots,\boldsymbol{x}_{\cdot n}\}$和$\{\boldsymbol{x}_{1\cdot},\boldsymbol{x}_{2\cdot},\cdots,\boldsymbol{x}_{m\cdot}\}$分别表示为样本和基因的集合，分别将样本和基因作为顶点构建样本超图和基因超图，具体构建过程如下。

首先，进行样本超图的构建。将样本超图构建为$\boldsymbol{G}_s=(\boldsymbol{V}_s,\boldsymbol{E}_s,\boldsymbol{W}_s)$，其中$\boldsymbol{V}_s$是顶点（样本）的集合，$\boldsymbol{E}_s$是超边$e$在顶点$\boldsymbol{V}_s$上的集合，$\boldsymbol{W}_s$是超边的权值矩阵。令$\boldsymbol{H}_s\in\mathbb{R}^{|V_s|\times|E_s|}$作为关联矩阵来表示顶点与超边之间的关系，则$\boldsymbol{H}_s$中的元素可以定义为：

$$\boldsymbol{H}_s(\boldsymbol{x}_{\cdot i},e)=\begin{cases}1 & (\boldsymbol{x}_{\cdot i}\in e)\\ 0 & (\text{其他})\end{cases}\tag{9-5}$$

其中，$\boldsymbol{H}_s$表示顶点的隶属度。对于超边e，其权值$\boldsymbol{W}_s(e)$可以定义为：

$$\boldsymbol{W}_s(e)=\sum_{\boldsymbol{x}_{\cdot i}\in e}\exp\left(-\frac{\|\boldsymbol{x}_{\cdot j}-\boldsymbol{x}_{\cdot i}\|_2^2}{\delta}\right)\tag{9-6}$$

其中，$\delta=\frac{1}{K}\sum\limits_{\boldsymbol{x}_{\cdot i}\in e}\|\boldsymbol{x}_{\cdot j}-\boldsymbol{x}_{\cdot i}\|_2^2$（$K$是第$i$个顶点的近邻数，$j$是第$i$个顶点的第$j$个近邻）。

根据$\boldsymbol{H}_s$和$\boldsymbol{W}_s$，可以得到每个顶点的度$d_s(\boldsymbol{x}_{\cdot i})$：

$$d_s(\boldsymbol{x}_{\cdot i})=\sum_{e\in E}\boldsymbol{W}_s(\boldsymbol{e})\boldsymbol{H}_s(\boldsymbol{x}_{\cdot i},\boldsymbol{e})\tag{9-7}$$

超边的度$\delta_s(\boldsymbol{e})$可以定义为：

$$\delta_s(e) = \sum_{x_{\cdot i} \in e} \boldsymbol{H}_s(\boldsymbol{x}_{\cdot i}, e) \tag{9-8}$$

定义 $\boldsymbol{D}_{xs}$、$\boldsymbol{D}_{es}$、$\boldsymbol{D}_{Ws}$ 分别为顶点的度、超边的度、超边权值的对角矩阵，则样本超图的拉普拉斯矩阵可以定义为 $\boldsymbol{L}_s^h = \boldsymbol{D}_{xs} - \boldsymbol{H}_s\boldsymbol{D}_{Ws}\boldsymbol{D}_{es}^{-1}\boldsymbol{H}_s^{\mathrm{T}}$。

如果样本 $\boldsymbol{x}_{\cdot i}$ 和 $\boldsymbol{x}_{\cdot j}$ 在 $\boldsymbol{X}$ 的高维空间中距离相近，则它们在低维空间 $\boldsymbol{V} \in \mathbb{R}^{n \times k}$ 中的映射向量 $\boldsymbol{v}_{i\cdot}$ 和 $\boldsymbol{v}_{j\cdot}$ 也应该距离相近。因此，样本超图正则项可以定义为：

$$\begin{aligned}
&\frac{1}{2}\sum_{e \in E_s}\sum_{\{i,j\} \in e} \| \boldsymbol{v}_{i\cdot} - \boldsymbol{v}_{j\cdot} \|^2 \frac{\boldsymbol{W}_s(e)\boldsymbol{H}_s(\boldsymbol{x}_{\cdot i}, e)\boldsymbol{H}_s(\boldsymbol{x}_{\cdot j}, e)}{\delta_s(e)} \\
&= \frac{1}{2}\sum_{v_{i\cdot} \in V} \boldsymbol{v}_{i\cdot}\boldsymbol{W}_s(e)\boldsymbol{H}_s(\boldsymbol{x}_{\cdot i}, e)\boldsymbol{v}_{i\cdot}^{\mathrm{T}} \sum_{x_{\cdot j} \in e} \frac{\boldsymbol{H}_s(\boldsymbol{x}_{\cdot j}, e)}{\delta_s(e)} + \frac{1}{2}\sum_{v_{j\cdot} \in V} \boldsymbol{v}_{j\cdot}\boldsymbol{W}_s(e)\boldsymbol{H}_s(\boldsymbol{x}_{\cdot j}, e)\boldsymbol{v}_{j\cdot}^{\mathrm{T}} \sum_{x_{\cdot i} \in e} \frac{\boldsymbol{H}_s(\boldsymbol{x}_{\cdot i}, e)}{\delta_s(e)} - \\
&\quad \sum_{e \in E_s}\sum_{\{i,j\} \in e} \boldsymbol{v}_{i\cdot} \frac{\boldsymbol{H}_s(\boldsymbol{x}_{\cdot i}, e)\boldsymbol{W}_s(e)\boldsymbol{H}_s(\boldsymbol{x}_{\cdot j}, e)}{\delta_s(e)} \boldsymbol{v}_{j\cdot}^{\mathrm{T}} \\
&= \sum_{i \in e} \boldsymbol{v}_{i\cdot} d_s(\boldsymbol{x}_{\cdot i})\boldsymbol{v}_{i\cdot}^{\mathrm{T}} - \sum_{e \in E_s}\sum_{\{i,j\} \in e} \boldsymbol{v}_{i\cdot} \frac{\boldsymbol{H}_s(\boldsymbol{x}_{\cdot i}, e)\boldsymbol{W}_s(e)\boldsymbol{H}_s(\boldsymbol{x}_{\cdot j}, e)}{\delta_s(e)} \boldsymbol{v}_{j\cdot}^{\mathrm{T}} \\
&= \mathrm{Tr}(\boldsymbol{V}^{\mathrm{T}}\boldsymbol{D}_{xs}\boldsymbol{V}) - Tr(\boldsymbol{V}^{\mathrm{T}}\boldsymbol{H}_s\boldsymbol{D}_{Ws}\boldsymbol{D}_{es}^{-1}\boldsymbol{H}_s^{\mathrm{T}}\boldsymbol{V}) \\
&= \mathrm{Tr}(\boldsymbol{V}^{\mathrm{T}}(\boldsymbol{D}_{xs} - \boldsymbol{H}_s\boldsymbol{D}_{Ws}\boldsymbol{D}_{es}^{-1}\boldsymbol{H}_s^{\mathrm{T}})\boldsymbol{V}) \\
&= \mathrm{Tr}(\boldsymbol{V}^{\mathrm{T}}\boldsymbol{L}_s^h\boldsymbol{V})
\end{aligned} \tag{9-9}$$

式(9-9)反映了样本维的平滑度，样本相对于潜在的样本流形越平滑，式(9-9)中样本超图正则项的值就越小。

然后，进行基因超图的构建。将基因超图构建为 $\boldsymbol{G}_g = (\boldsymbol{V}_g, \boldsymbol{E}_g, \boldsymbol{W}_g)$，其中 $\boldsymbol{V}_g$ 是顶点(基因)的集合，$\boldsymbol{E}_g$ 是超边 e 在顶点 $\boldsymbol{V}_g$ 上的集合，$\boldsymbol{W}_g$ 是超边的权值矩阵。基因超图的构建与样本超图的构建方式相同，则得到基因超图的拉普拉斯矩阵为 $\boldsymbol{L}_g^h = \boldsymbol{D}_{xg} - \boldsymbol{H}_g\boldsymbol{D}_{Wg}\boldsymbol{D}_{eg}^{-1}\boldsymbol{H}_g^{\mathrm{T}}$，其中 $\boldsymbol{H}_g \in \mathbb{R}^{|V_g| \times |E_g|}$ 是表示顶点与超边之间关系的关联矩阵，$\boldsymbol{W}_g(e)$ 是超边 e 的权值，$\boldsymbol{D}_{xg}$、$\boldsymbol{D}_{eg}$、$\boldsymbol{D}_{Wg}$ 分别是顶点的度、超边的度、超边权值的对角矩阵。

如果基因 $\boldsymbol{x}_{i\cdot}$ 和 $\boldsymbol{x}_{j\cdot}$ 在 $\boldsymbol{X}$ 的高维空间中距离相近，则它们在低维空间 $\boldsymbol{U} \in \mathbb{R}^{m \times k}$ 中的映射向量 $\boldsymbol{u}_{i\cdot}$ 和 $\boldsymbol{u}_{j\cdot}$ 也应该距离相近，则基因超图正则项可以定义为：

$$\begin{aligned}
&\frac{1}{2}\sum_{e \in E_g}\sum_{\{i,j\} \in e} \| \boldsymbol{u}_{i\cdot} - \boldsymbol{u}_{j\cdot} \|^2 \frac{\boldsymbol{H}_g(\boldsymbol{x}_{i\cdot}, e)\boldsymbol{W}_g(e)\boldsymbol{H}_g(\boldsymbol{x}_{j\cdot}, e)}{\delta_g(e)} \\
&= \mathrm{Tr}(\boldsymbol{U}^{\mathrm{T}}(\boldsymbol{D}_{xg} - \boldsymbol{H}_g\boldsymbol{D}_{Wg}\boldsymbol{D}_{eg}^{-1}\boldsymbol{H}_g^{\mathrm{T}})\boldsymbol{U}) \\
&= \mathrm{Tr}(\boldsymbol{U}^{\mathrm{T}}\boldsymbol{L}_g^h\boldsymbol{U})
\end{aligned} \tag{9-10}$$

其中，$\delta_g(e)$ 是超边的度。式(9-10)反映了基因维的平滑度，基因相对于潜在的基因流形越平滑，式(9-10)中基因超图正则项的值就越小。

9.4　基于双超图正则化的主成分分析

通过将 PCA 算法与式(9-9)、式(9-10)中定义的超图正则项结合，提出 DHPCA。对于基因表达谱数据矩阵 $\boldsymbol{X}$，DHPCA 的目标函数可以表示为：

$$\begin{aligned}
&\min_{U,V} \| \boldsymbol{X} - \boldsymbol{U}\boldsymbol{V}^{\mathrm{T}} \|_F^2 + \alpha\mathrm{Tr}(\boldsymbol{U}^{\mathrm{T}}\boldsymbol{L}_g^h\boldsymbol{U}) + \beta\mathrm{Tr}(\boldsymbol{V}^{\mathrm{T}}\boldsymbol{L}_s^h\boldsymbol{V}) \\
&\mathrm{s.\,t.}\ \boldsymbol{V}^{\mathrm{T}}\boldsymbol{V} = \boldsymbol{I}
\end{aligned} \tag{9-11}$$

其中，$\alpha,\beta \geqslant 0$ 是正则化参数。当 $\alpha=\beta=0$ 时，DHPCA 等同于普通 PCA 算法；当 $\alpha=0,\beta>0$ 时，DHPCA 可以看作仅有样本超图正则化的 PCA 算法；当 $\alpha>0,\beta=0$ 时，DHPCA 可以看作仅有基因超图正则化的 PCA 算法。

DHPCA 可用于数据表示，即 $\boldsymbol{X} \sim \boldsymbol{U}\boldsymbol{V}^{\mathrm{T}}$，也可以通过样本超图和基因超图获得基因表达谱数据中样本和基因的潜在几何结构。

DHPCA 可以由以下推导得到最优解。

在 DHPCA 的目标函数中，当固定 $\boldsymbol{V}$ 时，对式(9-11)中 $\boldsymbol{U}$ 求导，并将导数设置为零，可以得到优化后的 $\boldsymbol{U}^*$ 为：

$$\boldsymbol{U}^* = (\boldsymbol{I}+\alpha \boldsymbol{L}_g^h)^{-1}\boldsymbol{X}\boldsymbol{V} \tag{9-12}$$

定义 $\boldsymbol{U}^* = \boldsymbol{A}\boldsymbol{X}\boldsymbol{V}$，其中，$\boldsymbol{A}=(\boldsymbol{I}+\alpha \boldsymbol{L}_g^h)^{-1}$。

将 $\boldsymbol{U}^*$ 代入式(9-11)，得到：

$$\begin{aligned} &\min_{V} \| \boldsymbol{X}-\boldsymbol{A}\boldsymbol{X}\boldsymbol{V}\boldsymbol{V}^{\mathrm{T}} \|_F^2 + \beta \mathrm{Tr}(\boldsymbol{V}^{\mathrm{T}}\boldsymbol{L}_s^h\boldsymbol{V}) \\ &\mathrm{s.t.}\ \ \boldsymbol{V}^{\mathrm{T}}\boldsymbol{V}=\boldsymbol{I} \end{aligned} \tag{9-13}$$

对式(9-13)进行推导，得：

$$\begin{aligned} &\| \boldsymbol{X}-\boldsymbol{A}\boldsymbol{X}\boldsymbol{V}\boldsymbol{V}^{\mathrm{T}} \|_F^2 + \beta \mathrm{Tr}(\boldsymbol{V}^{\mathrm{T}}\boldsymbol{L}_s^h\boldsymbol{V}) \\ &= \mathrm{Tr}((\boldsymbol{X}-\boldsymbol{A}\boldsymbol{X}\boldsymbol{V}\boldsymbol{V}^{\mathrm{T}})(\boldsymbol{X}-\boldsymbol{A}\boldsymbol{X}\boldsymbol{V}\boldsymbol{V}^{\mathrm{T}})^{\mathrm{T}}) + \beta \mathrm{Tr}(\boldsymbol{V}^{\mathrm{T}}\boldsymbol{L}_s^h\boldsymbol{V}) \\ &= \mathrm{Tr}(\boldsymbol{X}^{\mathrm{T}}\boldsymbol{X}) - 2\mathrm{Tr}(\boldsymbol{V}^{\mathrm{T}}\boldsymbol{X}^{\mathrm{T}}\boldsymbol{A}^{\mathrm{T}}\boldsymbol{X}\boldsymbol{V}) + \mathrm{Tr}(\boldsymbol{V}^{\mathrm{T}}\boldsymbol{X}^{\mathrm{T}}\boldsymbol{A}^{\mathrm{T}}\boldsymbol{A}\boldsymbol{X}\boldsymbol{V}) + \beta \mathrm{Tr}(\boldsymbol{V}^{\mathrm{T}}\boldsymbol{L}_s^h\boldsymbol{V}) \\ &= \mathrm{Tr}(\boldsymbol{X}^{\mathrm{T}}\boldsymbol{X}) + \mathrm{Tr}(\boldsymbol{V}^{\mathrm{T}}(-2\boldsymbol{X}^{\mathrm{T}}\boldsymbol{A}^{\mathrm{T}}\boldsymbol{X}+\boldsymbol{X}^{\mathrm{T}}\boldsymbol{A}^{\mathrm{T}}\boldsymbol{A}\boldsymbol{X}+\beta \boldsymbol{L}_s^h)\boldsymbol{V}) \\ &= \mathrm{Tr}(\boldsymbol{X}^{\mathrm{T}}\boldsymbol{X}) + \mathrm{Tr}(\boldsymbol{V}^{\mathrm{T}}\boldsymbol{B}\boldsymbol{V}) \end{aligned} \tag{9-14}$$

其中，$\boldsymbol{B}=-2\boldsymbol{X}^{\mathrm{T}}\boldsymbol{A}^{\mathrm{T}}\boldsymbol{X}+\boldsymbol{X}^{\mathrm{T}}\boldsymbol{A}^{\mathrm{T}}\boldsymbol{A}\boldsymbol{X}+\beta \boldsymbol{L}_s^h$。由于 $\boldsymbol{B}$ 中的项都是已知变量，则式(9-13)的优化结果等同于下式的优化结果：

$$\begin{aligned} &\min_{V} \beta \mathrm{Tr}(V^T\boldsymbol{B}\boldsymbol{V}) \\ &\mathrm{s.t.}\ \ \boldsymbol{V}^{\mathrm{T}}\boldsymbol{V}=\boldsymbol{I} \end{aligned} \tag{9-15}$$

因此，可以通过计算矩阵 $\boldsymbol{B}$ 的前 k 个最小特征值对应的特征向量来得到优化后的 $\boldsymbol{V}^*$。

最终，可以得到 DHPCA 的最优解为：

$$\boldsymbol{V}^* = (\boldsymbol{b}_1, \boldsymbol{b}_2, \cdots, \boldsymbol{b}_k) \tag{9-16}$$

$$\boldsymbol{U}^* = \boldsymbol{A}\boldsymbol{X}\boldsymbol{V}^* \tag{9-17}$$

其中，$\boldsymbol{b}_1, \boldsymbol{b}_2, \cdots, \boldsymbol{b}_k$ 是矩阵 $\boldsymbol{B}$ 的前 k 个最小特征值对应的特征向量。

DHPCA 算法的主要步骤如下：

输入：数据矩阵 $\boldsymbol{X} \in \mathbb{R}^{m\times n}$，需要降维的数目 k，基因正则化参数 α，样本正则化参数 β。

输出：最优 $\boldsymbol{U}^*$ 和 $\boldsymbol{V}^*$。

步骤 1：构建基因超图：$\boldsymbol{L}_g^h = \boldsymbol{D}_{xg} - \boldsymbol{H}_g\boldsymbol{D}_{Wg}\boldsymbol{D}_{eg}^{-1}\boldsymbol{H}_g^{\mathrm{T}}$；

步骤 2：构建样本超图：$\boldsymbol{L}_s^h = \boldsymbol{D}_{xs} - \boldsymbol{H}_s\boldsymbol{D}_{Ws}\boldsymbol{D}_{es}^{-1}\boldsymbol{H}_s^{\mathrm{T}}$；

步骤 3：计算 $\boldsymbol{A}=(\boldsymbol{I}+\alpha \boldsymbol{L}_g^h)^{-1}$；

步骤 4：计算 $\boldsymbol{B}=-2\boldsymbol{X}^{\mathrm{T}}\boldsymbol{A}^{\mathrm{T}}\boldsymbol{X}+\boldsymbol{X}^{\mathrm{T}}\boldsymbol{A}^{\mathrm{T}}\boldsymbol{A}\boldsymbol{X}+\beta \boldsymbol{L}_s^h$；

步骤 5：计算 $\boldsymbol{A}_i=\boldsymbol{X}^{\mathrm{T}}\boldsymbol{G}_i\boldsymbol{X}$ 和 $\boldsymbol{B}_i=\boldsymbol{X}^{\mathrm{T}}\boldsymbol{L}_i\boldsymbol{X}$；

步骤 6：计算最优 $\boldsymbol{V}^*$：$\boldsymbol{V}^* = (\boldsymbol{b}_1, \boldsymbol{b}_2, \cdots, \boldsymbol{b}_k)$；

步骤 7：；计算最优 $\boldsymbol{U}^*$：$\boldsymbol{U}^* = \boldsymbol{A}\boldsymbol{X}\boldsymbol{V}^*$。

9.5　基于 DHPCA 的癌症双聚类

给定基因表达谱数据 $\boldsymbol{X}\in\mathbb{R}^{m\times n}$。DHPCA 的目标是挖掘 $\boldsymbol{X}$ 中的基因簇和样本簇。通过 DHPCA 可以将 $\boldsymbol{X}$ 分解为优化后的矩阵 $\boldsymbol{U}^*$ 和 $\boldsymbol{V}^*$，即 $\boldsymbol{X}\sim\boldsymbol{U}^*\boldsymbol{V}^{*\mathrm{T}}$。矩阵 $\boldsymbol{U}^*$ 的大小为 $m\times k$，矩阵 $\boldsymbol{V}^{*\mathrm{T}}$ 的大小为 $k\times n$。DHPCA 将 m 个基因聚类到 k 个基因簇中，将 n 个样本聚类到 k 个样本簇中。聚类在一起的样本表明它们属于相同的癌症类型或相同的癌症亚型，通常，存在与每种癌症类型或亚型相关的特定基因的集合，这些基因往往有相似的生物学功能。这里，这些特定基因的集合被表示为基因簇。也就是说，DHPCA 可以在理论上同时聚类与每种癌症类型或亚型相关的基因和样本。因此，使用相同的 k 值进行基因聚类和样本聚类。

对于 $\boldsymbol{U}^*$ 中的每个基因，根据样本维中最大的元素值的位置来进行分类，也就是说，如果 $\boldsymbol{U}^*$ 中元素 u_{ij}^* 在第 i 行中的值最大，则第 i 个基因被分组到第 j 类。对于 $\boldsymbol{V}^{*\mathrm{T}}$ 中的每个样本，根据基因维中最大的元素值的位置来进行分类，也就是说，如果 $\boldsymbol{V}^{*\mathrm{T}}$ 中元素 $v_{ij}^{*\mathrm{T}}$ 在第 j 列中的值最大，则第 j 个样本被分组到第 i 类。图 9-1 给出了 DHPCA 的双聚类过程。在 $\boldsymbol{U}^*$ 中，定义 k 个基因簇为 $\boldsymbol{GC}_1,\boldsymbol{GC}_2,\cdots,\boldsymbol{GC}_k$，并且每行中最大的元素用黑色填充。例如，$\boldsymbol{U}^*$ 中第一行中最大的元素标记在第二个基因簇中，因此第一个基因被聚类到基因簇 $\boldsymbol{GC}_2$ 中。类似的，在 $\boldsymbol{V}^{*\mathrm{T}}$ 中，定义 k 个样本簇为 $\boldsymbol{SC}_1,\boldsymbol{SC}_2,\cdots,\boldsymbol{SC}_k$，并且每列中最大的元素用黑色填充。DHPCA 通过 $\boldsymbol{U}^*$ 和 $\boldsymbol{V}^{*\mathrm{T}}$ 实现双聚类。

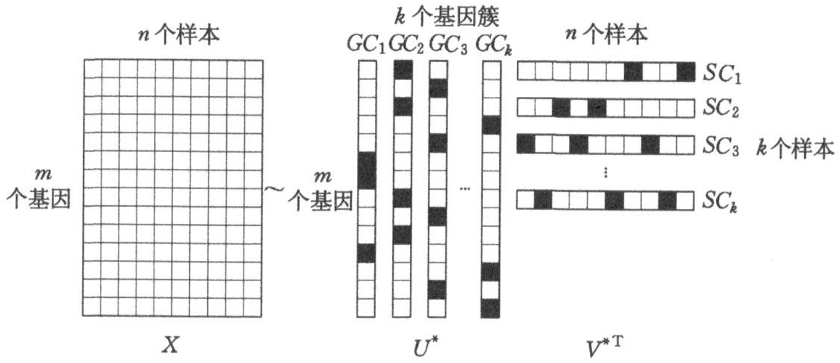

图 9-1　基于 DHPCA 的癌症基因表达谱数据双聚类图形描述

严格来说，DHPCA 并不能真正实现同时对基因和样本进行聚类。在式(9-11)中有 $\boldsymbol{V}^{\mathrm{T}}\boldsymbol{V}=\boldsymbol{I}$，则 $\boldsymbol{V}$ 是投影矩阵，$\boldsymbol{U}$ 是主成分矩阵，因此 $\boldsymbol{U}$ 中第一列的元素值总是比其他列中的元素值大，这使得上述双聚类方式只能获得正确的样本聚类结果。为了解决这个问题，可以采用一种简单的解决方案：首先，设置 $\boldsymbol{V}^{\mathrm{T}}\boldsymbol{V}=\boldsymbol{I}$，对 $\boldsymbol{V}$ 进行样本聚类，然后，设置 $\boldsymbol{U}^{\mathrm{T}}\boldsymbol{U}=\boldsymbol{I}$，对 $\boldsymbol{U}$ 进行基因聚类。

9.6　实验结果与分析

将 DHPCA 在 4 种可公开获取的数据集上进行了实验，包括小圆蓝细胞肿瘤(small round blue cells tumor，SRBCT)[15]、髓母细胞瘤[16]、结肠癌[17]和 11_Tumors 数据集[18]。

9.6.1 癌症基因表达谱数据集

表 9-1 给出了实验中使用的癌症基因表达谱数据集的详细信息。SRBCT 数据集包含 83 个样本和 2 308 个基因，其中 83 个样本分为 4 类：18 个神经母细胞瘤（Neuroblastoma，NB）样本、25 个横纹肌肉瘤（Rhabdomyosarcoma，RMS）样本、11 个非霍奇金淋巴瘤（non-Hodgkin lymphoma，NHL）样本、29 个尤文肿瘤家族（Ewing family of Tumors，EWS）样本。髓母细胞瘤包含 34 个样本和 5 893 个基因，34 个样本由 25 个典型成神经管细胞瘤（Classic）样本和 9 个去质子成神经管细胞瘤（Desmoplasitic）样本组成。结肠癌数据集包含 62 个样本和 2 000 个基因，62 个样本分为正常（Normal）和肿瘤（Tumor）两种类别。11_Tumors 数据集包含 11 种不同的癌症类型（11 various human tumor types）。

表 9-1 癌症基因表达谱数据集说明

数据集	类别标签	基因数量	样本数量	类别数量
SRBCT	NB，RMS，NHL，EWS	2 308	83	4
髓母细胞瘤	Classic，Desmoplasitic	5 893	34	2
结肠癌	Normal，Tumor	2 000	62	2
11_Tumors	11 various human tumor types	5 826	174	11

9.6.2 DHPCA 在癌症基因表达谱数据集上的双聚类结构

在实验中，通过热图对 DHPCA 学习到的双聚类结构进行了可视化。DHPCA 在 4 种癌症数据集上的双聚类结构热图见图 9-2，在每个数据集中，左图为原始数据矩阵的热图，其中每行表示一个基因，每列表示一个样本；中间图为基因聚类矩阵，其中每行表示一个基因，每列表示一个基因簇；右图为样本聚类矩阵，其中每行表示一个样本簇，每列表示一个样本。由图 9-3 可以看出，通过应用 DHPCA 进行双聚类，原始数据矩阵被分组为基因聚类矩阵和样本聚类矩阵中的多块结构。对于 SRBCT 数据集，DHPCA 能够将基因和样本分组到热图中的 4 个簇中，这与 SRBCT 数据集的样本类别数目一致。从髓母细胞瘤、结肠癌和 11_Tumor 数据集的热图中可以得到与 SRBCT 数据集类似的结论。实验结果表明 DHPCA 在挖掘基因表达谱数据的固有结构方面十分有效。

9.6.3 DHPCA 样本聚类结果

本章通过聚类精度（ACC）来评价 DHPCA 的样本聚类结果（ACC 的详细描述见第 7 章）。

由于 DHPCA 中存在基因超图正则项参数 α 和样本超图正则项参数 β，所以首先需要确定这两个参数的取值范围。图 9-3 给出了当 α 和 β 的值变化时，DHPCA 在 4 种癌症数据集上的样本聚类精度。对于 SRBCT 数据集，当 $\alpha=0.6$，$\beta=196$ 时，DHPCA 有最好的样本聚类结果（69.88%），这两个参数的变化对 DHPCA 样本聚类结果影响很大。对于髓母细胞瘤数据集，当 $\alpha\in(0,0.1]$ 时，DHPCA 有最高的样本聚类精度（67.65%），样本超图正则项参数 β 对样本聚类精度影响不大。对于结肠癌数据集，当 $\alpha=3,5,10$ 时，DHPCA 有最高的

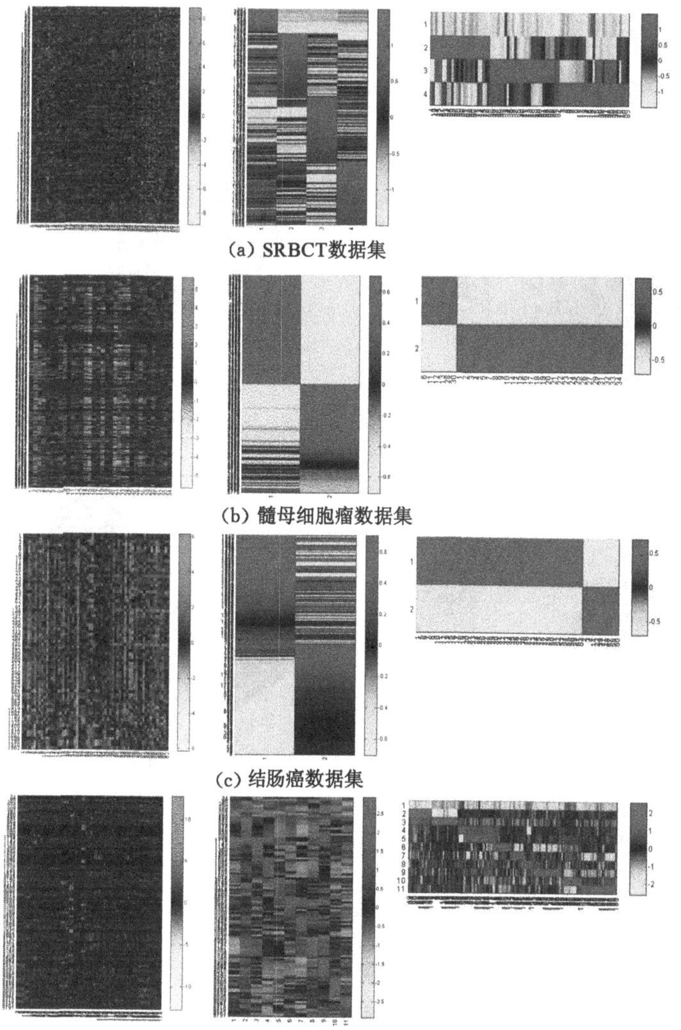

(a) SRBCT数据集

(b) 髓母细胞瘤数据集

(c) 结肠癌数据集

(d) 11-Tumors数据集

图 9-2　DHPCA 在 4 个癌症数据集上的双聚类结构热图

样本聚类精度(69.36%)，β 对样本聚类精度没有影响。对于 11_Tumor 数据集，当 $\alpha \in [0.1,1]$，$\beta \in [400,500]$时，DHPCA 有最好的样本聚类结果(63.32%)。总的来说，基因超图和样本超图对基因表达谱数据的样本聚类都很重要，但是，当数据类别和样本很少时，例如髓母细胞瘤和结肠癌数据，样本流形结构可能就不会产生很大作用，这时利用基因流形结构进行聚类会有效。因此，双超图正则项的利用使得 DHPCA 在处理实际应用时更加灵活。此外，参数对不同数据的敏感性不同，这很可能是由癌症的数据分布不同以及基因表达谱数据内部的不同几何形状所导致的。根据上述实验结果，在实际应用中建议对 α 和 β 的取值范围在网格{0.01,0.1,1,10,100,500,1 000}中进行搜索，以获取最佳的聚类结果。

为了评估 DHPCA 方法的样本聚类效果，使用 PCA[4]、GLPCA[13]、GNMF[12]、ONMTF[9] 和 NMTFCoS[10] 作为对比实验。DHPCA 启发于 PCA 和 GLPCA，因此将 PCA 和 GLPCA 与 DHPCA 进行对比实验，验证所提出方法的优越性；GNMF 和 GLPCA 都是

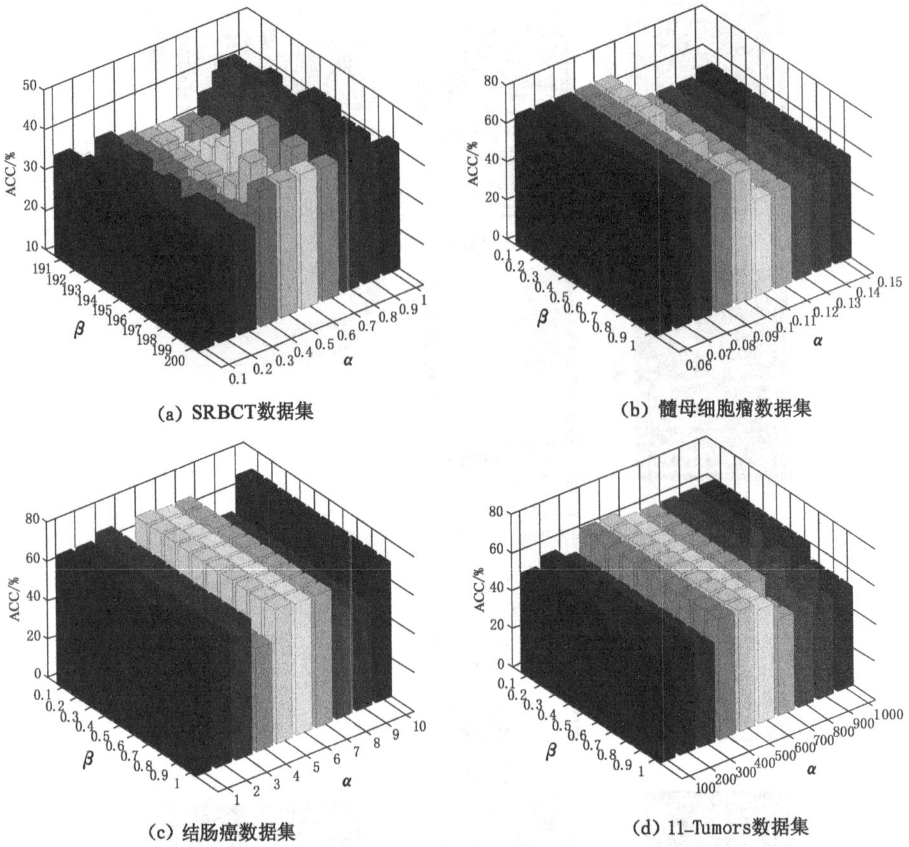

图 9-3　DHPCA 在 4 个癌症数据集上的参数分析

基于图模型的单聚类算法，通过与这两种算法进行对比，验证 DHPCA 中双超图正则化的有效性；ONMTF 和 NMTFCoS 是典型的基于 NMF 的双聚类算法，通过与之对比，可以证明 DHPCA 的双聚类效果优于传统的双聚类算法。实验中，所有算法均取其最优参数。

表 9-2 给出了不同方法在 4 种数据集上的样本聚类精度和标准差。作为三种基于 PCA 的方法，DHPCA、GLPCA 和 PCA 具有封闭解，因此它们没有聚类标准差。基于 NMF 的方法 GNMF、ONMTF 和 NMTFCoS 是迭代算法，为了避免随机性的影响，每种基于 NMF 的方法重复实验 10 次，并取平均聚类精度及标准差进行对比实验。如表 9-2 所示，DHPCA 方法在所有数据集上比 PCA 和 GLPCA 有更高的样本聚类精度。DHPCA 和 GLPCA 在 SRBCT 数据集上的表现相对于 PCA 有显著改善，这是由于 DHPCA 和 GLPCA 利用图模型获取了数据的样本流形结构。在髓母细胞瘤、结肠癌和 11_Tumors 数据集上，PCA 和 GLPCA 具有相同的低聚类精度，这表明这三个数据集中的样本流形信息较少，因此，GLPCA 不能改善 PCA 的性能。该结论与 DHPCA 的参数分析相呼应。值得注意的是，在这三个数据集上 DHPCA 的性能优于 PCA 和 GLPCA，关键原因是 DHPCA 利用基因超图来获取数据的基因流形结构，这表明在 PCA 中嵌入双超图正则项是必要的。除了 11_Tumors 数据集外，与基于 NMF 的方法 GNMF、ONMTF 和 NMTFCoS 相比，DHPCA 在其余 3 个数据集上都优于 GNMF、ONMTF 和 NMTFCoS 方法。在 11_Tumors 数据集上，DHPCA 的样

本聚类精度仅比 GNMF 稍差。整体实验结果表明 DHPCA 是一种有效的基因表达谱数据双聚类算法。

表 9-2　不同算法在 4 个癌症数据集上的聚类精度及标准差　　单位：%

数据集	DHPCA	PCA	GLPCA	GNMF	ONMTF	NMTFCoS
SRBCT	69.88±0.00	48.19±0.00	67.47±0.00	52.77±5.59	46.14±5.77	55.06±4.82
随母细胞瘤	67.65±0.00	52.94±0.00	52.94±0.00	58.82±0.00	64.71±0.00	62.65±5.20
结肠癌	69.36±0.00	66.13±0.00	66.13±0.00	64.52±0.00	66.61±0.78	66.77±2.76
11_Tumors	63.32±0.00	50.57±0.00	50.57±0.00	63.79±0.00	59.25±5.29	56.26±8.38

9.6.4　DHPCA 基因聚类结果

对于 DHPCA，还需要评估其基因聚类结果。根据第 9.5 节中的基因聚类方式，对每个基因簇中的元素值按降序排序，并选择得分最高的前 5 个基因来验证这些基因是否具有相似的基因功能。通过 ToppFun 来对所选的基因进行 GO(Gene Ontology)富集分析。

DHPCA 将 SRBCT 数据集中的基因分为 4 个基因簇：GC1、GC2、GC3、GC4。表 9-3 给出了每个基因簇中 5 个得分最高的基因的主要 GO 项。在该表中，前两列分别列出了每个簇中 5 个基因的基因簇和基因名称，后两列分别是 5 个基因的 5 个主要 GO 项和 GO 项对应的 p 值。在基因簇 GC1 中，5 个基因分别是 LDHA、CCNB1、KIFC1、GATA2 和 KIF23，它们主要涉及的生物学功能有“有丝分裂”“纺锤体组织”“细胞器定位”等。在基因簇 GC2 中，基因 COL3A1、IGFBP5、SPARC、CRYAB 和 COL1A2 与机体对各种刺激的反应相关。在 GC3 中，基因 EEF1A2、GNGT1、RPS5、RPLP0 和 TUBA1A 与各种分子的活性密切相关。在 GC4 中，5 个基因 REG1A、B2M、HLA-DPB1、CCND1 和 CAV1 主要参与生物学功能中的正调节和细胞增殖。

表 9-3　SRBCT 数据集中不同基因簇中基因的主要 GO 项

基因簇	基因名称	主要 GO 项	p 值
GC1	LDHA，CCNB1，KIFC1，GATA2，KIF23	mitotic spindle organization	1.277E−6
		establishment oforganelle localization	1.481E−6
		organelle localization	2.720E−6
		mitotic sister chromatid segregation	3.769E−6
		spindle organization	4.861E−6
GC2	COL3A1，IGFBP5，SPARC，CRYAB，COL1A2	response to oxygen-containing compound	4.862E−6
		response to endogenous stimulus	7.083E−6
		response to organonitrogen compound	2.237E−5
		skin development	3.219E−5
		response to nitrogen compound	3.667E−5

表 9-3(续)

基因簇	基因名称	主要 GO 项	p 值
GC3	EEF1A2, GNGT1, RPS5, RPLP0, TUBA1A	GTPase activity	1.960E−5
		rRNA binding	1.261E−4
		structural molecule activity	6.376E−4
		nucleoside-triphosphatase activity	6.958E−4
		pyrophosphatase activity	8.109E−4
GC4	REG1A, B2M, HLA-DPB1, CCND1, CAV1	positive regulation of multicellular organismal process	4.802E−6
		positive regulation of epithelial cell proliferation	8.045E−6
		positive regulation of cell proliferation	2.892E−5
		response to iron ion	3.826E−5
		regulation of epithelial cell proliferation	5.038E−5

注：主要 GO 项一列中的英文为 Toppgene 数据库中的原样罗列，下同。

DHPCA 将髓母细胞瘤数据集中的基因分为 2 个基因簇。表 9-4 给出了每个基因簇中 5 个得分最高的基因的主要 GO 项。在基因簇 GC1 中，5 个基因 HDAC9、P2RX7、XRCC2、SRY 和 ANKRD1 主要参与生物过程的调节。在 GC2 中，所有 5 个基因 RPLP0、RPS18、RPS5、RPL41 和 RPL32 都是核糖蛋白，并且与生物学功能“蛋白靶向”密切相关。

表 9-4　髓母细胞瘤数据集中不同基因簇中基因的主要 GO 项

基因簇	基因名称	主要 GO 项	p 值
GC1	HDAC9, P2RX7, XRCC2, SRY, ANKRD1	positive regulation of developmental process	1.797E−6
		positive regulation of multicellular organismal process	4.802E−6
		regulation of multicellular organismal development	1.080E−5
		positive regulation of bleb assembly	2.685E−4
		regulation of bleb assembly	2.685E−4
GC2	RPLP0, RPS18, RPS5, RPL41, RPL32	SRP-dependent cotranslational protein targeting to membrane	2.942E−12
		cotranslational protein targeting to membrane	4.246E−12
		protein targeting to ER	4.464E−12
		establishment of protein localization to endoplasmic reticulum	5.432E−12
		nuclear-transcribed mRNA catabolic process, nonsense-mediated decay	1.066E−11

DHPCA 将结肠癌数据集中的基因分为 2 个基因簇。表 9-5 给出了每个基因簇中 5 个得分最高的基因的主要 GO 项。在基因簇 GC1 中，基因 RPL41、EIF4A2、RPLP1、TPT1 和 RPS18 主要涉及生物功能“分解代谢过程”。在 GC2 中，5 个基因 NPM1、HSPD1、ENO1、PABPC1 和 NME1 与生物过程中各种分子结合密切相关。

在所有数据集中每个基因簇中的基因均具有相似的功能，这证明 DHPCA 可以有效地进行基因聚类。

表 9-5　结肠癌数据集中不同基因簇中基因的主要 GO 项

基因簇	基因名称	主要 GO 项	p 值
GC1	RPL41，EIF4A2，RPLP1，TPT1，RPS18	translational initiation	5.663E−8
		nuclear-transcribed mRNA catabolic process	6.662E−8
		mRNA catabolic process	9.051E−8
		RNA catabolic process	1.495E−7
		nucleobase-containing compound catabolic process	1.229E−6
GC2	NPM1，HSPD1，ENO1，PABPC1，NME1	ribosomal small subunit binding	3.787E−6
		RNA binding	5.087E−6
		protein heterodimerization activity	2.722E−4
		unfolded protein binding	2.985E−4
		single-stranded DNA binding	3.043E−4

9.7　本章小结

在本章中，提出了一种基于双超图正则化主成分分析算法（DHPCA）用于癌症基因表达谱数据双聚类。首先假设癌症基因表达谱数据的样本空间和基因空间分别位于非线性流形结构上，即分别位于样本流形结构和基因流形结构上，为了更好地整合变量之间的复杂关系，构建基因超图和样本超图。然后将两个超图作为正则项嵌入到 PCA 算法中，以最大化固有样本流形和基因流形的平滑性，得到 DHPCA 算法的目标函数，并针对目标函数给出了一种封闭解。在多个数据集上测试了 DHPCA 方法，实验结果表明，DHPCA 可以很好地挖掘基因表达谱数据中的结构；与传统的聚类算法相比，DHPCA 有更高的样本聚类精度；基因聚类结果表明，DHPCA 能够识别具有相似生物学功能的基因簇。

参考文献

[1] EISEN M B，SPELLMAN P T，BROWN P O，et al. Cluster analysis and display of genome-wide expression patterns[J]. Proceedings of the national academy of sciences of the United Statas of America，1998，95(25)：14863-14868.

[2] GOLUB T R，SLONIM D K，TAMAYO P，et al. Molecular classification of cancer：class discovery and class prediction by gene expression monitoring[J]. Science，1999，286(5439)：531-537.

[3] ZHENG C H，HUANG D S，ZHANG L，et al. Tumor clustering using nonnegative matrix factorization with gene selection [J]. IEEE transactions on information technology in Biomedicine，2009，13(4)：599-607.

[4] JOLLIFFE I. Principal component analysis [M]//International encyclopedia of statistical science，Berlin，Heidelberg：Berlin Heidelberg Springer，2011.

[5] KILIAN J，WHITEHEAD D，HORAK J，et al. The AtGenExpress global stress

expression data set: protocols, evaluation and model data analysis of UV-B light, drought and cold stress responses[J]. The plant journal,2007,50(2):347-363.

[6] YEUNG K Y, RUZZO W L. Principal component analysis for clustering gene expression data[J]. Bioinformatics,2001,17(9):763-774.

[7] WANG H Q,HUANG D S,ZHAO X M,et al. A novel clustering analysis based on PCA and SOMs for gene expression patterns[C]//Advance in Neural Networks-ISNN,2004.

[8] HARTIGAN J A. Direct clustering of a data matrix[J]. Journal of the American statistical association,1972,67(337):123-129.

[9] DING C, LI T, PENG W, et al. Orthogonal nonnegative matrix t-factorizations for clustering[C]//KDD' 06: Proceedings of the 12th ACM SIGKDD International Conference on Knowledge Discovery and Data Mining,2006.

[10] TAN Q, YANG P, HE J. Feature co-shrinking for co-clustering[J]. Pattern recognition,2018,77:12-19.

[11] HE X F,CAI D,SHAO Y L,et al. Laplacian regularized Gaussian mixture model for data clustering[J]. IEEE transactions on knowledge and data engineering, 2011,23(9):1406-1418.

[12] CAI D,HE X F,HAN J W,et al. Graph regularized nonnegative matrix factorization for data representation[J]. IEEE transactions on pattern analysis and machine intelligence,2011,33(8):1548-1560.

[13] JIANG B, DING C, LUO B, et al. Graph-Laplacian PCA: closed-form solution and robustness[C]//2013 IEEE Conference on Computer Vision and Pattern Recognition,Portland,2013.

[14] BELKIN M,NIYOGI P. Laplacian Eigenmaps for dimensionality reduction and data representation[M]. Cambridge:MIT Press,2003.

[15] KHAN J, WEI J S, RINGNER M, et al. Classification and diagnostic prediction of cancers using gene expression profiling and artificial neural networks[J]. Nature medicine,2001,7(6):673-679.

[16] BRUNET J P, TAMAYO P,GOLUB T R, et al. Metagenes and molecular pattern discovery using matrix factorization[J]. Proceedings of the national academy of sciences of the United States of America,2004,101(12):4164-4169.

[17] ALON U,BARKAI N,NOTTERMAN D A,et al. Broad patterns of gene expression revealed by clustering analysis of tumor and normal colon tissues probed by oligonucleotide arrays[J]. Proceedings of the national academy of sciences of the United States of America,1999,96(12):6745-6750.

[18] STATNIKOV A, TSAMARDINOS I, DOSBAYEV Y, et al. GEMS: a system for automated cancer diagnosisand biomarker discovery from microarray gene expression data[J]. International journal of medical informatics,2005,74(7/8):491-503.

第 10 章　基于随机游走及相对熵相似网络融合的癌症亚型预测

随着高通量技术的快速发展，产生了大量的基因组数据，包括基因表达数据、DNA 甲基化数据、DNA 拷贝数变异数据等，这些数据给癌症研究带来了前所未有的机遇，使得在分子层面进行癌症亚型的预测成为可能，进而能够更彻底、更全面地对癌症进行把控。癌症的发生、发展与各种类型的基因组数据密切相关。通常情况下，细胞的生长和分化受基因表达水平的调控，基因表达水平发生变化将导致正常细胞向癌细胞转化[1]；基因组中的 DNA 单核苷酸多态性和拷贝数变异通过基因的扩增或者癌症的抑制缺失来影响基因的不稳定性和癌症基因的激活[2]；表观遗传变异中的 DNA 甲基化在癌症基因组也普遍存在，全基因组范围的低甲基化会导致基因组的不稳定，CpG 岛的低甲基化也与癌症抑制基因的失活有关[3]。目前，已经有许多研究尝试利用这些基因组数据进行癌症预测，然而，由于癌症基因组受多种分子机制的调控，其复杂性与非独立性导致难以挖掘癌症基因组与癌症表型之间的关联。因此，整合不同的基因组学数据来捕获表型的复杂性和生物学过程的异质性[4-5]是目前预测癌症亚型的趋势。特别是，癌症基因组图谱（The Cancer Genome Atlas，TCGA）[6]项目研究人员已经做了大量的工作，从多层次的组学数据中收集了大量高质量的数据。

在过去的几十年里，许多有效的基因组数据整合算法得到了开发和发展。例如，Shen[7]等提出了联合潜在变量模型 iCluster 算法，结合不同类型的基因组数据之间的关联和数据类型内部的方差-协方差结构，挖掘潜在的癌症亚型。Akavia 等[8]提出了一种基于贝叶斯网络的算法对匹配的染色体拷贝数和癌症样本的基因表达数据进行整合，以识别驱动突变及其影响过程。Liang 等[9]提出了多模态深度置信网络算法，将每种基因组数据特征之间的关系编码为隐含变量的多层网络，并融合共同特征将癌症聚类为不同的亚型。Speicher 等[10]在多核学习的优化过程中增加正则化约束项来避免过拟合，并针对每个基因组数据类型使用多个核来解决核函数和参数选择困难的问题。Wang 等[11]提出了一种基于多路复用网络的算法，该算法利用网络片中的每个节点与其他每个网络片中的对应节点之间的链接来集成异构基因组学数据。Van 等[12]利用排序矩阵分解来表示基因组数据，并基于突变和基因表达特征来识别癌症亚型。Zhang[13]等提出了一种正则化多视图子空间聚类方法，将基因表达数据与动态模块的蛋白相互作用网络整合在一起。

在这些整合算法中，Wang 等[4]提出一种非常有效的癌症亚型识别算法——相似网络融合（similarity network fusion，SNF）。SNF 包括三个阶段：构建网络、融合网络和聚类。在构建网络阶段，利用每个组学数据的欧氏距离构建患者相似网络；在融合网络阶段，利用信息传播理论对构建好的网络进行非线性迭代融合；最后使用谱聚类算法进行聚类。SNF 对 mRNA 表达数据、DNA 甲基化数据和 miRNA 表达数据进行整合，在 5 种癌症数据集上建立了癌症亚型预测模型。目前，许多研究对 SNF 进行了改进与扩展。Xu 等[14]提出加权相似网络融合算法，利用复杂的 miRNA-TF-mRNA 调控网络来识别癌症亚型。SNF 仅适用于包含连续值的数据类型，Yang 等[15]利用随机游走方法将离散的体细胞突变数据进行平滑处理，并将平滑数据融入 SNF 算法，使 SNF 能够融合离散型数据。SNF 采用欧氏距离来度量患者之间的相似性，而原始输入空间中的欧氏距离无法捕获样本之间的内在相似性，因此，Yang 等[16]提出了一种深度子空间融合聚类算法，利用自编码和数据自表达的方法来指导深度子空间模型，这样可以有效地表达样本之间的鉴别相似度，从而实现了聚类簇间的差异性传递和聚类簇内的紧致性增强。鉴于 SNF 的优越性能，它已成为癌症亚型识别方面最受欢迎的算法。因此，本书从相似度矩阵构建的角度对 SNF 进行改进，旨在进一步提高 SNF 对癌症亚型的识别效果。

SNF 在完成网络融合后，需要通过谱聚类[17]进行聚类。谱聚类首先计算样本间的相似度矩阵，然后计算对应的拉普拉斯矩阵，最后基于拉普拉斯矩阵的特征向量进行聚类。谱聚类的本质是通过拉普拉斯矩阵的映射，使原空间中不易处理的样本在映射后的空间中能够被较容易地处理，而拉普拉斯矩阵由相似度矩阵计算得到，因此，相似度矩阵的构造是 SNF 的关键所在。SNF 构建了两种相似度矩阵：稠密相似度矩阵和稀疏相似度矩阵，分别用以捕获基因组数据的全局信息和局部信息。稠密相似度矩阵的所有样本之间都存在连接边，在谱聚类中，稠密相似度矩阵中不同类别之间的样本互相连接将会产生噪声干扰，影响谱聚类的分割效果。*K* 近邻算法是当前最常用且有效的稀疏相似度矩阵构建方法，SNF 中采用 *K* 近邻（K nearest neighbors，KNN）算法构建稀疏相似度矩阵。如何对稠密相似度矩阵进行优化，成为 SNF 面临的一大问题。

本章采用随机游走算法（random walk）[18]对样本间的相似性进行度量，来构建更为鲁棒的稠密相似度矩阵。基于随机游走的构建相似度矩阵度量的是由一个数据点出发沿着随机选中的相邻边进行游走到达其他数据点的转移概率，从而形成这个数据点的一个转移概率分布。为了更好地度量数据点间的相似度，利用相对熵对两个数据点的转移概率分布进行分布差异计算，得到数据点间的相似度：两个概率分布差异越大，对应数据点越不相似；两个概率分布差异越小，对应数据点越相似。上述稠密相似度矩阵构建方法是在常规稠密相似度矩阵的基础上建立一个随机游走点，利用样本间的转移概率分布差异度量两个样本的相似度，使得相似的样本间有较大的相似度值，并减小不属于同类样本间的相似度值，从而得到更为鲁棒的稠密相似度矩阵。本书将上述得到的稠密相似度矩阵与 SNF 中的 *K* 近邻算法得到的稀疏相似度矩阵进行相似网络融合，提出了基于随机游走的相似网络融合算法（similarity network fusion based on random walk and relative entropy，R^2SNF）。R^2SNF 采用随机游走的方式构建样本的转移概率——若两个样本间属于同一类，则两者间的转移概率就较大，反之，若两个样本不属于同一类，则两者间转移概率就较小，能够很好地获取样本间的关联度，从而降低不同类别之间的样本互相连接产生的噪声干扰。在多个基因组学数据的实验结果表明，R^2SNF 可以识别有生物学意义的癌症亚型。

10.1 基于随机游走及相对熵的相似网络融合

本节将详细介绍 R^2SNF 算法。首先，R^2SNF 计算一个样本到网络中其他样本的随机游走概率分布；其次，利用相对熵计算两个样本概率分布的差异，得到该样本对的相似性，并构建稠密相似度矩阵；再次，将构建的稠密相似度矩阵与 SNF 中的 *K* 近邻相似度矩阵进行相似网络融合，得到融合后的相似度矩阵；最后，使用谱聚类进行聚类。

10.1.1　随机游走模型的构建

随机游走[18]是可以模拟网络中数据点间相互作用的随机过程模型,图上的随机游走可以看作随机选择节点的马尔科夫链。经过多年的发展,产生了多种随机游走算法。这里采用 2006 年 Tong 等提出的重启随机游走算法(random walk with restart,RWR)[19]。

假设基因组学数据集,$\boldsymbol{X}=\{\boldsymbol{X}^1,\boldsymbol{X}^2,\cdots,\boldsymbol{X}^v,\cdots,\boldsymbol{X}^V\}$,$\boldsymbol{X}^v\in\mathbb{R}^{n\times m^v}$,其中 V 表示组学数据的数目,$\boldsymbol{X}^v$ 表示第 v 个组学数据,m^v 表示第 v 个组学数据有 m 个特征,n 表示组学数据样本的数目。对于每个组学数据 $\boldsymbol{X}^v$,由第 i 个样本出发,RWR 每一步随机游走面临两个选择:以 α 的概率选择相邻样本或者以 $1-\alpha$ 的概率返回开始样本,则 $\boldsymbol{x}_i^v$ 经过$t+1$ 后转移至任意样本并达到稳定状态的状态向量 $\boldsymbol{r}_{t+1}^v(\boldsymbol{x}_i^v)$为:

$$\boldsymbol{r}_{t+1}^v(\boldsymbol{x}_i^v)=\alpha\boldsymbol{r}_i^v(\boldsymbol{x}_i^v)\boldsymbol{A}^v+(1-\alpha)\boldsymbol{r}_0^v(\boldsymbol{x}_i^v) \tag{10-1}$$

其中,$\boldsymbol{r}_t^v(\boldsymbol{x}_i^v)$表示 t 时刻的转移概率分布状态向量,$\boldsymbol{r}_0^v(\boldsymbol{x}_i^v)$表示第 i 个元素为 1、其余元素为 0 的初始状态向量,$\boldsymbol{A}^v\in\mathbb{R}^{n\times n}$是转移概率矩阵。通常情况下,$\boldsymbol{A}^v$ 由数据归一化后的邻接矩阵进行表示。在本书中,沿用 SNF[4] 中相似度矩阵构建思路来计算 $\boldsymbol{A}^v$。

首先,构建相似度矩阵 $\boldsymbol{W}^v\in\mathbb{R}^{n\times n}$,其中的元素 $\boldsymbol{W}^v(i,j)$表示样本 $\boldsymbol{x}_i^v$ 与样本 $\boldsymbol{x}_j^v$ 间的相似性,$\boldsymbol{W}^v(i,j)$定义为:

$$\boldsymbol{W}^v(i,j)=\exp\left(-\frac{\rho^2(\boldsymbol{x}_i^v,\boldsymbol{x}_j^v)}{\mu\varepsilon_{i,j}}\right) \tag{10-2}$$

其中,$\rho(\boldsymbol{x}_i^v,\boldsymbol{x}_j^v)$表示样本 $\boldsymbol{x}_i^v$ 与样本 $\boldsymbol{x}_j^v$ 间的欧式距离,μ 是经验超参数。$\varepsilon_{i,j}$定义为:

$$\varepsilon_{i,j}=\frac{1}{3}(\mathrm{mean}(\rho(\boldsymbol{x}_i^v,\boldsymbol{N}_i^v))+\mathrm{mean}(\rho(\boldsymbol{x}_j^v,\boldsymbol{N}_j^v))+\rho(\boldsymbol{x}_i^v,\boldsymbol{x}_j^v)) \tag{10-3}$$

其中,$\mathrm{mean}(\rho(\boldsymbol{x}_i^v,\boldsymbol{N}_j^v))$表示样本 $\boldsymbol{x}_i^v$ 与其邻居 $\boldsymbol{N}_j^v$ 间距离和的平均值。

在随机游走过程中,$\boldsymbol{A}^v$ 是转移概率矩阵,即需要保证 $\sum_j\boldsymbol{A}^v(i,j)=1$,因此,对 $\boldsymbol{W}^v$ 进行归一化得到 $\boldsymbol{A}^v$,即

$$\boldsymbol{A}^v=(\boldsymbol{D}^v)^{-1}\boldsymbol{W}^v \tag{10-4}$$

其中,$\boldsymbol{D}^v$ 是度矩阵,其对角元素满足 $\boldsymbol{D}^v(i,j)=\sum_j\boldsymbol{W}^v(i,j)$。

10.1.2　基于相对熵的相似度矩阵构建

由 10.1.1 节中 RWR 计算得到稳定状态的转移概率分布 $\boldsymbol{r}^v$ 后,样本 $\boldsymbol{x}_i^v$ 与样本 $\boldsymbol{x}_j^v$ 的相似度 $\boldsymbol{S}^v(\boldsymbol{x}_i^v,\boldsymbol{x}_j^v)$通常定义为[20]:

$$\boldsymbol{S}^v(\boldsymbol{x}_i^v,\boldsymbol{x}_j^v)=\boldsymbol{r}_{\boldsymbol{x}_i^v,\boldsymbol{x}_j^v}^v+\boldsymbol{r}_{\boldsymbol{x}_j^v,\boldsymbol{x}_i^v}^v \tag{10-5}$$

其中,$\boldsymbol{r}_{\boldsymbol{x}_i^v,\boldsymbol{x}_j^v}^v$是从 $\boldsymbol{x}_i^v$ 出发经随机游走到达 $\boldsymbol{x}_i^v$ 的概率。但是,该方法只考虑了两个样本之间随机游走的概率值,而忽略了它们之间的结构相似性。

参考文献[21]中基于相对熵的相似度计算方法进行相似度矩阵的构建。相对熵(relative entropy),又称为 KL 散度(Kullback-Leibler divergence)[22],是描述两个概率分布差异的一种方法。在这里,将相对熵用于计算不同样本转移概率分布的差异。

对于样本 $\boldsymbol{x}_i^v$,经随机游走后到达任何其他样本并达到稳定状态的转移概率分布 $\boldsymbol{r}^v(\boldsymbol{x}_i^v)$可以写为:

$$\boldsymbol{r}^v(\boldsymbol{x}_i^v)=[\boldsymbol{r}^v(\boldsymbol{x}_i^v,\boldsymbol{x}_1^v),\boldsymbol{r}^v(\boldsymbol{x}_i^v,\boldsymbol{x}_2^v),\cdots,\boldsymbol{r}^v(\boldsymbol{x}_i^v,\boldsymbol{x}_n^v)] \tag{10-6}$$

其中，$\boldsymbol{r}^v(\boldsymbol{x}_i^v,\boldsymbol{x}_j^v)$表示样本$\boldsymbol{x}_i^v$通过随机游走到达样本$\boldsymbol{x}_j^v$的概率。$\boldsymbol{r}^v(\boldsymbol{x}_i^v,\boldsymbol{x}_j^v)$可以定义为：

$$\boldsymbol{r}^v(\boldsymbol{x}_i^v,\boldsymbol{x}_j^v) = \boldsymbol{r}^v_{\boldsymbol{x}_i^v,\boldsymbol{x}_j^v}\Big/\sum_{k=1}^{n}\boldsymbol{r}^v_{\boldsymbol{x}_i^v,\boldsymbol{x}_j^v} \tag{10-7}$$

对于任意两个样本$\boldsymbol{x}_i^v$与$\boldsymbol{x}_j^v$的转移概率分布$\boldsymbol{r}^v(\boldsymbol{x}_i^v)$和$\boldsymbol{r}^v(\boldsymbol{x}_j^v)$，其相对熵定义为：

$$D_{KL}(\boldsymbol{r}^v(\boldsymbol{x}_i^v)\parallel\boldsymbol{r}^v(\boldsymbol{x}_j^v)) = \sum_{k}^{n}\boldsymbol{r}^v(\boldsymbol{x}_i^v,\boldsymbol{x}_k^v)\log_2\frac{\boldsymbol{r}^v(\boldsymbol{x}_i^v,\boldsymbol{x}_k^v)}{\boldsymbol{r}^v(\boldsymbol{x}_j^v,\boldsymbol{x}_k^v)} \tag{10-8}$$

当$a=0$或$b=0$时，定义$\log_2(a/b)=0$。相对熵是非对称度量，即：$D_{KL}(\boldsymbol{r}^v(\boldsymbol{x}_i^v)\parallel\boldsymbol{r}^v(\boldsymbol{x}_j^v))\neq D_{KL}(\boldsymbol{r}^v(\boldsymbol{x}_j^v)\parallel\boldsymbol{r}^v(\boldsymbol{x}_i^v))$，因此，定义概率分布差异矩阵为$\boldsymbol{C}^v$，任意两个概率分布的差异值为$\boldsymbol{C}^v(i,j)$。

$$\boldsymbol{C}^v(i,j)=\frac{1}{2}(D_{KL}(\boldsymbol{r}^v(\boldsymbol{x}_i^v)\parallel\boldsymbol{r}^v(\boldsymbol{x}_j^v))+D_{KL}(\boldsymbol{r}^v(\boldsymbol{x}_j^v)\parallel\boldsymbol{r}^v(\boldsymbol{x}_i^v))) \tag{10-9}$$

最后，将$\boldsymbol{C}^v$转化为相似度矩阵$\boldsymbol{S}^v$，其中的元素$\boldsymbol{S}^v(i,j)$定义为：

$$\boldsymbol{S}^v(i,j)=1-\frac{\boldsymbol{C}^v(i,j)}{\boldsymbol{C}^v_{\max}} \tag{10-10}$$

其中，$\boldsymbol{C}^v_{\max}$表示$\boldsymbol{C}^v$中的最大值。由式(10-10)可以得到：当样本$\boldsymbol{x}_i^v$与$\boldsymbol{x}_j^v$间的转移概率分布差异较大时[$\boldsymbol{C}^v(i,j)$较大]，则赋予$\boldsymbol{S}^v(i,j)$的一个较小值，表示两个样本的相似度较小，反之亦然。这样就实现了基于相对熵的相似度矩阵构建。

10.1.3 相似网络融合

通过上述两个步骤，得到相似度矩阵$\boldsymbol{S}^v$。在相似网络融合阶段，将$\boldsymbol{S}^v$作为稠密相似度矩阵来获取样本间的全局结构，并沿用SNF中的K近邻相似度矩阵来捕捉局部结构。

对于任意样本$\boldsymbol{x}_i^v$，K近邻定义了每个样本$\boldsymbol{x}_j^v$与其k个最相似的样本间的相似度矩阵$\boldsymbol{K}^v$，即

$$\boldsymbol{K}^v(i,j) = \begin{cases} \dfrac{\boldsymbol{W}^v(i,j)}{\sum\limits_{k\in N_i^v}\boldsymbol{W}^v(i,k)} & (j\in N_i^v) \\ 0 & (\text{其他}) \end{cases} \tag{10-11}$$

其中，$\boldsymbol{N}_i^v$表示$\boldsymbol{x}_i^v$邻居的集合。

假设共有V个基因组数据需要处理，采用与SNF相同的方式对每个数据集的稠密相似度矩阵$\boldsymbol{S}^v$和稀疏相似度矩阵$\boldsymbol{K}^v$进行非线性迭代融合：

$$\tilde{\boldsymbol{S}}^v = \boldsymbol{K}^v\times\left(\frac{\sum\limits_{k\neq v}S^k}{V-1}\right)\times(\boldsymbol{K}^v)^{\mathrm{T}}\quad(v=1,2,\cdots,V) \tag{10-12}$$

由式(10-12)可以得到第v个数据与其他数据交叉扩散的相似度矩阵$\tilde{\boldsymbol{S}}^v$，进而对所有$\tilde{\boldsymbol{S}}^v$进行求平均得到最终的融合相似度矩阵$\boldsymbol{S}$。

$$S = \frac{1}{V}\sum_{v=1}^{V}\tilde{\boldsymbol{S}}^v \tag{10-13}$$

10.1.4 谱聚类

对10.1.3小节得到的融合相似度矩阵$\boldsymbol{S}$采用谱聚类[17]进行聚类。假设聚类数目为c，则

谱聚类的聚类过程如下：

(1) 根据融合相似度矩阵 $\boldsymbol{S}$ 构建拉普拉斯矩阵 $\boldsymbol{L}$：$\boldsymbol{L}=\boldsymbol{D}-\boldsymbol{S}$，其中，$\boldsymbol{D}$ 是度对角矩阵：$\boldsymbol{D}=\mathrm{diag}(d_1,d_2,\cdots,d_n)$，$d_i=\sum_{j=1}^{n}\boldsymbol{S}_{ij}$。

(2) 构建标准化的拉普拉斯矩阵 $\boldsymbol{L}^*$：$\boldsymbol{L}^*=\boldsymbol{I}-\boldsymbol{D}^{-1/2}\boldsymbol{S}\boldsymbol{D}^{-1/2}$。

(3) 计算 $\boldsymbol{L}^*$ 最小的 c 个特征值对应的特征向量 $\boldsymbol{u}$，并将 c 个特征向量 $\boldsymbol{u}$ 按行标准化，得到特征矩阵 $\boldsymbol{U}$。

(4) 使用 k-means 对 $\boldsymbol{U}$ 进行聚类。

10.2　实验结果与分析

10.2.1　数据集与生存分析

本章在 3 种基因组数据上测试了所提算法，即：mRNA 表达数据、miRNA 表达数据、DNA 甲基化(methylation)数据。测试的癌症类型包括多形性胶质母细胞瘤(glioblastoma multiforme，GBM)、浸润性乳腺癌(breast invasive carcinoma，BIC)、肾透明细胞癌(kidney renal clear cell Carcinoma，KRCCC)、肺鳞状细胞癌(lung squamous cell carcinoma，LSCC)和结肠腺癌(colonic adenocarcinoma，COAD)。上述所有数据均由 TCGA 网站下载得到。5 种癌症数据集的详细信息见表 10-1。

表 10-1　5 种癌症数据集的详细信息

癌症类型	基因数目			样本数目
	mRNA	methylation	miRNA	
GBM	12 042	1 305	534	215
BIC	17 814	23 094	354	105
KRCCC	17 899	24 960	329	122
LSCC	12 042	23 074	352	106
COAD	17 814	23 088	312	92

本书根据聚类得到的癌症亚型进行生存分析，来验证所提算法发现的不同癌症亚型样本间的生存差异。在统计学中，通常利用假设检验来量化不同生存曲线之间是否存在差异，这里采用 Cox log-rank test(考克斯对数秩检验)[23]进行 p 值的计算，Cox log-rank test 是一种非参数假设检验，常用于评估亚型之间生存状况差异的重要性，p 值则表示观察到的生存差异为偶然发生事件的可能性，因此，p 值越小说明实验效果越好。通常使用 Kaplan-Meier(卡普兰-迈耶)估计法[24]来估计生存函数，进一步得到 Kaplan-Meier 生存曲线。生存曲线的 x 轴是从开始观察到最后观察时间点的时间，y 轴则是存活样本的生存率，曲线则表示事件的发展状况。

10.2.2　实验结果与分析

将所提算法 R^2SNF 与 SNF、LRAcluster[25]这两种算法进行对比，以验证其有效性。

LRAcluster 是一种基于低秩近似的多组学数据快速降维与聚类方法，它能处理多种分布的数据类，且能保证低维空间的正交性，适用于大规模多组学数据的聚类分析，被广泛关注和应用。由于 R^2SNF 是 SNF 的改进版本，为了更为直观地进行对比分析，采用 SNF 中建议的聚类数目，即将 GBM 聚为 3 类，将 BIC 聚为 5 类，将 KRCCC 聚为 3 类，将 LSCC 聚为 4 类，将 COAD 聚为 3 类。在 5 种癌症数据集上 R^2SNF 与其他算法具体实验结果见表 10-2。

表 10-2　5 种癌症数据集上 R^2SNF 与其他算法的 p 值比较

癌症类型	对比算法		
	R^2SNF	SNF	LRAclsuter
GBM	2.4E−05	2.0E−04	3.5E−04
BIC	1.1E−04	1.1E−03	4.3E−02
KRCCC	7.0E−03	2.9E−02	3.2E−02
LSCC	1.5E−05	2.0E−02	5.7E−02
COAD	1.8E−03	8.8E−04	9.9E−03

由表 10-2 可知，在所有 5 种癌症数据集上，R^2SNF 比 LRAcluster 有更好的实验结果，表明 R^2SNF 是一种非常有效的基因组数据整合聚类算法；R^2SNF 在四种数据集 GBM、BIC、KRCCC 和 LSCC 上比 SNF 表现更好。由随机游走和相对熵计算得到的稠密相似度矩阵，能够赋予不属于同一类的样本较小的相似度值，进而 R^2SNF 将其聚到不同的聚类簇，得到更好的聚类效果。因此，R^2SNF 在癌症亚型的识别上是非常有效的。

图 10-1 展示了 R^2SNF 在 5 种癌症数据集上识别的癌症亚型的 Kaplan-Meier 生存曲线。从图 10-1 中可以看出，在 GBM、KRCCC、LSCC、COAD 上，R^2SNF 识别的癌症亚型之间有很大的差异，表明 R^2SNF 是一种有效的癌症亚型识别方法。在 KRCCC 上，SNF 建议将其分为 5 种癌症亚型，由图 10-1(b)可知，R^2SNF 在分为 5 种亚型时效果不甚理想，但它能够非常清晰地将其分为 3 种亚型，因此，我们建议将 KRCCC 分为 3 种亚型。

10.2.3　GBM 亚型分析

GBM 是成人常见和致命的恶性原发性脑肿瘤。许多研究在分子水平上对 GBM 进行了研究。在临床上，一些研究给出了明确的癌症亚型和相应的治疗方案。例如，根据 mRNA 表达数据，Verhaak 等[26]将 GBM 分为四种癌症亚型：间质型(Mesenchymal)、经典型(Classical)、神经型(Neural)和神经前型(Proneural)。在文献[27]中，根据 CpG 岛甲基化因子表型(CLMP)的差异，将 GBM 分为两种癌症亚型：G-CLMP 型和非 G-CLMP 型。

在 GBM 数据上，统计了 R^2SNF 聚类结果在上述两项研究中确定的癌症亚型上的分布情况，比较结果见表 10-3。表 10-3 显示，整体来看，Subtype 1 的患者多于 Subtype 3 的患者。Subtype 1 的患者多为非 G-CLMP 亚型，且分布在文献[26]的所有 4 个亚型中。Subtype 2 和 Subtype 1 有着相似的分布。值得注意的是，19 例 Subtype 3 的患者大部分为 G-CLMP 亚型，且均为 Proneural 亚型。

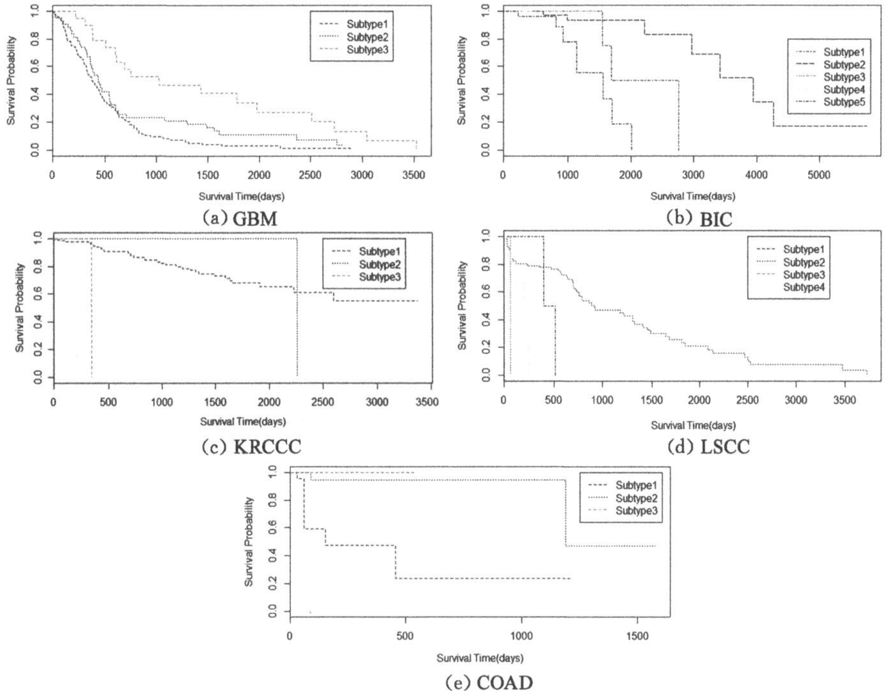

图 10-1 R^2SNF 在 5 种癌症数据集上不同亚型的 Kaplan-Meier 生存曲线

表 10-3 R^2SNF 识别的 GBM 亚型在文献[26]和[27]中确定的亚型上的分布

R^2SNF 识别的亚型	文献[26]确定的亚型				文献[27]确定的亚型	
	Mesenchymal	Classical	Neural	Proneural	G-CLMP	Non-G-CLMP
Subtype 1	46	51	26	30	1	152
Subtype 2	20	6	8	9	4	39
Subtype 3	0	0	0	19	14	5

注：表中的值表示被统计的患者人数。

为了进一步分析 R^2SNF 获得的癌症亚型，从 cBio cancer genome Portal 数据库中下载了所有 GBM 患者的临床资料。绘制了三种癌症亚型患者年龄分布的箱线图(图 10-2)。图 10-2 表明了 R^2SNF 识别的癌症亚型存在明显的年龄分布差异。结合图 10-1 和图 10-2 可以发现，图 10-1 中生存优势最好的 Subtype 3 患者的年龄低于 Subtype 1 和 Subtype 2 患者的年龄。

此外，绘制了 GBM 患者对药物替莫唑胺(Temozolomide，TMZ)反应的 Kaplan-Meier 生存曲线，见图 10-3。三种癌症亚型的患者分为两部分：接受药物 TMZ 治疗的患者和未接受药物 TMZ 治疗的患者。TMZ 是一种通常用于治疗 GBM 的药物，但只对一部分患者有良好的反应。三种癌症亚型 Cox log-rank 模型的生存分析 p 值分别为 5.42×10^{-6}、3.78×10^{-4}、0.36，这说明 TMZ 对癌症亚型 Subtype 3 的患者没有影响。

综上所述，R^2SNF 识别的 Subtype 3 具有以下特征。首先，Subtype 3 的患者多为 G-CLMP 亚型，且均为 Proneural 亚型。其次，生存优势最好的 Subtype 3 患者的年龄低于

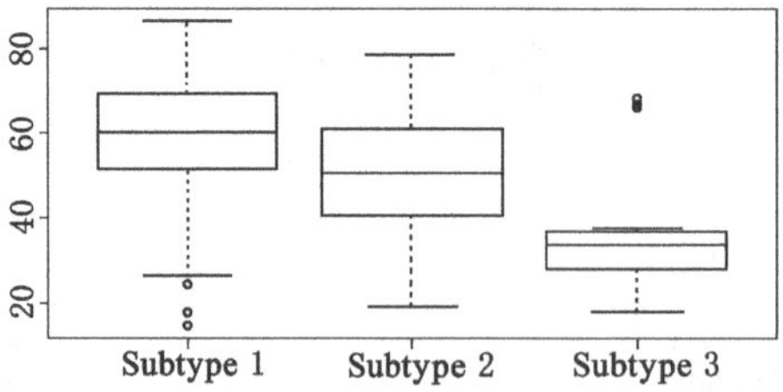

图 10-2　三种癌症亚型患者年龄分布的箱线图

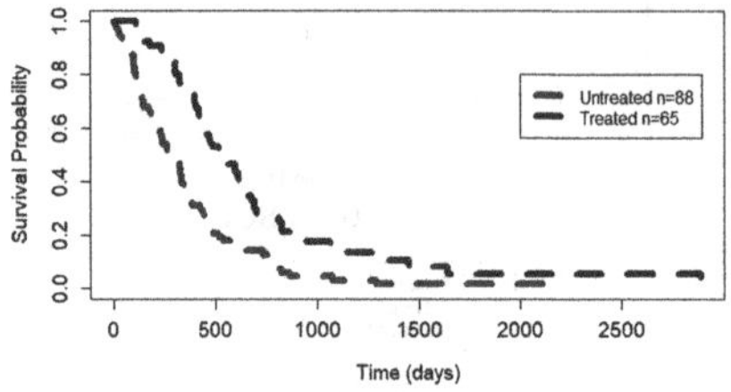

(a) Subtype 1

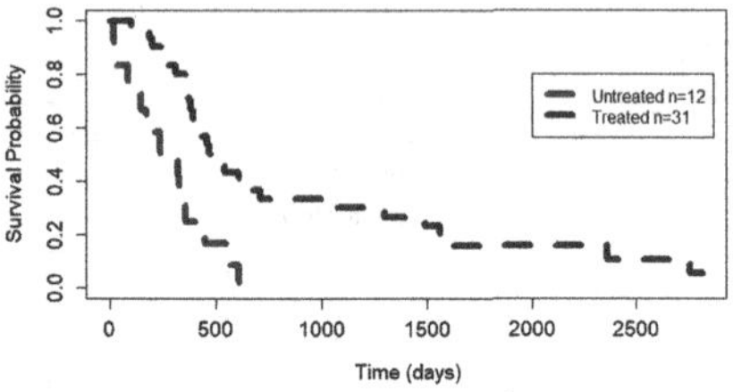

(b) Subtype 2

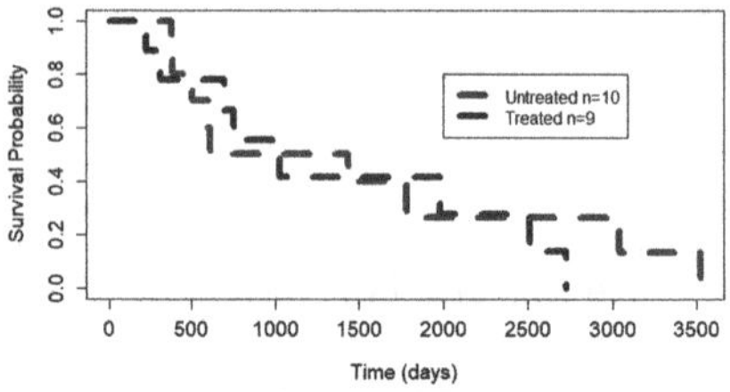

(c) Subtype 3

图 10-3　R^2SNF 识别癌症亚型的 Kaplan-Meier 生存曲线

注:“Untreated”代表没有接受 TMZ 治疗的患者,“Treated”代表接受 TMZ 治疗的患者。

Subtype 1 和 Subtype 2 患者。最后,TMZ 对 Subtype 3 的癌症患者无影响。因此,R^2SNF 识别的 Subtype 3 是一种具有生物学意义的癌症亚型。此外,可以推断,同时属于 G-CLMP 和 Proneural 亚型的患者可能是一个潜在的亚型。这证实了 Canmenron(卡梅伦)等的研究结果:G-CIMP 亚型和 Proneural 亚型具有独特的特性[28]。

10.3　本章小结

如何构建鲁棒的稠密相似度矩阵是 SNF 中的一个关键问题,本章分析了 SNF 中稠密相似度矩阵构建时存在的问题,利用重启随机游走算法刻画基因组学数据样本间的复杂关系,进一步得到每个样本稳定状态的概率转移概率分布,并采用相对熵计算样本间转移概率分布的差异,构建更为鲁棒的稠密相似度矩阵,最终将构建好的稠密相似度矩阵与 K 近邻相似度矩阵进行非线性迭代融合,提出基于随机游走及相对熵的相似网络融合算法(R^2SNF)。在包含 3 种数据类型(mRNA 表达数据、miRNA 表达数据、DNA 甲基化数据)的 5 种癌症数据集(GBM、BIC、KRCCC、LSCC 和 COAD)上与 SNF、LRAcluster 算法进行了对比实验。实验结果表明,与其他算法相比,R^2SNF 识别的癌症亚型方面有更好的性能。

参考文献

[1] CROCE C M. Oncogenes and cancer[J]. The New England journal of medicine, 2008, 358(5):502-511.

[2] CHEN A Q, FU G H, XU Z J, et al. Detection of bladder cancer via microfluidic immunoassay and single-cell DNA copy number alteration analysis of captured urinary exfoliated tumor cells[J]. Cancer research, 2018, 78(4):4073-4085.

[3] CAPPER D, JONES D T W, SILL M, et al. DNA methylation-based classification of central nervous system tumours[J]. Nature, 2018, 555(7697):469-474.

[4] WANG B, MEZLINI A M, DEMIR F, et al. Similarity network fusion for aggregating data types on a genomic scale[J]. Nature methods, 2014, 11(3):333-337.

[5] HANASH S. Integrated global profiling of cancer[J]. Nature reviews cancer, 2004, 4(8):638-644.

[6] NETWORK C GAR, RANDOTH C, SCHULTZ N, et al. Integrated genomic characterization of endometrial carcinoma[J]. Nature, 2013, 497(7447):67-73.

[7] SHEN R L, OLSHEN A B, LADANYI M. Integrative clustering of multiple genomic data types using a joint latent variable model with application to breast and lung cancer subtype analysis[J]. Bioinformatics, 2009, 25(22):2906-2912.

[8] AKAVIA U D, LITVIN O, KIM J J, et al. An integrated approach to uncover drivers of cancer[J]. Cell, 2010, 143(6):1005-1017.

[9] LIANG M X, LI Z Z, CHEN T, et al. Integrative data analysis of multi-platform cancer data with a multimodal deep learning approach[J]. IEEE/ACM transactions on computational biology and bioinformatics, 2015, 12(4):928-937.

[10] SPEICHER N K, PFEIFER N. Integrating different data types by regularized unsupervised multiple kernel learning with application to cancer subtype discovery[J]. Bioinformatics, 2015, 31(12):i268-i275.

[11] WANG H Y, ZHENG H R, WANG J X, et al. Integrating omics data with a multiplex network-based approach for the identification of cancer subtypes[J]. IEEE transactions on nanobioscience, 2016, 15(4):335-342.

[12] VAN T L, VAN LEEUWEN M, CAROLINA F A, et al. Simultaneous discovery of cancer subtypes and subtype features by molecular data integration[J]. Bioinformatics, 2016, 32(17):i445-i454.

[13] ZHANG E L, MA X K. Regularized multi-view subspace clustering for common modules across cancer stages[J]. Molecules, 2018, 23(5):1016.

[14] XU T S, LE T D, LIU L, et al. Identifying cancer subtypes from miRNA-TF-mRNA regulatory networks and expression data[J]. PLoS One, 2016, 11(4):e0152792.

[15] YANG C, GE S G, ZHENG C H, et al. ndmaSNF: cancer subtype discovery based on integrative framework assisted by network diffusion model[J]. Oncotarget, 2017,

8(51):89021-89032.

[16] YANG B, ZHANG Y B, PANG S M, et al. Integrating multi-omic data with deep subspace fusion clustering for cancer subtype prediction[J]. IEEE/ACM transactions on computational biology and bioinformatics, 2021, 18(1):216-226.

[17] LUXBURG U. A tutorial on spectral clustering[J]. Statistics and Computing, 2007, 17(4):395-416.

[18] PEARSON K. The problem of the random walk[J]. Nature, 1905, 72(1865):294.

[19] TONG H H, FALOUTSOS C, PAN J Y. Fast random walk with restart and its applications[C]//Sixth International Conference on Data Mining(ICDM'06), 2006.

[20] MARTINEZ V, BERZAL F, CUBERO J C. A survey of link prediction in complex networks[J]. ACM computing surveys, 2017, 49(4):1-33.

[21] 郑文萍,刘韶倩,穆俊芳.一种基于相对熵的随机游走相似性度量模型[J].南京大学学报(自然科学),2019,55(6):984-999.

[22] KULLBACK S, LEIBLER R A. On information and sufficiency[J]. The annals of mathematical statistics, 1951, 22(1):79-86.

[23] AKAZAWA K, NAKAMURA T, PALESCH Y. Power of logrank test and cox regression model in clinical trials with heterogeneous samples[J]. Statistics in medicine, 1997, 16(5):583-597.

[24] KAPLAN E L, MEIER P. Nonparametric estimation from incomplete observations [J]. Journal of the American statistical association, 1958, 53(282):457-481.

[25] WU D M, WANG D F, ZHANG M Q, et al. Fast dimension reduction and integrative clustering of multi-omics data using low-rank approximation: application to cancer molecular classification[J]. BMC Genomics, 2015, 16(1):1022.

[26] VERHAAK R G W, HOADLEY K A, PURDOM E, et al. Integrated genomic analysis identifies clinically relevant subtypes of glioblastoma characterized by abnormalities in PDGFRA, IDH1, EGFR, and NF_1 [J]. Cancer cell, 2010, 17(1): 98-110.

[27] NOUSHMEHR H, WEISENBERGER D J, DIEFES K, et al. Identification of a CpG island methylator phenotype that defines a distinct subgroup of glioma[J]. Cancer cell, 2010, 17(5):510-522.

[28] BRENNAN C W, VERHAAK R G, MCKENNA A, et al. The somatic genomic landscape of glioblastoma[J]. Cell, 2013, 155(2):462-477.

第 11 章　基于多平滑表示融合多视图谱聚类的癌症亚型预测

癌症是由细胞在多种分子水平(包括基因表达、表观遗传、转录和蛋白质组)上变异而产生的一种恶性的有异质性的疾病[1]。这种异质性体现为同种癌症会产生有差异性表征的亚型,进而影响临床上的治疗方案和预后[2]。随着新一代测序技术的发展和成熟,大量的多组学生物学数据被收集在一些公开的数据集中,很容易被研究人员获得[3]。例如:The Cancer Genome Atlas (TCGA)是一个具有里程碑意义的癌症基因组学项目,它储存了含有超过 30 种癌症和对应的数千名癌症患者的 mRNA 表达数据、甲基化数据、miRNA 表达数据和基因突变数据等生物学信息。通过构建充分利用这些生物学信息的聚类模型去解决寻找癌症亚型的问题,变得尤为重要[4]。

近年来,研究者提出了一些有效的多视图聚类方法应用于生物学数据[5-13]。为了实现聚类的任务,研究者最初关注的是特征筛选和特征降维技术:使用不同的策略将高维数据变换或投影到低维特征空间,然后通过 k-means 实现聚类。例如:iCluster[5]是一种高斯隐变量模型,其拓展版本 iClusterPluse[6]是一个有效、经典的多组学数据聚类方法,它考虑不同的变量类型遵循不同的线性概率关系,然后构建一个联合的稀疏模型完成特征筛选和样本聚类的任务。然而,iClusterPlus 有个明显的缺陷:它包含一个基因的预筛选过程,这会过滤掉一些重要的信息,聚类结果对这个操作比较敏感。在解决数据预处理的问题上,许多经典的降维技术被应用到聚类算法中,例如:主成分分析法(principal component analysis, PCA)[14]、非负矩阵分解(non-negative matrix factorization, NMF)[8]等。Shi 等[10]应用改进的 PCA 提出模式融合分析算法(pattern fusion analysis, PFA),使每个数据集投影到具有局部模式的低维特征空间,同时减少噪声,然后利用动态准直算法实现特征空间的融合。

上述方法只关注每种组学数据本身的特征,没有考虑数据的结构特性。数据的拓扑结构可以揭示样本之间的潜在相似性,对数据表示的学习有指导意义。考虑到生物数据的样本(患者)数目远远小于特征(基因)数目,学者们提出了许多基于图学习的癌症亚型识别方法。基于癌症样本,图学习可以快速构建出相似图,最终转化为谱聚类的问题实现聚类。例如,Wang 等[7]提出相似网络融合算法(similarity network fusion, SNF),利用指数相似核方法为每个数据类型构造一个样本相似网络,取代了降维的过程,然后利用非线性的信息融合技术将这些网络整合到一个单一的相似网络中。受 SNF 的启发,Ma 等[9]提出了关联网络融合算法(affinity network fusion, ANF),对每个数据类型构建患者的 K 近邻相似网络,然后基于随机步长方法融合这些网络。其他基于图学习的算法也成功应用于癌症亚型识别,例如:Yu 等[13]提出了基于流形优化的多视图聚类(multi-view clustering using manifold optimization, MVCMO),MVCMO 在流形空间上使用线性搜索的方法来解决谱聚类优化问题。

上述方法都利用原始组学数据矩阵进行相似度矩阵的构建,并将得到的多个相似度矩阵进行融合,忽略了相似度矩阵的学习。此外,大多数基于图的多视图聚类方法将数据聚类过程与图学习过程分开，使得图的构造独立于聚类任务，导致其聚类性能高度依赖于预定义的图。在图融合过程中，样本点之间的相似度通常在不同的视图下表现不同，现有的一些算法简单地取多个视图的亲和图的平均值来表示融合图的结果，丰富的异构信息没有得到充分利用。利用拉普拉斯矩阵秩约束的自适应图学习方法可以直接揭示聚类结构，这使得图的构建与聚类任务密切相关。在本章中，提出了一种多平滑表示融合的多视图谱聚类方法(multi-view spectral clustering based on multi-smooth representation fusion，MRF-MSC)进行癌症亚型识别。MRF-MSC 把图学习、图融合和谱聚类结合在一个框架中，避免了上述问题。首先，MRF-MSC 采用图正则化的方法计算出每个组学数据的平滑表示，可以有效地将原始特征空间投影到对应的样本相似子空间里，增强了同类别样本间的相似度，减小了不同类别样本间的相似度[15]。其次，对多组数据的多平滑表示矩阵进行集成，形成融合相似度矩阵，考虑到每个组学数据对癌症亚型预测的重要性不同，MRF-MSC 在图融合过程中采用自加权[16]方法自适应地对每个组学数据的平滑正则化表示进行加权。最后，MRF-MSC 通过拉普拉斯秩约束对融合相似度矩阵进行优化，得到一个包含 k 个连通分量(k 为类数)的新块对角矩阵，进一步利用谱聚类[17]实现聚类。谱聚类是一种经典的数据聚类方法，被广泛应用于多视图聚类[18-21]。为了验证 MRF-MSC 的有效性，在多个 TCGA 数据集上来进行癌症亚型识别实验。实验结果表明，MRF-MSC 能够得到更显著临床差异的癌症分型。在对 BIC 分析中，MRF-MSC 的实验结果验证了先前的临床研究，同时，寻找到了有生物学意义的癌症亚型。

11.1 基于多平滑表示融合的多视图谱聚类

本书设计了一种基于多平滑表示融合的多视图谱聚类方法(MRF-MSC)用于癌症亚型预测。MRF-MSC 的框架如图 11-1 所示。在给定多组数据集的情况下，MRF-MSC 首先计算每个数据集平滑表示的相似度矩阵来度量样本点之间的相似度；然后，利用图融合和自加权方法将多光滑表示融合为融合相似矩阵；最后，采用拉普拉斯秩约束和谱聚类对融合相似矩阵进行优化，得到聚类结果。

11.1.1 多组学数据的平滑表示

给定一组癌症多组学数据 $\boldsymbol{X}=\{\boldsymbol{X}^1,\boldsymbol{X}^2,\cdots,\boldsymbol{X}^t\}$，$\boldsymbol{X}^v\in\mathbb{R}^{m^v\times n}$，其中 t 表示数据集的数目，$\boldsymbol{X}^v$ 表示第 v 个组学数据，m^v 表示第 v 个数据集有 m 个特征，n 表示样本的数目。为了得到最后的融合相似图，需要计算出每个组学数据的相似度矩阵 $\boldsymbol{Z}=\{\boldsymbol{Z}^1,\boldsymbol{Z}^2,\cdots,\boldsymbol{Z}^t\}$，$\boldsymbol{Z}^v\in\mathbb{R}^{n\times n}$，使原始组学数据能够聚集到它们各自的子空间中。因此，以单个组学数据 $\boldsymbol{X}^v$ 为例，引入一种自表示方法衡量样本间的相似性：

$$\boldsymbol{X}^v=\boldsymbol{X}^v\boldsymbol{Z}^v+\boldsymbol{E}^v \tag{11-1}$$

其中，$\boldsymbol{Z}^v$ 是系数矩阵，该矩阵对数据样本之间的相似度进行编码，$\boldsymbol{E}^v$ 是误差项。对于式(11-1)，通过平滑表示提升样本间的分组效果，即

$$\begin{cases}\min\limits_{\boldsymbol{Z}^v}\|\boldsymbol{X}^v-\boldsymbol{X}^v\boldsymbol{Z}^v\|_F^2+\alpha\Omega(\boldsymbol{Z}^v)\\ \text{s.t. }\boldsymbol{Z}^v\geqslant 0\end{cases} \tag{11-2}$$

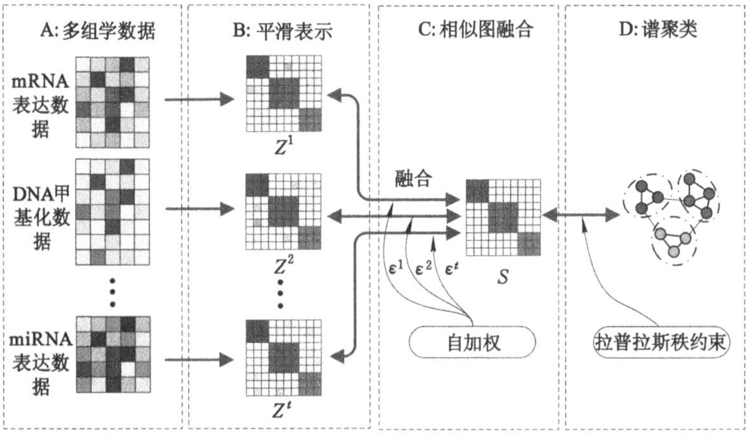

图 11-1　MRF-MSC 算法框架

其中，α 为超参数，Ω 表示平滑表示的正则化项。如果两个样本点之间在原始特征空间接近，那么它们在新的特征空间中也应该保持同样的特性，也就是说，对于样本 i、j 应该满足于以下规则：$\| \boldsymbol{x}_i^v - \boldsymbol{x}_j^v \|_2 \to 0 \Rightarrow \| \boldsymbol{z}_i^v - \boldsymbol{z}_j^v \|_2 \to 0$。式(11-2)中的平滑表示正则项定义为：

$$\Omega(\boldsymbol{Z}^v) = \frac{1}{2}\sum_{i=1}^{n}\sum_{j=1}^{n} \boldsymbol{w}_{ij}^v \| \boldsymbol{z}_i^v - \boldsymbol{z}_j^v \|_2 = \operatorname{Tr}(\boldsymbol{Z}^v \boldsymbol{L}^t (\boldsymbol{Z}^v)^{\mathrm{T}}) \tag{11-3}$$

其中，Tr 为矩阵的迹；T 为矩阵的转置；$\boldsymbol{w}_{ij}^v$ 是度量样本点之间相似度的权值矩阵 $\boldsymbol{W}^v$ 中的元素；$\boldsymbol{L}^v = \boldsymbol{D}^v - \boldsymbol{W}^v$ 是拉普拉斯矩阵；$\boldsymbol{D}^v$ 是一个对角度矩阵，其对角线上元素满足 $\boldsymbol{d}_{ii}^v = \sum_{j=1}^{n} \boldsymbol{w}_{ij}^v$。现阶段，有很多方法可以计算得到 $\boldsymbol{W}^v$，这里采用最常见的 K 近邻方法构建 $\boldsymbol{W}^v$。最终，式(11-2) 可以写为：

$$\begin{cases} \min\limits_{\boldsymbol{Z}^v} \| \boldsymbol{X}^v - \boldsymbol{X}^v \boldsymbol{Z}^v \|_F^2 + \operatorname{Tr}(\boldsymbol{Z}^v \boldsymbol{L}^t (\boldsymbol{Z}^v)^{\mathrm{T}}) \\ \text{s. t.}\ \boldsymbol{Z}^v \geqslant 0 \end{cases} \tag{11-4}$$

通过式(11-4)，可以得到每个组学数据的平滑正则化表示。

11.1.2　多平滑表示融合

把图学习中的相似图整合在一起，充分运用不同数据集的信息，是多视图聚类方法的关键。在得到每个组学数据的平滑正则化表示 $\boldsymbol{Z} = \{\boldsymbol{Z}^1, \boldsymbol{Z}^2, \cdots, \boldsymbol{Z}^t\}$ 后，我们希望学习到一个融合相似图 $\boldsymbol{S}$，使得 $\boldsymbol{S}$ 与每个组学数据的平滑正则化表示 $\boldsymbol{Z} = \{\boldsymbol{Z}^1, \boldsymbol{Z}^2, \cdots, \boldsymbol{Z}^t\}$ 差异最小，则多组学数据的图融合过程可以表示为：

$$\begin{cases} \min\limits_{\boldsymbol{Z}^v, \boldsymbol{S}} \sum_{v=1}^{t} \| \boldsymbol{S} - \boldsymbol{Z}^v \|_F \\ \text{s. t.}\ \boldsymbol{Z}^v \geqslant 0 \end{cases} \tag{11-5}$$

考虑到每种组学数据对癌症亚型预测的重要程度不同，进一步的，为每个组学数据的平滑正则化表示 $\boldsymbol{Z} = \{\boldsymbol{Z}^1, \boldsymbol{Z}^2, \cdots, \boldsymbol{Z}^t\}$ 赋予权重因子 $\varepsilon = \{\varepsilon^1, \varepsilon^2, \cdots, \varepsilon^t\}$，$\varepsilon^v$ 描述的是每个组学数据的平滑正则化表示对图融合任务的贡献度。$\boldsymbol{Z}^v$ 越接近于 $\boldsymbol{S}$，那么它对应的贡献度权值 ε^v 就越大，这样可以减小质量差的相似图对 $\boldsymbol{S}$ 产生的影响。这里，采用文献[16]中的自加权方

式,对每个组学数据的平滑正则化表示进行自适应加权。每个组学数据的权重因子可以自动调优,该过程不需要任何附加参数。

对式(11-5)中 $\boldsymbol{Z}^v$ 求导,并令导数为 0,有:

$$\sum_{v=1}^{t}\varepsilon^{v}\frac{\partial(\|\boldsymbol{S}-\boldsymbol{Z}^{v}\|_{F})}{\partial\boldsymbol{Z}^{v}}=0 \tag{11-6}$$

其中,

$$\varepsilon^{v}=\frac{1}{2(\|\boldsymbol{S}-\boldsymbol{Z}^{v}\|_{F})} \tag{11-7}$$

由于 ε^v 由 $\boldsymbol{Z}^v$ 计算得到,所以式(11-6)不能直接进行求解。但是,如果 ε^v 作为每个组学数据的权重因子被赋予一个固定值,则式(11-6)可以被用于解决以下问题:

$$\begin{cases}\min\limits_{\boldsymbol{Z}^{v},\boldsymbol{S}}\sum\limits_{v=1}^{t}\varepsilon^{v}\ \|\boldsymbol{S}-\boldsymbol{Z}^{v}\|_{F}^{2}\\ \text{s.t. } \boldsymbol{Z}^{v}\geqslant 0\end{cases} \tag{11-8}$$

在式(11-8)中,$\boldsymbol{Z}^v$ 和 $\boldsymbol{S}$ 都是需要求解的目标,无法直接对目标函数进行优化。可以通过结合式(11-4)和式(11-5),得到多平滑表示融合的目标函数为:

$$\begin{cases}\min\limits_{\boldsymbol{Z}^{v},\boldsymbol{S}}\sum\limits_{v=1}^{t}(\|\boldsymbol{X}^{v}-\boldsymbol{X}^{v}\boldsymbol{Z}^{v}\|_{F}^{2}+\alpha\mathrm{Tr}(\boldsymbol{Z}^{v}\boldsymbol{L}^{v}\ (\boldsymbol{Z}^{v})^{\mathrm{T}})+\beta\varepsilon^{v}\|\boldsymbol{S}-\boldsymbol{Z}^{v}\|_{F}^{2})\\ \text{s.t. } \boldsymbol{Z}^{v}\geqslant 0\end{cases} \tag{11-9}$$

其中,β 为超参数。通过解决上述问题,MRF-MSC 可以自适应地学习到每个组学数据的平滑表示和融合图。此外,在融合过程中对图进行动态加权,有效地降低了低质量组学数据的平滑表示对融合图的影响。

11.1.3 基于多平滑表示融合的多视图谱聚类

计算出 $\boldsymbol{S}$ 之后,虽然可以直接基于谱聚类对 $\boldsymbol{S}$ 进行聚类,但是由于由式(11-9)得到的 $\boldsymbol{S}$ 对于最后的聚类任务可能不是最优的,所以考虑通过优化 $\boldsymbol{S}$ 的聚类结构以得到更好的聚类结果。

理想状况下,一个对聚类任务最好的图应该有确切的 k 个连通分量,即数据点已经形成成了 k 个簇。然而,目前的多视图方法很难满足这种要求。上述图结构可以根据下面的定理来实现。根据定理 1 和 Ky Fan(樊土畿)定理[22]实现谱聚类求解样本标签。定理 1 的介绍如下 :

定理 1:图 $\boldsymbol{S}$ 的连通分量的个数 k 等于其拉普拉斯矩阵 $\boldsymbol{L}_S$ 中特征值为 0 的个数。

由于 $\boldsymbol{S}$ 是非负的,$\boldsymbol{L}_S$ 是半正定矩阵,$\sigma_i(\boldsymbol{L}_S)$ 为 $\boldsymbol{L}_S$ 的第 i 个最小特征值,可以通过约束条件 $\sum_{i=1}^{k}\sigma_i(\boldsymbol{L}_S)=0$,且 $\mathrm{rank}(\boldsymbol{L}_S)=n-k$,得到 $\boldsymbol{S}$ 的最优解。根据 Ky Fan 定理,可以得到:

$$\sum_{i=1}^{k}\sigma_i(\boldsymbol{L}_S)=\min_{\boldsymbol{F},\boldsymbol{F}^{\mathrm{T}}\boldsymbol{F}=\boldsymbol{I}}\mathrm{Tr}(\boldsymbol{F}^{\mathrm{T}}\boldsymbol{L}_S\boldsymbol{F}) \tag{11-10}$$

其中,$\boldsymbol{F}$ 为 $\boldsymbol{L}_S$ 的前 k 个最小的特征值对应的特征向量。式(11-10)等号右边是谱聚类的目标函数。因此,式(11-10)建立了理想的融合图结构与谱聚类之间的联系,对式(11-10)的优化可得到恰好有 k 个连通分量的融合图结构 $\boldsymbol{S}$。

结合式(11-9)和式(11-10)的目标函数，将多组学数据的平滑表示、多平滑表示的融合、多视图谱聚类融合在一个框架中，提出了多平滑表示融合的多视图谱聚类算法(MRF-MSC)，其目标函数为：

$$\begin{cases}\min\limits_{\boldsymbol{Z}^v,\boldsymbol{S},\boldsymbol{F}}\sum\limits_{v=1}^{t}(\|\boldsymbol{X}^v-\boldsymbol{X}^v\boldsymbol{Z}^v\|_F^2+\alpha\mathrm{Tr}(\boldsymbol{Z}^v\boldsymbol{L}^v(\boldsymbol{Z}^v)^{\mathrm{T}})+\beta\varepsilon^v\|\boldsymbol{S}-\boldsymbol{Z}^v\|_F^2)+\lambda\mathrm{Tr}(\boldsymbol{F}^{\mathrm{T}}\boldsymbol{L}_S\boldsymbol{F})\\ \text{s.t. } \boldsymbol{Z}^v\geqslant 0,\boldsymbol{F}^{\mathrm{T}}\boldsymbol{F}=\boldsymbol{I}\end{cases} \tag{11-11}$$

其中，α、β 和 λ 是超参数。

综上，可以总结出 MRF-MSC 在癌症亚型预测中的优势：

(1) 生物数据的特点是样本量远远小于特征量。组学数据的平滑表示不仅保留了原始数据的特征，而且有效地获得了样本点之间的相似度，为后续的图融合过程提供了一个相对高质量的子空间表示。

(2) 通常情况下，多组学数据来自不同的平台，导致每个组学数据对聚类结果的贡献不同。在相似图融合过程中，MRF-MSC 采用自加权进行多平滑表示融合。这种方法实现了各种生物信息的互补，减少了噪声数据的影响，提高了融合后相似图的质量。

(3) 在 MRF-MSC 中引入谱聚类，提高了最终结果的精度。在 MRF-MSC 联合框架中，利用拉普拉斯秩约束来约束融合相似图的结构，得到有利于聚类任务的图结构。此外，利用学习到的图结构来指导图的构造，使这种相互学习和迭代的方法可以改善最终的聚类结果。

11.1.4 MRF-MSC 算法优化

可以通过迭代优化的思路根据式(11-11)逐步求解 $\boldsymbol{Z}^v$，$\boldsymbol{S}$ 和 $\boldsymbol{F}$。

(1) 固定 $\boldsymbol{S}$ 和 $\boldsymbol{F}$ 求解 $\boldsymbol{Z}^v$

基于式(11-11)，可以得到关于 $\boldsymbol{Z}^v$ 的目标函数式(11-9)。式(11-9)中，$\boldsymbol{Z}^v$ 对于每个组学数据都是独立的。因此，可以分别为每个组学数据更新 $\boldsymbol{Z}^v$。对式(11-9)中的 $\boldsymbol{Z}^v$ 求导，得到：

$$((\boldsymbol{X}^v)^{\mathrm{T}}\boldsymbol{X}^v+\beta\varepsilon^v\boldsymbol{I})\boldsymbol{Z}^v+\alpha\boldsymbol{Z}^v\boldsymbol{L}^v=(\boldsymbol{X}^v)^{\mathrm{T}}\boldsymbol{X}^v+\beta\varepsilon^v\boldsymbol{S} \tag{11-12}$$

上面的方程是一个标准的具有唯一解的 Sylvester(西尔维斯特)方程。

(2) 固定 $\boldsymbol{Z}^v$ 和 $\boldsymbol{F}$ 求解 $\boldsymbol{S}$

基于式(11-11)，可以得到关于 $\boldsymbol{S}$ 的目标函数式如下：

$$\min_{\boldsymbol{S}}\sum_{v=1}^{t}\beta\varepsilon^v\|\boldsymbol{S}-\boldsymbol{Z}^v\|_F^2+\lambda\mathrm{Tr}(\boldsymbol{F}^{\mathrm{T}}\boldsymbol{L}_S\boldsymbol{F}) \tag{11-13}$$

由于 $\mathrm{Tr}(\boldsymbol{F}^{\mathrm{T}}\boldsymbol{L}_S\boldsymbol{F})=\sum\limits_{i,j}\frac{1}{2}\|f_i-f_j\|_2^2 s_{ij}$，其中 s_{ij} 是 $\boldsymbol{S}$ 中的元素，定义 $g_{ij}=\|f_i-f_j\|_2^2$，$\boldsymbol{g}_i$ 是一个向量，其中第 j 个元素为 g_{ij}，所以问题(11-13)可以按列计算写成：

$$\min_{s_i}\sum_{v=1}^{t}\beta\varepsilon^v\|\boldsymbol{s}_i-\boldsymbol{z}_i^v\|_F^2+\frac{\lambda}{2}\boldsymbol{g}_i^{\mathrm{T}}\boldsymbol{s}_i \tag{11-14}$$

上式对 $\boldsymbol{S}$ 求偏导可得 $\boldsymbol{s}_i$：

$$s_i = \frac{\sum_{v=1}^{t} \epsilon^v z_i^v - \frac{\lambda g_i}{4\beta}}{\sum_{v=1}^{t} \epsilon^v} \tag{11-15}$$

(3) 固定 $\boldsymbol{Z}^v$ 和 $\boldsymbol{S}$ 求解 $\boldsymbol{F}$

基于式(11-11),可以得到关于 $\boldsymbol{F}$ 的目标函数式如下:

$$\begin{cases} \min\limits_{F} \lambda \operatorname{Tr}(\boldsymbol{F}^{\mathrm{T}} \boldsymbol{L}_S \boldsymbol{F}) \\ \text{s. t.} \quad \boldsymbol{F}^{\mathrm{T}} \boldsymbol{F} = \boldsymbol{I} \end{cases} \tag{11-16}$$

式中,F 的最优解是前 k 个最小特征值对应的 k 个特征向量。

通过迭代求解,将最终得到的 F 的每一行作为每个样本的新表示,利用 K 均值算法计算聚类结果。

MRF-MSC 伪代码如算法 1 所示。

算法 1　MRF-MSC 算法

输入:癌症多组学数据 $\boldsymbol{X}=\{\boldsymbol{X}^1,\boldsymbol{X}^2,\cdots,\boldsymbol{X}^t\}$超参数 α,β,λ,癌症亚型的数目 k,最大迭代次数 MaxIter

输出:每个组学数据的平滑表示 $\boldsymbol{Z}^v$,融合相似图 $\boldsymbol{S}$,特征向量 $\boldsymbol{F}$

初始化:$\boldsymbol{S}=\boldsymbol{I},\epsilon^v=1/t$

Repeat

1. 根据求解式(11-12)更新 $\boldsymbol{Z}^v$
2. 对于 $\boldsymbol{Z}^v$ 的每个元素 z_{ij}^v,设置 $z_{ij}^v=\max(z_{ij}^v,0)$
3. 通过式(11-15)更新 $\boldsymbol{S}$
4. 通过优化式(11-16)更新 $\boldsymbol{F}$
5. 通过式(11-7)更新 ϵ^v

Until　达到最大迭代次数 MaxIter 或 $\boldsymbol{S}$ 的相对变化小于 10^{-3}

11.2　实验结果与分析

11.2.1　多组学数据与评价指标

为了证明 MRF-MSC 算法在癌症亚型预测中的有效性,将 MRF-MSC 应用于由 Wang 等[7]从 TCGA 下载并预处理的数据集。数据集含有五种类型的癌症:乳腺癌(breast invasive carcinoma,BIC)、多形性成胶质细胞瘤(glioblastoma multiforme,GBM)、肺鳞癌(lung squamous cell carcinoma,LSCC)、肾透明细胞癌(kidney renal clear cell carcinoma,KRCCC)和结肠癌(colonic adenocarcinoma,COAD)。每种癌症都包含三种类型的来自不同平台的癌症表达数据:mRNA 表达数据、DNA 甲基化数据和 miRNA 表达数据。这些数据的详细信息见表 11-1。对于这些癌症类型,本书还下载了患者的临床信息,包括所有癌症的生存数据和 cBioPortal(癌症基因组学网络)数据库(http://www. cbioportal. org/)中 BIC 的体细胞突变数据、拷贝数数据和药物治疗的临床数据,用于后续分析。

表 11-1　5 种癌症数据集的详细信息

癌症类型	基因数目			样本数目
	mRNA	methylation	miRNA	
GBM	12 042	1 305	534	215
BIC	17 814	23 094	354	105
KRCCC	17 899	24 960	329	122
LSCC	12 042	23 074	352	106
COAD	17 814	23 088	312	92

本章选择癌症亚型结果分析中通用的两个评价指标来衡量 MRF-MSC 算法：衡量聚类结果同质性的轮廓值（silhouette score）和生存分析中基于 Cox log-rank 模型得到的 p 值。对于给定的样本 i，$d_{\text{external}}(i)$ 和 $d_{\text{internal}}(i)$ 分别表示样本 i 与它组间和组内的其他样本的差异平均值，则 silhouette 值被定义为：

$$\text{silhouette}(i)=\frac{d_{\text{external}}(i)-d_{\text{internal}}(i)}{\max(d_{\text{external}}(i),d_{\text{internal}}(i))} \tag{11-17}$$

对于每个聚类簇，利用 silhouette 值来说明聚类结果中样本之间的相似程度[23]。silhouette 值越接近于 1，证明聚类效果越好。针对癌症样本没有真实标签的特点，用简单的准确度无法评价聚类结果，利用生存分析来验证癌症亚型之间的差异程度非常必要[24]。根据 Cox 回归模型求得生存差异的对数秩检验 p 值[25]，p 值越小，说明不同亚型之间的存活率越显著，差异性越大，越是更可能得到不同特性的潜在的癌症亚型。

11.2.2　对比算法

作为比较，选取 5 个在癌症亚型识别领域中有效的多组学数据聚类算法作为对比算法，分别是 iClusterPlus、PFA、ANF、SNF 和 MVSCO。这些算法的详细信息如下：

(1) iClusterPlus[6] 考虑不同的变量类型遵循不同的线性概率关系，然后构建一个联合的稀疏模型完成样本聚类和特征筛选任务。

(2) PFA[10] 首先利用局部信息提取的方法，把每个组学数据投影到低维度空间中，然后基于流形学习的思想，构建动态准直方法把这些低维度空间信息整合到含有不同组学数据信息的特征空间里，最后利用 K 均值方法得到样本标签。

(3) ANF[9] 对每个组学数据类型构建患者 K 近邻相似网络，然后基于随机步长方法融合这些网络。

(4) SNF[7] 首先利用指数相似核的方法来定义每个组学数据样本点之间的相似性，然后利用 K 近邻方法和一种完整而稀疏的核测量方法分别求出每个组学数据的局部相似图和全局相似图，接着利用基于随机游走思想建立的信息传递模型，融合局部信息和全局信息，更新迭代出最终的融合图，最后利用谱聚类的方法得到样本标签。

(5) MVSCO[13] 首先度量每个组学数据样本点之间的相似性，然后在流形空间使用线性搜索方法优化多视图谱聚类问题，最后利用 K 均值求解样本标签。

11.2.3 实验结果与分析

由于 SNF 是目前公认的、最具代表性的癌症亚型预测算法，在处理癌症多组学数据时，这里使用 SNF 算法中的聚类数目，即 BIC、GBM、LSCC、KRCCC 和 COAD 的癌症亚型数目分别为 5、3、4、3 和 3。

表 11-2 和表 11-3 分别为 MRF-MSC 和对比算法的 silhouette 值和 p 值的比较。由这两个表可以观察到，MRF-MSC 在五种类型的癌症上有最大的 silhouette 值。在所有癌症数据上，MRF-MSC 都得到了最佳的 p 值。图 11-2 是 MRF-MSC 在癌症数据上的 Kaplan-Meier 生存分析曲线，每个曲线描述的每种癌症亚型存活时间的趋势，其中 n 为每个癌症亚型的样本数目。由图 11-2 可以看出，MRF-MSC 在所有数据集上都能得到有显著差异的癌症亚型。

表 11-2 MRF-MSC 算法与其他算法在五个癌症多组学数据集上的 silhouette 值

癌症亚型	对比算法					
	MRF-MSC	iClusterPlus	PFA	SNF	ANF	MVSCO
GBM	0.957	0.235	0.338	0.945	0.812	0.907
BIC	0.741	0.247	0.336	0.727	0.544	0.732
KRCCC	0.955	0.401	0.553	0.938	0.886	0.946
LSCC	0.875	0.318	0.346	0.873	0.725	0.813
COAD	0.903	0.311	0.422	0.860	0.609	0.873

表 11-3 MRF-MSC 算法与其他算法在五个癌症多组学数据集上的 p 值

癌症亚型	对比算法					
	MRF-MSC	iClusterPlus	PFA	SNF	ANF	MVSCO
GBM	1.71E−5	2.98E−2	1.82E−4	5.01E−5	5.83E−4	1.42E−3
BIC	1.31E−5	5.52E−2	3.10E−4	6.91E−4	3.62E−4	3.54E−4
KRCCC	1.70E−2	1.14E−1	7.45E−2	2.90E−2	4.97E−2	1.96E−2
LSCC	6.58E−4	5.17E−2	1.13E−2	1.10E−2	8.92E−3	9.13E−3
COAD	8.24E−4	4.96E−2	6.71E−2	2.42E−3	9.02E−3	8.51E−3

11.2.4 BIC 亚型分析

BIC 是癌细胞已穿破乳腺导管或小叶腺泡的基底膜并侵入间质的一种恶性癌症。很多研究者从基因水平对其已经进行了一系列的研究和分析，并给出了特定的标签和治疗方案。Parker 等[26]基于微阵列预测分析模型，使用 50 构建基因分类器（被称为 PAM50）把 BIC 分为 Basal-like、Luminal A、Luminal B、HER2-enriched 和 Normal-like 五种亚型。每种亚型与特定的突变基因相关联，例如：Luminal A 和 Luminal B 亚型中存在着大量的

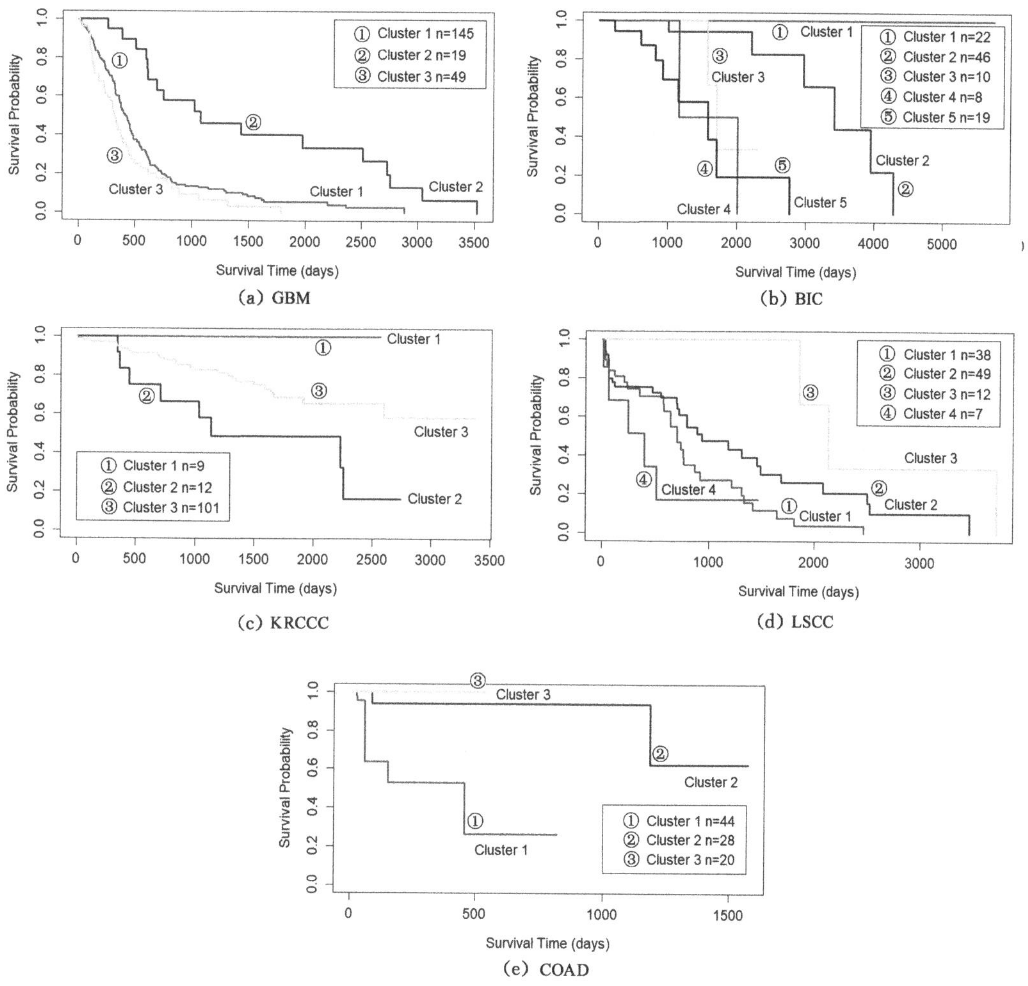

图 11-2　MRF-MSC 算法在 5 种癌症上的 Kaplan-Meier 生存曲线

PIK3CA 突变，而 Basal-like 和 HER2-enriched 亚型分别与 TP53 突变和 ERBB2 扩增有关[27]。

在 BIC 数据集上，图 11-3 统计了 MRF-MSC 识别的癌症亚型的样本在癌症亚型 Basal-like、Luminal A、Luminal B 和 HER2-enriched 上的分布情况。需要注意的是，在文献[26]中找不到 Normal-like 的临床信息。MRF-MSC 识别得到的 5 种癌症亚型与上述提到的 BIC 癌症亚型相比较，可以观察到 Basal-like 主要分布在 Cluster 1 和 Cluster 3 中；Luminal A 亚型主要分布在 Cluster 2 和 Cluster 4 中；Luminal B 亚型主要分布在 Cluster 5 中；Cluster 1 和 Cluster 5 中有较少的样本分布在 HER2-enriched 亚型中（图 11-3）。表 11-4 统计了 MRF-MSC 识别的癌症亚型中样本在三个易感基因 TP53、PIK3CA 和 ERBB2 上的分布情况。由表 11-4 可以观察到 Cluster 1 和 Cluster 3 包含大量 TP53 突变样本，符合 Basal-like 亚型的特性；Cluster 2 中 PIK3CA 的突变频率远高于其他亚型，表明 Cluster 2 与 Luminal A 和 Luminal B 亚型相关；ERBB2 的突变主要分布在 Cluster 1 和 Cluster 5 上，说

明 HER2-enriched 与 Cluster 1 和 Cluster 5 相关。图 11-3 和表 11-4 的结果相互印证，证明 MRF-MSC 可以挖掘有意义的癌症亚型。

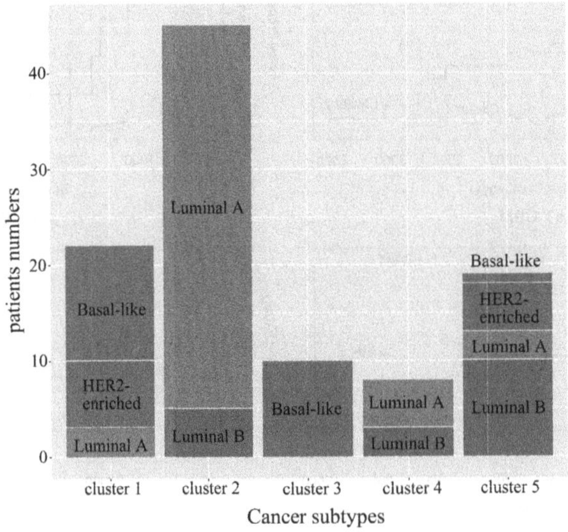

图 11-3　MRF-MSC 识别的癌症亚型在 BIC 癌症亚型 Basal-like、Luminal A、Luminal B 和 HER2-enriched 上的分布情况

表 11-4　MRF-MSC 识别的癌症亚型中样本在三个易感基因 TP53、PIK3CA 和 ERBB2 上的分布

易感基因	MRF-MSC 识别的癌症亚型				
	Cluster 1 (22)	Cluster 2 (46)	Cluster 3 (10)	Cluster 4 (8)	Cluster 5 (19)
TP53	17	8	9	0	5
PIK3CA	8	23	1	1	4
ERBB2	7	3	0	0	7

注：数字代表病人的数目，其中括号中的数字表示该聚类簇中病人的总数目，例如 Cluster 1(22)表示聚类簇 Cluster 1 中共有 22 个病人；无括号的数字表示该聚类簇中易感基因的数目，例如 17 表示聚类簇 Cluster 1 中有 17 个病人的 TP53 基因发生了突变。值得注意的是，病人可同时在多个易感基因上发生突变。

进一步的，通过比较不同治疗药物在每个亚型中的生存情况来验证 MRF-MSC 识别的癌症亚型。从 TCGA 数据库中下载了 BIC 药物治疗数据并选择了亚德里亚霉素(adriamycin)和环磷酰胺(cytoxan)两种药物进行分析。由于 Cluster 3、Cluster 4 和 Cluster 5 在这两种药物上的样本很少或者几乎没有，因此只在 Cluster 1 和 Cluster 2 上建立了 Cox log-rank 模型分析亚型对药物的反应。把用药物治疗的样本和未用药物治疗的样本分为两类，Cluster 1 和 Cluster 2 在使用 adriamycin 和 cytoxan 治疗上都有一定的良好反应，且病人的生存周期要比没有用药物治疗的样本的长(图 11-4)。并且，Cluster 2 对 adriamycin 和 cytoxan 的药物反应(Cox log-rank 模型的生存分析 p 值分别为 9.91×10^{-3} 和 4.42×10^{-4})优于 Cluster 1(Cox log-rank 模型的生存分析 p 值分别为 0.353 和 0.982)。

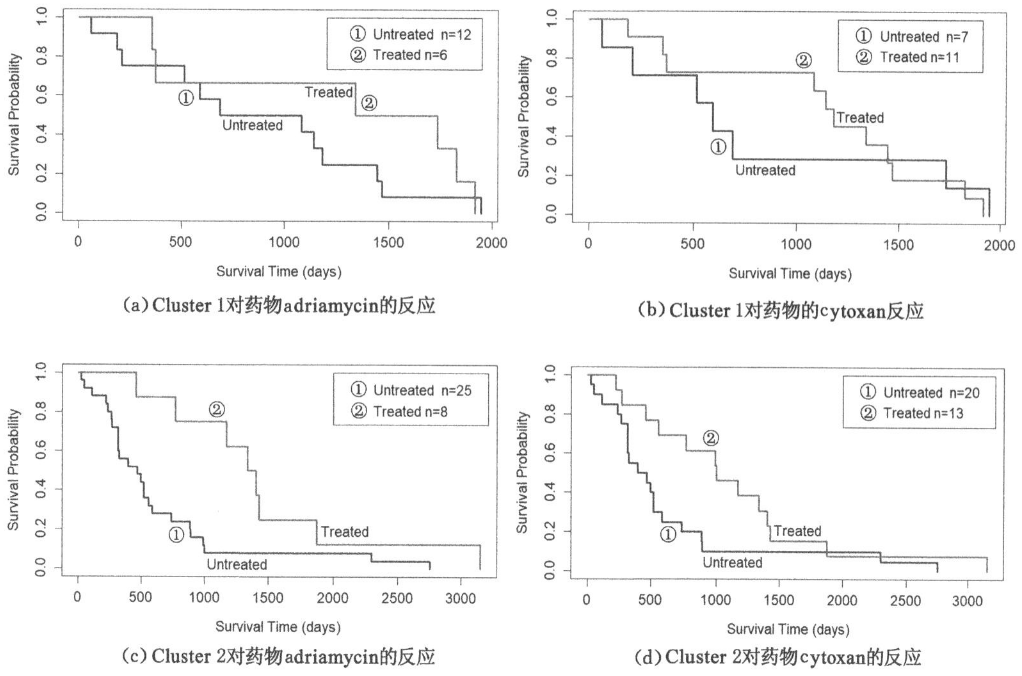

(a) Cluster 1对药物adriamycin的反应

(b) Cluster 1对药物的cytoxan反应

(c) Cluster 2对药物adriamycin的反应

(d) Cluster 2对药物cytoxan的反应

图 11-4　Cluster 1 和 Cluster 2 对药物反应的 Kaplan-Meier 生存曲线

注:其中“Treated”表示用药物治疗的亚型,“Untreated”表示未用药物治疗的亚型。

此外,通过差异表达基因和 GO 富集分析,比较 MSR-MSC 识别的 5 个癌症亚型之间的特征差异。对于每种组学数据,使用方差分析方法(Analysis of Variance,ANOVA)筛选 5 个亚型中差异表达显著的基因。mRNA 表达数据、DNA 甲基化数据、miRNA 表达数据前 30 个差异表达基因分别如图 11-5(a)、(b)、(c)所示。由图 11-5 可以观察到,Cluster 3 中 GFRA3 的表达明显高于其他亚型。而在 BIC[28] 中,GFRA3 的表达增加(p 值为 3.71×10^{-23}),与淋巴结转移和肿瘤晚期有关。几乎所有 30 个 miRNA 基因在 Cluster 3 中都有更显著的过表达特征,它们可能与 BIC 密切相关。例如,mir-186(p 值为 7.41×10^{-17})可以通过 PTTG1[29] 调节 BIC 的迁移和侵蚀,mir-197(p 值为 2.71×10^{-17})可以靶向影响肿瘤抑制因子 FUS1[30]。

通常认为影响不同癌症亚型的驱动基因应该是不同的。因此,基于驱动网络(DriverNet)方法[31],利用 BIC 突变数据、拷贝数变异数据和 mRNA 表达数据来寻找各个亚型的驱动基因。通过筛选每个亚型的独特驱动基因,进行了 GO 富集分析[32]。图 11-6 显示了 BIC 上 4 个亚型的功能富集情况。在 Cluster 4 中,由于驱动基因太少,无法形成功能富集项。由图 11-6 可见,不同癌症亚型中驱动基因衍生的 GO 生物学过程存在显著差异[FDR(错误发现率)小于 0.05]。Cluster 1、Cluster 2、Cluster 3 和 Cluster 5 中的驱动基因分别与 GO:biological processes 中的“cellular response”“positive regulation”“biosynthetic process”“response to peptide”相关。

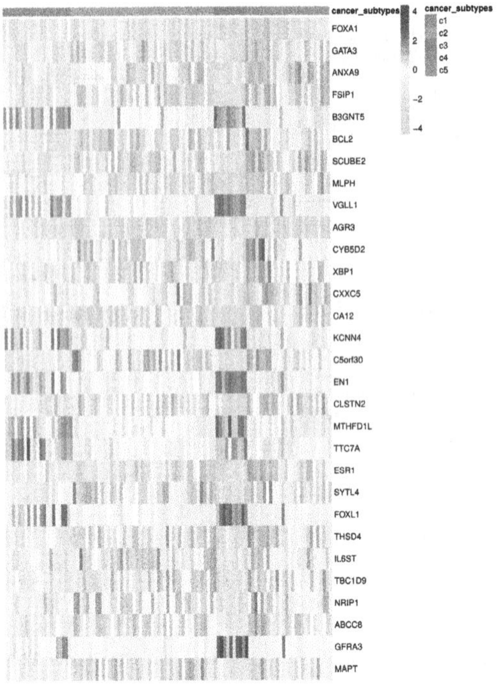

(a) mRNA表达数据

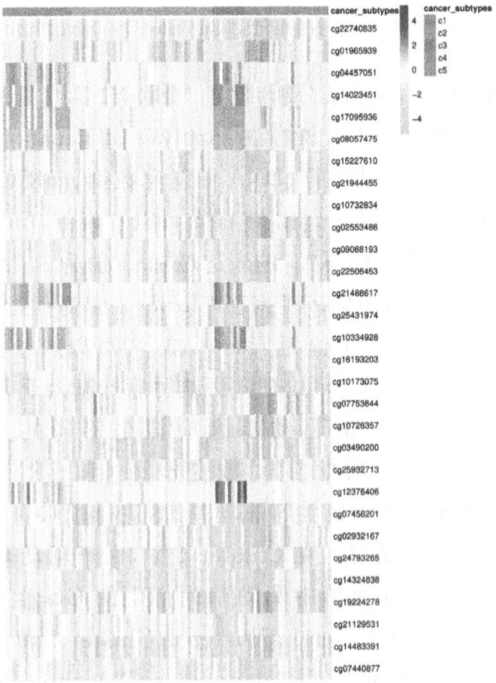

(b) DNA甲基化数据

图 11-5 在 mRNA 表达数据、DNA 甲基化数据、miRNA 表达数据中差异表达的前 30 个基因

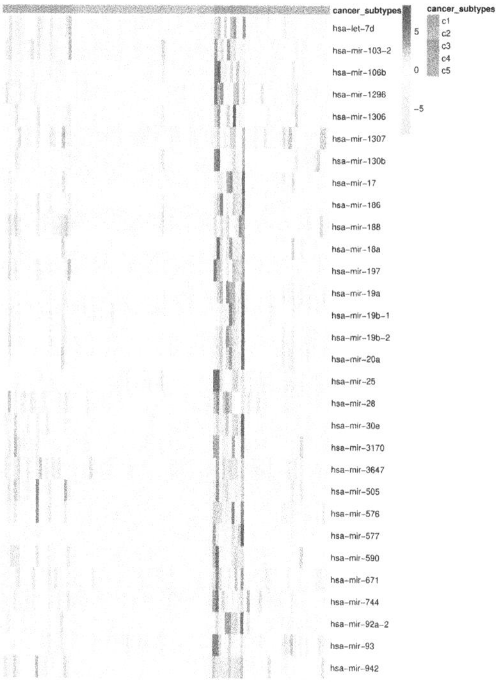

(c) miRNA表达数据

图 11-5(续)

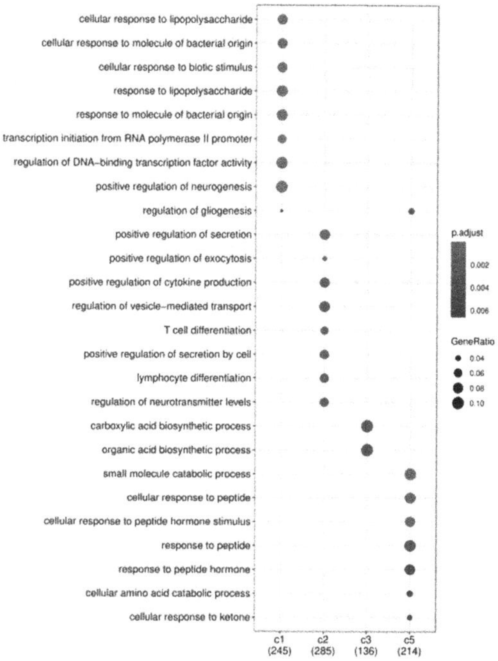

图 11-6　BIC 数据中癌症亚型的功能富集分析

11.3 本章小结

在本章中，提出了一种基于多平滑表示融合的多视图谱聚类算法（MRF-MSC）用于癌症亚型预测。为了使数据样本在数据表示时能够保留原有的特征空间、增强分组效果，MRF-MSC 构造了每种类型数据的平滑表示。然后，基于图融合的方法，将这些平滑表示整合到一个空间中，并给每个光滑表示一个自加权的权重来衡量它们的贡献，通过优化得到结构一致的融合相似图。最后，对融合的相似度图进行拉普拉斯秩约束，通过谱聚类优化得到样本的标签。MRF-MSC 能够有效利用多组学数据的丰富信息，且优于现有的几种癌症亚型预测方法。在 BIC 数据上，通过各种分析，证实了 MRF-MSC 预测的癌症亚型具有生物学意义。

参考文献

[1] BURRELL R A, MCGRANAHAN N, BARTEK J, et al. The causes and consequences of genetic heterogeneity in cancer evolution[J]. Nature, 2013, 501(7467): 338-345.

[2] BEDARD P L, HANSEN A R, RATAIN M J, et al. Tumour heterogeneity in the clinic [J]. Nature, 2013, 501(7467): 355-364.

[3] SCHUSTER S C. Next-generation sequencing transforms today's biology[J]. Nature Methods, 2008, 5(1): 16-18.

[4] AKBANI R, NG P K S, WERNER H M J, et al. A pan-cancer proteomic perspective on The Cancer Genome Atlas[J]. Nature communications, 2014, 5(1): 3887-3887.

[5] SHEN R L, OLSHEN A B, LADANYI M. Integrative clustering of multiple genomic data types using a joint latent variable model with application to breast and lung cancer subtype analysis[J]. Bioinformatics, 2009, 25(22): 2906-2912.

[6] MO Q X, WANG S J, SESHAN V E, et al. Pattern discovery and cancer gene identification in integrated cancer genomic data [J]. Proceedings of the national academy of sciences of the United States of America, 2013, 110(11): 4245-4250.

[7] WANG B, MEZLINI A M, DEMIR F, et al. Similarity network fusion for aggregating data types on a genomic scale[J]. Nature methods, 2014, 11(3): 333-337.

[8] ZHANG S H, LIU C C, LI W Y, et al. Discovery of multi-dimensional modules by integrative analysis of cancer genomic data[J]. Nucleic acids research, 2012, 40(19): 9379-9391.

[9] MA T L, ZHANG A D. Integrate multi-omic data using affinity network fusion (ANF) for cancer patient clustering[C]//2017 IEEE International Conference on Bioinformatics and Biomedicine (BIBM), Kansas City, 2017.

[10] SHI Q Q, ZHANG C C, PENG M R, et al. Pattern fusion analysis by adaptive alignment of multiple heterogeneous omics data[J]. Bioinformatics, 2017, 33(17): 2706-2714.

[11] GUO Y, LI H R, CAI M L, et al. Integrative subspace clustering by common and specific decomposition for applications on cancer subtype identification[J]. BMC medical genomics, 2019, 12(supple 9): 191.

[12] MENG C, HELM D, FREJNO M, et al. MoCluster: identifying joint patterns across multiple omics data sets[J]. Journal of proteome research, 2016, 15(3): 755-765.

[13] YU Y, ZHANG L H, ZHANG S Q. Simultaneous clustering of multiview biomedical data using manifold optimization[J]. Bioinformatics, 2019, 35(20): 4029-4037.

[14] DING C, HE X F. Cluster structure of K-means clustering via principal component analysis[C]//Advances in Knowledge Discovery and Data Mining, 2004.

[15] HU H, LIN Z C, FENG J J, et al. Smooth representation clustering[C]//2014 IEEE Conference on Computer Vision and Pattern Recognition, Columbus, 2014.

[16] NIe F P, LI J, LI X L. Self-weighted multiview clustering with multiple graphs[C]// Proceedings of the Twenty-Sixth International Joint Conference on Artificial Intelligence, Melbourne, 2017.

[17] NG A Y, JORDAN M, WEISS Y. On spectral clustering: analysis and an algorithm [J]. Neural information processing systems, 2001, 14 (14): 849-856.

[18] NIE F P, LI J, LI X L. Parameter-free auto-weighted multiple graph learning: a framework for multiview clustering and semi-supervised classification[C]//IJCAI' 16: Proceedings of the Twenty-Fifth International Joint Conference on Artificial Intelligence, 2016.

[19] KANG Z, SHI G X, HUANG S D, et al. Multi-graph fusion for multi-view spectral clustering[J]. Knowledge-based systems, 2020, 189: 105102.

[20] GE S G, WANG X S, CHENG Y H, et al. Cancer subtype recognition based on Laplacian rank constrained multiview clustering[J]. Genes, 2021, 12(4): 526.

[21] FENG J, JIANG L M, LI S H, et al. Multi-omics data fusion via a joint kernel learning model for cancer subtype discovery and essential gene identification[J]. Frontiers in genetics, 2021, 12: 647141.

[22] FAN K. On a theorem of weyl concerning eigenvalues of linear transformations: Ⅱ [J]. Proceedings of the national academy of sciences of the United States of America, 1950, 36(1): 31-35.

[23] ROUSSEEUW P J. Silhouettes: a graphical aid to the interpretation and validation of cluster analysis[J]. Journal of computational and applied mathematics, 1987, 20(1): 53-65.

[24] MANTEL N. Evaluation of survival data and two new rank order statistics arising in its consideration[J]. Cancer chemotherapy reports, 1966, 50(3): 163-170.

[25] GOEL M K, KHANNA P, KISHORE J. Understanding survival analysis: Kaplan-Meier estimate[J]. International journal of ayurveda research, 2010, 1(4): 274-278.

[26] PARKER J S, MULLINS M, CHEANG M C U, et al. Supervised risk predictor of breast cancer based on intrinsic subtypes[J]. Journal of clinical oncology, 2009, 27

(8):1160-1167.

[27] KOBOLDT D C, FULTON R S, MCLELLAN M D, et al. Comprehensive molecular portraits of human breast tumours[J]. Nature, 2012, 490(7418): 61-70.

[28] WU Z S, PANDEY V, WU W Y, et al. Prognostic significance of the expression of GFRalpha 1, GFRalpha 3 and Syndecan[J]. BMC cancer, 2013, 13(2): 362-368.

[29] LI H L, YIN C G, ZHANG B G, et al. PTTG1 promotes migration and invasion of human non-small cell lung cancer cells and is modulated by miR-186 [J]. Carcinogenesis, 2013, 34(9): 2145-2155.

[30] DU L Q, SCHAGEMAN J J, SUBAUSTE M C, et al. miR-93, miR-98, and miR-197 regulate expression of tumor suppressor gene FUS1[J]. Molecular cancer research: MCR, 2009, 7(8): 1234-1243.

[31] BASHASHATI A, HAFFARI G, DING J R, et al. DriverNet: uncovering the impact of somatic driver mutations on transcriptional networks in cancer [J]. Genome biology, 2012, 13(12): R124.

[32] YU G C, WANG L G, HAN Y Y, et al. clusterProfiler: an R package for comparing biological themes among gene clusters[J]. Omics: a journal of integrative biology, 2012, 16(5): 284-287.